Alkoholische Nationalgetränke in China: Baijiu und Huangjiu

Baoguo Sun

Alkoholische Nationalgetränke in China: Baijiu und Huangjiu

 Chemical Industry Press Co., Ltd. ⧗ Springer

Baoguo Sun
School of Food & Chemical Engineering
Beijing Tech & Business University
Beijing, China

Übersetzt von Jinyuan Sun und Nannan Ge

ISBN 978-3-662-70573-5   ISBN 978-3-662-70574-2 (eBook)
https://doi.org/10.1007/978-3-662-70574-2

Die Deutsche Nationalbibliothek verzeichnet diese Publikation in der Deutschen Nationalbibliografie; detaillierte bibliografische Daten sind im Internet über https://portal.dnb.de abrufbar.

Übersetzung der chinesischen Ausgabe: „Chinese National Alcohols: BAIJIU AND HUANGJIU" von Baoguo Sun, © Chemical Industry Press Co., Ltd. 2021. Veröffentlicht durch Chemical Industry Press Co., Ltd.. Alle Rechte vorbehalten.

© Der/die Herausgeber bzw. der/die Autor(en), exklusiv lizenziert an Springer-Verlag GmbH, DE, ein Teil von Springer Nature 2025

Das Werk einschließlich aller seiner Teile ist urheberrechtlich geschützt. Jede Verwertung, die nicht ausdrücklich vom Urheberrechtsgesetz zugelassen ist, bedarf der vorherigen Zustimmung des Verlags. Das gilt insbesondere für Vervielfältigungen, Bearbeitungen, Mikroverfilmungen und die Einspeicherung und Verarbeitung in elektronischen Systemen.
Die Wiedergabe von allgemein beschreibenden Bezeichnungen, Marken, Unternehmensnamen etc. in diesem Werk bedeutet nicht, dass diese frei durch jede Person benutzt werden dürfen. Die Berechtigung zur Benutzung unterliegt, auch ohne gesonderten Hinweis hierzu, den Regeln des Markenrechts. Die Rechte des/der jeweiligen Zeicheninhaber*in sind zu beachten.
Der Verlag, die Autor*innen und die Herausgeber*innen gehen davon aus, dass die Angaben und Informationen in diesem Werk zum Zeitpunkt der Veröffentlichung vollständig und korrekt sind. Weder der Verlag noch die Autor*innen oder die Herausgeber*innen übernehmen, ausdrücklich oder implizit, Gewähr für den Inhalt des Werkes, etwaige Fehler oder Äußerungen. Der Verlag bleibt im Hinblick auf geografische Zuordnungen und Gebietsbezeichnungen in veröffentlichten Karten und Institutionsadressen neutral.

Einbandabbildung: © ONYXprj/stock.adobe.com (Fächer)

Planung/Lektorat: Ken Kissinger
Springer ist ein Imprint der eingetragenen Gesellschaft Springer-Verlag GmbH, DE und ist ein Teil von Springer Nature.
Die Anschrift der Gesellschaft ist: Heidelberger Platz 3, 14197 Berlin, Germany

Wenn Sie dieses Produkt entsorgen, geben Sie das Papier bitte zum Recycling.

Geleitwort

Als Land mit einer alten Zivilisation ist China auch der Ursprung alkoholischer Getränke und die Wiege einer alkoholischen Getränkekultur. Es ist allgemein bekannt, dass alkoholische Getränke, die eng mit unserem Alltagsleben verbunden sind, ein wichtiges Konsumgut sind, das sowohl geistige als auch materielle Bedürfnisse befriedigt. Alkoholische Getränke sind oft fest verknüpft mit der Kultur des einzelnen Landes und der jeweiligen Region. Alkoholische Getränke sind entscheidende Bestandteile von regionaler Kultur, Kunst, Etikette, Bräuchen, Leben, Philosophie und Ästhetik.

In China gelten Baijiu und Huangjiu als immaterielles Kulturerbe des chinesischen Volkes und markanteste Symbole der chinesischen Kultur. Sie repräsentieren bestimmte Stimmungen, Gefühle oder Geisteszustände. Mit der Erhöhung des Lebensstandards steigt stets die Nachfrage nach besseren alkoholischen Getränken. Die meisten chinesischen Bürger sind sich ihres begrenzten Wissens über alkoholische Getränke bewusst und sind wissbegierig, mehr zu erfahren. Ist das Mischen von Baijiu zum Beispiel illegal oder nicht? Über welche der „Acht berühmten Alkohole" sprechen wir normalerweise? Was sind die verschiedenen Geschmacksrichtungen von Baijiu? Bis heute haben nicht allzu viele Menschen wirklich ein Wissen über Baijiu, und die Voreingenommenheit gegenüber Baijiu ist weit verbreitet. Wie helfen wir Verbrauchern in einer Zeit, in der Predigen üblicherweise inakzeptabel ist, mehr über chinesische alkoholische Getränke zu erfahren?

Vor dem Hintergrund der „Neuen Seidenstraße" und der „Walk-Out-Strategie" der chinesischen Kultur ist es wichtig, nicht nur die Fertigkeiten und die Kultur chinesischer alkoholischer Getränke zu übernehmen, sondern auch die Forschung zur modernen alkoholischen Getränkekultur und deren Verknüpfung mit der chinesischen Kultur voranzutreiben, was internationalen

Verbrauchern hilft, chinesische Alkohole und deren kulturellen Hintergrund zu verstehen. Oberste Priorität ist es sicherzustellen, dass chinesische alkoholische Getränke einen eindeutigen Namen mit chinesischen Kultursymbolen haben und nicht – wie in der Vergangenheit – einen nichtchinesischen Namen. Zu diesem Zweck schlug Professor Baoguo Sun zunächst vor, dass „Baijiu", das chinesische Pinyin der chinesischen Spirituosen, die allgemeine internationale Übersetzung chinesischer Spirituosen sein sollte. Dies ist ein bedeutender Schritt in der weltweiten Wahrnehmung chinesischer alkoholischer Getränke.

Um die Kultur chinesischer Alkoholgetränke zu entwickeln und zu erweitern, ist Tradition ebenso wichtig wie Innovation, Geschichte wie Gegenwart, das Heute wie die Zukunft. Das Buch mit dem Titel „Chinesische Nationale Alkohole" stellt das Konzept, die Brautechnik, die Unterscheidung von Geschmacksrichtungen, die Eigenschaften des Geschmackstyps und die historischen Geschichten der bekannten Arten von Baijiu und Huangjiu mit Illustrationen und einer verständlichen, aber lebhaften Sprache vor. Dieses Buch ist informativ, interessant und lesbar und hilft normalen Verbrauchern, Baijiu zu verstehen. Es korrigiert die Fehlinterpretation einiger exakter Begriffe und fördert die Kultur chinesischer Alkoholgetränke. Die Autoren dieses Buches sind Experten in der Erforschung und Herstellung von Baijiu und Huangjiu, und das Buch beinhaltet ihre neuesten Forschungsergebnisse und Überlegungen.

Die Popularisierung des Wissens über alkoholische Getränke ist eine wichtige Aufgabe des Chinesischen Verbands für alkoholische Getränke (*China Alcoholic Drinks Association*, CADA). Ich hoffe, dass dieses Buch, abgesehen von der Veröffentlichung, Verbreitung und Entwicklung der korrekten Wahrnehmung chinesischer Alkoholgetränke, als Bote fungieren kann, der ihre Kultur in die ganze Welt bringt, und als Zeuge, der dazu beiträgt, dass chinesische alkoholische Getränke zu einem Faktor auf dem weltweiten Spirituosenmarkt werden.

Direktor des Chinesischen Verbands für alkoholische
Getränke, Peking, China   Yancai Wang
19. November 2018

Vorwort

„Alkohol zu trinken ist eine Freude für die Allgemeinheit, während es eine Höflichkeit für die Sanften ist".

Seit der Antike wurden Alkohole verwendet, um den Himmel, die Götter und die Vorfahren anzubeten und die Toten zu betrauern, weil es heilig ist. Alkohole waren in der Antike eine große Ehrerbietung gegenüber dem Kaiser. Den Erzählungen zufolge stellte Di Yi Alkohol her und überreichte ihn Da Yu, dem Gründer der Xia-Dynastie, der ältesten urkundlich belegten chinesischen Dynastie. Der heutige Gujinggong-Baijiu stammt aus der über 1800 Jahre alten späten östlichen Han-Dynastie. Alkohole können zur Behandlung von Krankheiten verwendet werden, basierend auf den Theorien der traditionellen chinesischen Medizin, wonach „Alkohole auch Medizin sind" und „Alkohole ein Einführungsmedium sind, das hinzugefügt wird, um die Wirksamkeit der traditionellen chinesischen Medizin zu verbessern." Heutzutage sind Alkohole ein Muss bei Feiern, Banketten und im Alltag.

Die Zubereitung alkoholischer Getränke hat sich seit über 9000 Jahren in China, dem Ursprung der Alkohole, entwickelt. Die ursprünglichen Alkohole in China wurden aus Reis, Weißdornbeeren, Trauben, Honig usw. hergestellt. Im Laufe der Zeit wurden Baijiu und Huangjiu, exklusiv in China, zu den Mainstream-Getränken unter den alkoholischen Getränken in China. Nur in China hergestellt, wurden Baijiu und Huangjiu aufgrund ihrer langen Geschichte und ihrer zahlreichen kulturellen Komponenten zu den „nationalen Alkoholen" Chinas. Mit einer über 7000-jährigen Geschichte ist Huangjiu neben Traubenwein und Bier eines der drei ältesten alkoholischen Getränke der Welt. Baijiu, eine der frühesten destillierten Spirituosen, nimmt einen Platz unter den sechs besten destillierten Spirituosen der Welt ein – darunter Whisky, Brandy, Wodka, Gin und Rum – und blickt auf eine über 2000-jährige

Geschichte zurück. Bei der Baijiu- und Huangjiu-Verarbeitung sind Getreide die Rohstoffe, während Jiuqu der zuckerhaltige und fermentative Wirkstoff ist, der dafür sorgt, dass sie reich an nutzbringenden funktionellen Komponenten sind und ein mäßiger Konsum der menschlichen Gesundheit gut tut.

Obwohl die Kultur der chinesischen Alkohole reich und tiefgründig ist, kennen die Menschen Baijiu und Huangjiu nicht so gut wie Whisky, Brandy, Wodka und Rotwein. Es ist noch ein langer Weg, Baijiu und Huangjiu zu internationalen alkoholischen Getränken zu machen, da die Hauptkonsumenten aktuell Chinesen sind. Es ist notwendig, die Modernisierung der Produktion und die Internationalisierung des Marktes bei der Entwicklung und Expansion von Baijiu und Huangjiu zu realisieren. Die Popularisierung des Wissens über Baijiu und Huangjiu und die Stärkung des kulturellen Vertrauens sind sehr gefragt.

In den letzten Jahren haben wir uns dafür eingesetzt, chinesische nationale Alkohole in angemessener Menge, zur richtigen Zeit und mit gutem Benehmen zu trinken, und uns bemüht, die Transliteration von Baijiu und Huangjiu in Fremdsprachen zu verbreiten: Die Übersetzungen von zwei chinesischen traditionellen Alkoholgetränken sollten „Baijiu" bzw. „Huangjiu" heißen. Die Idee, dass „sowohl eine geschmacks- als auch eine gesundheitsorientierte Strategie das ist, worauf wir für die zukünftige Baijiu- und Huangjiu-Forschung und -Entwicklung bestehen sollten", wurde von der Öffentlichkeit weitgehend akzeptiert.

Dieses Buch wurde anhand unserer Forschungsergebnisse geschrieben und enthält neun Kapitel, darunter Konzept, Geschichte, Kultur, prominente Personen, berühmte Marken usw., um den Lesern einen umfassenden und objektiven Überblick über das chinesische Baijiu und Huangjiu zu geben.

Dieses Buch wurde von einem Expertenteam unter der Leitung von Professor Sun Baoguo, Akademiker der *Chinese Academy of Engineering* und Präsident der *Beijing Technology and Business University* (BTBU), herausgegeben und ausgearbeitet. Die anderen an der Buchvorbereitung beteiligten Experten sind Dr. Jihong Wu, Miss Hehe Li und Dr. Ning Zhang vom Key Laboratory of Brewing Molecular Engineering of China Light Industry (KLBMECLI) an der BTBU, Professor Jian Mao von der *Jiangnan University* und Professor Mingquan Huang, Dr. Xiaotao Sun, Associate Research Fellow Jinyuan Sun, Frau Hehe Li, Professor Fuping Zheng, Dr. Jihong Wu und Dr. Ning Zhang vom *Key Laboratory of Brewing Molecular Engineering of China Light Industry* (KLBMECLI) an der BTBU. Aufgrund von limitierten Kenntnissen und Informationen kann dieses Buch Auslassungen und Fehler enthalten, und Ihre Kommentare und Vorschläge dazu sind äußerst willkommen.

Peking, China   Professor Baoguo Sun, PhD
September 2018

Danksagung

Die Entwicklung und Zubereitung der chinesischen nationalen Alkohole *Baijiu* und *Huangjiu* wurde durch etliche engagierte Personen bei *World Scientific Publishing* Co. Pte. Ltd., *Chemical Industry Press*, an der *Beijing Technology and Business University* (BTBU) und der *Jiangnan University* unterstützt. Wir möchten ihnen allen danken und insbesondere Yuqing Zhao und Gang Wu (*Chemical Industry Press*) sowie Max Phua, Lixi Dong, Ling Xiao und Steven Shi Hongbing (*World Scientific*) nennen. Ohne sie hätte unser Traum von diesem Buch nicht wahr werden können. Die Zusammenarbeit mit ihnen bei der Überführung unseres Manuskripts in ein äußerst attraktives gedrucktes Buch war eine große Freude und eine fruchtbare Erfahrung.

Das Material für dieses Buch stammt hauptsächlich von unseren hervorragenden Kollegen, und wir sind dankbar für ihre Beiträge. Zu ihnen gehören: Dr. Jihong Wu, Miss Hehe Li und Dr. Ning Zhang (KLBMECLI an der BTBU), Professor Jian Mao (*Jiangnan University*), Professor Mingquan Huang, Dr. Xiaotao Sun, Dr. Jinyuan Sun und Professor Fuping Zheng (KLBMECLI an der BTBU). Darüber hinaus möchten wir unseren exzellenten Studenten für das durch ihre Forschungsarbeiten bereitgestellte Datenmaterial danken.

Wir danken der *China Alcoholic Drinks Association* (CADA), Professor Liangli (Lucy) Yu (*University of Maryland*) sowie Professor Lihua Gao und Professor Xiuting Li (BTBU) für ihren Support; wir haben uns bemüht, die erhaltene Hilfe zu quittieren. Außerdem möchten wir für die anhaltende Unterstützung in dieser Zeit unsere Dankbarkeit gegenüber vielen Firmen ausdrücken, wie *Luzhoulaojiao Distillery* Co., Ltd., *Anhui Gujing Group* Co., Ltd., *Shandong Bandaojing* Co., Ltd., *Jiangsu Yanghe Distillery* Co., Ltd., *Shandong Jingzhi Liquor* Co., Ltd., *Hubei Jinpai* Co., Ltd., *Zhejiang Guyue-*

longshan Shaoxing Huangjiu Co., Ltd., *Qinghai Huzhu Barley Wine* Co., Ltd., *Beijing Weishiyuan Food Technology* Co., Ltd., *Hebei Hengshui Laobaigan Liquor* Co., Ltd., *Chengde Qianlongzui Liquor* Co., Ltd., *Qingdao Langyatai G*roup Co., Ltd., *Sichuan Gulin Langjiu Distillery* Co., Ltd., *Jiugui Liquor* Co., Ltd., *Beijing Shunxin Agriculture* Co., Ltd., *Sichuan Tuopai Shede Spirits* Co., Ltd., etc. Jedem Beteiligten für seine Mitarbeit bei der Erstellung dieses Buches unseren Dank auszusprechen, ist zwar völlig unmöglich, doch möchten wir unsere Danksagung ausweiten: Insbesondere möchten wir verschiedenen Gesellschaften danken, bei denen Teile des im Buch verwendeten Materials vorab publiziert wurden. Es handelt sich um die *American Chemical Society* (ACS), die *Royal Society of Chemistry* (RSC), die *Beijing Academy of Food Sciences*, das *Chinese Institute of Food Science and Technology* (CIFST) mit ihren Konferenzen, Proceedings und Zeitschriften wie *Journal of Agricultural and Food Chemistry, RSC Advances, Food Science* und *Journal of Chinese Institute of Food Science and Technology.*

Auch möchten wir die Unterstützung in den vielen zurückliegenden Jahren durch viele Funding-Agenturen, wie die *National Natural Science Foundation of China* (No. 31830069) und das *Ministry of Science and Technology of China,* dankend erwähnen.

Professor Baoguo Sun, PhD
Mitglied der *Chinese Academy of Engineering*
Präsident der BTBU
Direktor des *Key Laboratory of Brewing Molecular Engineering of China Light Industry*
Peking, China

Inhaltsverzeichnis

1	**Wissen**	**1**
1.1	Alkoholische Getränke	1
1.2	Baijiu	4
1.3	Huangjiu	6
1.4	Daqu-Baijiu	8
1.5	Xiaoqu-Baijiu	9
1.6	Fuqu-Baijiu	11
1.7	Gemischter-Qu-Baijiu	12
1.8	Baijiu aus Feststoff-Fermentation	14
1.9	Baijiu aus Flüssig-Fermentation	16
1.10	Roh-Baijiu	17
1.11	Das Verschneiden von Baijiu	18
1.12	Keller	19
1.13	Unterirdischer Krug	21
1.14	Pfirsichblüten-Tongefäß	22
1.15	Zentong	24
1.16	Jiuhai	26
1.17	Alkoholtopf	27
1.18	Trinkgefäße	28
2	**Geschichte**	**31**
2.1	Geschichte der alkoholischen Getränke in China	31
2.2	Geschichte des Huangjiu	32
2.3	Geschichte des Baijiu	34

2.4	Konflikt zwischen dem Chu-Reich und dem Han-Reich und das Bankett in Hongmen	35
2.5	Kuangyin Zhaos Aufhebung der militärischen Macht durch Servieren von Alkohol	37
2.6	Viermalige Überquerung des Chishui-Flusses und Moutai-Baijiu	39
2.7	Die 8 berühmten Alkoholmarken	41
2.8	Die 8 berühmten Baijiu-Marken	42
2.9	Die berühmten und die Qualitäts-Alkoholmarken in China	44

3 Kultur   49
3.1	Der kulturelle Bedeutungsumfang von Alkohol	49
3.2	Die Trinketikette	51
3.3	Alkohol und Respekt gegenüber den Eltern	53
3.4	Alkohol und Brauen	55
3.5	Alkohol und Essig	57
3.6	Alkoholische Getränke, Alkohole, Aldehyde, Ketone, Säuren und Ester	58
3.7	Kein Alkohol, kein Bankett	59
3.8	*Buch der Lieder* und Alkohol	61
3.9	Die Hauptstadt des Baijiu	63
3.10	Die Stadt des Baijiu	65
3.11	Die Heimatstadt des Baijiu	67
3.12	Die Geschichte des Erguotou-Baijiu	69
3.13	Shibajiufang-Baijiu	71
3.14	Alkoholgefäße und China	72
3.15	Verkostung und Bewertung von Baijiu	74
3.16	Die Trinktraditionen des Huangjiu	76

4 Brauen   79
4.1	Brauen von Baijiu mit Starkaroma	79
4.2	Brauen von Baijiu mit Leichtaroma	82
4.3	Brauen von Baijiu mit Soßenaroma	84
4.4	Brauen von Baijiu mit Reisaroma	87
4.5	Brauen von Baijiu mit Feng-Aroma	88
4.6	Brauen von Baijiu mit gemischtem Aroma	89
4.7	Brauen von Baijiu mit Dong-Aroma	90
4.8	Brauen von Baijiu mit Chi-Aaroma	91
4.9	Brauen von Baijiu mit Te-Aroma	92

4.10	Brauen von Baijiu mit Laobaigan-Aroma	93
4.11	Brauen von Baijiu mit Sesamaroma	93
4.12	Brauen von Baijiu mit Fuyu-Aroma	95
4.13	Huangjiu-Herstellung in den Provinzen Jiangsu und Zhejiang	96
	4.13.1 Mit Maiqu fermentierter Huangjiu	96
	4.13.2 Mit Miqu fermentierter Huangjiu	100
4.14	Huangjiu-Produktion in der Provinz Fujian	100
4.15	Huangjiu-Brauen in Daizhou	102
4.16	Alter Huangjiu aus der Region Jimo in der Provinz Shandong	104

5 Aromen 105

5.1	Geschmacksrichtungen von Baijiu-Produkten	105
5.2	Geschmacksrichtungen von Baijiu mit Starkaroma	106
5.3	Geschmacksrichtungen von Baijiu mit Leichtaroma	108
5.4	Geschmacksrichtungen von Baijiu mit Soßenaroma	110
5.5	Geschmacksrichtungen von Baijiu mit Reisaroma	112
5.6	Geschmacksrichtungen von Baijiu mit Feng-Aroma	114
5.7	Geschmacksrichtungen von Baijiu mit gemischtem Aroma	115
5.8	Geschmacksrichtungen von Baijiu mit Dong-Aroma	116
5.9	Geschmacksrichtungen von Baijiu mit Chi-Aroma	118
5.10	Geschmacksrichtungen von Baijiu mit Te-Aroma	120
5.11	Geschmacksrichtungen von Baijiu mit Laobaigan-Aroma	121
5.12	Geschmacksrichtungen von Baijiu mit Sesamaroma	122
5.13	Geschmacksrichtungen von Baijiu mit Fuyu-Aroma	124

6 Berühmter Baijiu 127

6.1	Baofeng-Baijiu	127
6.2	Baiyunbian-Baijiu	128
6.3	Dong-Baijiu	130
6.4	Fen-Baijiu	131
6.5	Guojing-Bandaojing-Baijiu	132
6.6	Guizhou-Moutai-Baijiu	134
6.7	Gujinggong-Baijiu	136
6.8	Guilin-Sanhua-Baijiu (Schnaps der Drei-Blumen von Guilin)	138
6.9	Huanghelou (Gelbkranich-Pagode)-Baijiu	139
6.10	Hengshui-Laobaigan-Baijiu	141
6.11	Jiannanchun-Baijiu	143

6.12	Jiugui-Baijiu	144
6.13	Jingzhi-Baijiu	146
6.14	Jinmen-Sorghum-Baijiu	147
6.15	Luzhou-Laojiao-Baijiu	149
6.16	Lang-Baijiu	150
6.17	Langyatai-Baijiu	151
6.18	Maopu-Buchweizen-Baijiu	153
6.19	Niulanshan-Erguotou-Baijiu	154
6.20	Quanxing-Daqu-Baijiu	156
6.21	Shuanggou-Daqu-Baijiu	157
6.22	Songheliangye-Baijiu	159
6.23	Si'te-Baijiu	160
6.24	Tianyoude-Hochlandgersten-Baijiu	161
6.25	Tuopai-Qu-Baijiu	163
6.26	Wuliangye-Baijiu	165
6.27	Wuling-Baijiu	166
6.28	Xifeng-Baijiu	167
6.29	Yanghe-Daqu-Baijiu	169
6.30	Yubingshao-Baijiu	170
6.31	Yingjiagong-Baijiu	171
6.32	Entwicklungstrends	173

7 Berühmter Huangjiu — 175

7.1	Huangjiu aus dem Kreis Dai	175
7.2	Guyuelongshan-Huangjiu	176
7.3	Hepai-Huangjiu	177
7.4	Alter Jimo-Huangjiu	178
7.5	Kuaijishan-Huangjiu	179
7.6	Longyan-Chengang(LYCG)-Huangjiu	180
7.7	Lanling-Huangjiu	181
7.8	Nüerhong- und Zhuangyuanhong-Huangjiu	182
7.9	Shaoxing-Huangjiu	185
7.10	Shikumen-Huangjiu	186
7.11	Shazhou-Huangjiu	187
7.12	Tapai-Huangjiu	188
7.13	Entwicklungstrends	189

8 Gesundheitlicher Nutzen von Baijiu und Huangjiu 193
8.1 Vorteile von moderatem Alkoholkonsum für die Gesundheit 193
8.2 Die Entwicklung des chinesischen Schriftzeichens „Yi (Medizin)" 195
8.3 Alkoholische Getränke mit Heilwirkung 195
8.4 Alkohole, Säuren, Ester als Gesundheitsfaktoren in Baijiu und Huangjiu 197
8.5 4-Methylguaiacol und 4-Ethylguaiacol als Gesundheitsfaktoren in Baijiu und Huangjiu 198
8.6 Tetramethylpyrazin als Gesundheitsfaktor in Baijiu und Huangjiu 199
8.7 Ferulasäure als Gesundheitsfaktor in Baijiu und Huangjiu 200
8.8 Polysaccharide als Gesundheitsfaktor in Baijiu und Huangjiu 201
8.9 Polypeptide als Gesundheitsfaktor in Baijiu und Huangjiu 202
8.10 Lovastatin als Gesundheitsfaktor in Baijiu und Huangjiu 203
8.11 Gesunder Alkoholkonsum 203

9 Berühmte Persönlichkeiten und Alkohol 207
9.1 Konfuzius und Alkohol 207
9.2 Cao Cao und Alkohol 208
9.3 Bai Li und Alkohol 211
9.4 Du Fu und Alkohol 213
9.5 Mu Du und Alkohol 215
9.6 Xiu Ouyang und Alkohol 216
9.7 Dongpo Su und Alkohol 218
9.8 Shizhen Li und Alkohol 220
9.9 Xueqin Cao und Alkohol 222
9.10 Jin Qiu und Alkohol 223
9.11 Hanzhang Qin und Alkohol 225

Literatur 227

Abkürzungen

CADA	*China Alcoholic Drinks Association*
HZ-HS	Gemeinsame Dampfbehandlung von Rohmaterialien und fermentiertem Getreide
HZ-XCA	Nach proportionalem Blending des letzten Jiupei [fermentiertes Getreide] mit zerkleinerten neuen Getreidekörnern erfolgt eine simultane Dampfbehandlung der Mischungen im Dämpfer namens Zengtong
LWZ	Traditioneller Produktionspzess für viele Geschmacksrichtungen von Baijiu in China. Das Wesentliche bei dieser Methode ist das fünfmalige Dämpfen und Verschneiden des fermentierten Getreides mit neuem Körnermaterial. Unter Normalbedingungen gibt es vier Lagen von fermentiertem Getreide im Keller
NAAC	*National Alcohols Appraisal Conference*
NTCAS	*National Technical Committee for Alcohol-making Standardization*
QZ-ECQ	Getrennte Dampfbehandlung von Getreidekörnern und Jiupei mit sekundärem Klärungsprozess
QZ-QCA	Getrennte Dampfbehandlung von Rohmaterialien und Hilfsstoffen, anschließendes anteilmäßiges Blending, danach Hinzufügen des Starters für die erste Fermentation
QZ-QS	Getrennte Dampfbehandlung von Roh-Getreide und Jiupei
QZ-QS-SCQ	Getrennte Dampfbehandlung von Getreidekörneren und Jiupei und quartische Klärung
QZ-XCA	Getrennte Dampfbehandlung der Rohmaterialien, anschließendes Blending mit den aus dem vorherigen Fermentationszyklus verbliebenen Getreidekörnern, bevor der Fuqu-Starter hinzugefügt und die Fermentation fortgesetzt wird
RB	Roh-Baijiu

Abkürzungen

XCA-PL Zugabe einer bestimmten Menge von Kleieschalen als Hilfsstoff zu den ursprünglichen fermentierten Getreidekörnern, anschließend gleichmäßiges Blending und Kochen

XZ-HZ Proportionales Blending von fermentierten Getreidekörnern und pulverisiertem Roh-Getreide mit anschließender gemeinsamer Dampfbehandlung

XZ-HZ-HS Proportionales Blending von fermentierten Getreidekörnern und pulverisiertem Roh-Getreide; gleichzeitige Dampfbehandlung von frischem Baijiu und Getreide. Nach dem Dämpfen werden die fermentierten Getreidekörner zum Abkühlen ausgebreitet, mit Jiuqu besprengt und in den Keller zur XCA-Fermentation verbracht. Da Brennereikörner kontinuierlich verwendet werden sollten, wird diese auch XZ-Fermentation genannt. Die fermentierten Getreidekörner („Mutterkörner") können über mehrere Jahre wiederverwendet werden und gehen nie verloren, daher der Name „10.000-jährige Brennereikörner"

1

Wissen

1.1 Alkoholische Getränke

Baijiu, Brandy [Weinbrand], Whisky, Wodka, Rum, Gin [Wacholderschnaps], Huangjiu, Bier und Traubenwein [Wein] sind alkoholische Getränke, die aus der Fermentation von stärke- und/oder zuckerreichem Getreide, Früchten, Zuckerrohr und Honig hergestellt werden. Baijiu, Brandy, Whisky, Wodka, Rum und Gin werden destilliert, Huangjiu, Bier und Wein dagegen nicht (siehe Abb. 1.1).

Baijiu ist ein destilliertes alkoholisches Getränk, das mithilfe der Vergärung von Getreide, die durch die Verzuckerungs- und Fermentationsmittel Daqu, Xiaoqu bzw. Fuqu induziert wird, durch Feststoff-Verzuckerung und -Fermentation, Destillation in Fässern (Zengtong genannt), lange Lagerung in Porzellangefäßen sowie einen Verschneideprozess hergestellt wird.

Starter der Verzuckerung und Fermentation bei der Herstellung von chinesischem Baijiu und Huangjiu

Qu: Sammelbegriff für Starter zur Alkoholherstellung. Qu besteht aus zerstoßenem Getreide, das unter kontrollierten Bedingungen inkubiert wird. Die entstehenden Getriedeklumpen enthalten Enzyme und verschiedene Mirkroognismen aus der Umgebung. Jeder Qu hat eine spezifische Zusammensetzung und bringt somit einzigartige Geschmacksergebnisse hervor.

Daqu: Verzuckerungs- und Fermentationsmittel. Daqu besteht aus Gerste, Weizen, Erbsen u. a. und ist reich an Hefen, Bakterien und anderen natürlich vorkommenden

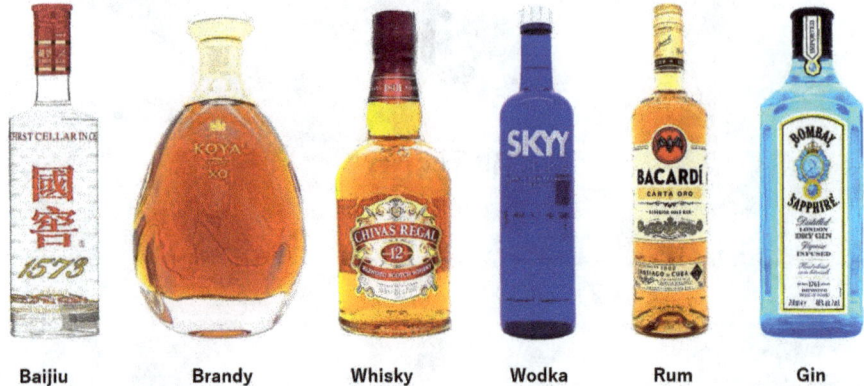

Abb. 1.1 Repräsentative Produkte der 6 weltweit führenden Spirituosen

Mikroorganismen sowie funktionellen Enzymen und Vorstufen von Aromastoffen. Daqu wird hauptsächlich zur Herstellung von destillierten Spirituosen (Baijiu) verwendet.

Xiaoqu: Verzuckerungs- und Fermentationsmittel. Xiaoqu besteht aus Reis, enthält v. a. Schimmelpilze und Hefen und ist klein und rund, etwa so groß wie ein Tischtennisball, hat ein elegantes Aroma und eine milde Süße, ist aber nicht so aromatisch wie Daqu.

Fuqu: Verzuckerungs- und Fermentationsmittel. Bei der Herstellung von Fuqu können getrocknete Kartoffeln und Kleiekuchen als Ausgangsstoffe verwendet werden. Fuqu zeichnet sich durch eine kürzere Gärzeit, einen hohen Ertrag und niedrigere Produktionskosten aus.

Brandy ist ein charakteristisches alkoholisches Getränk aus Frankreich. Es handelt sich um eine destillierte Spirituose, die aus Trauben [Cognac] oder anderen Früchten [z. B. Calvados] nach Fermentation mit Hefe durch Destillation, Lagerung in Eichenfässern und Verschneiden hergestellt wird.

Whisky, das typische alkoholische Getränk aus aus Schottland [aber auch aus Irland und den USA (Whiskey)] ist eine destillierte Spirituose, die aus Gerste und anderem Getreide nach Fermentation mit Hefe durch Destillation, Lagerung in Eichenfässern und Verschneiden hergestellt wird.

Wodka ist das typische alkoholische Getränk aus Russland und Finnland. Es handelt sich um eine destillierte Spirituose, die aus Getreide und Kartoffeln hergestellt wird. Die ursprüngliche Flüssigkeit des Wodkas, die aus der Fermentation mit Hefe und Rektifikation stammt, wird langsam mit Aktivkohle aus Birkenholz filtriert, um Fuselöle, Aldehyde, Säuren, Ester und andere Nebenbestandteile zu entfernen.

Rum ist eine destillierte Spirituose aus Kuba, die aus Zuckerrohrmelasse oder Zuckerrohrsaft durch Fermentation mit Hefe, Destillation, Lagerung in Eichenfässern und Verschneiden hergestellt wird.

Gin, das typische alkoholische Getränk aus den Niederlanden [Genever], ist eine destillierte Spirituose mit niedrigem Alkoholgehalt, die aus Getreide hergestellt wird. Die Basisflüssigkeit entsteht durch Fermentation und Destillation. Danach werden Wacholder und andere aromatische Pflanzen [Botanicals] darin eingelegt, bevor destilliert und verschnitten wird.

Huangjiu, gemeinhin als „flüssiger Kuchen" bezeichnet, ist ein fermentiertes Getränk, das nach Zugabe von Jiuqu und Hefe als Verzuckerungs- und Fermentationsmittel aus Reis und Hirse hergestellt wird.

Bier, oft als „flüssiges Brot" bezeichnet, ist ein mildes alkoholisches kohlenstoffdioxidhaltiges Getränk, das aus Gerste, Hopfen und Wasser nach Vergären mit Hefe hergestellt wird.

Traubenwein [Wein] ist ein alkoholisches Getränk, das aus frischen Trauben oder Traubensaft nach Vergären mit Hefe hergestellt wird. Traubenwein wird nach seiner Farbe in Rotwein, Weißwein und Roséwein und nach seinem Zuckergehalt in trockenen, halbtrockenen, halbsüßen Wein und Süßwein, wie z. B. trockener Rotwein und trockener Weißwein, eingeteilt.

Reisschnaps, im Altertum auch „Jiuniang", „Laozao", „chinesische süße Spirituose" oder „Li" genannt, wird ausschließlich in China aus süßem Reis nach Fermentation mit Jiuqu hergestellt. Reisschnaps hat zwar einen geringen Alkoholgehalt, aber eine starke Wirkung, die verzögert einsetzt, er ist nahrhaft und kann auch in Lebensmitteln verwendet werden. Das bekannteste Gericht mit Reisschnaps ist „Laozao Tangyuan" (Klebereisbällchen mit oder ohne Füllung in Reisschnaps-Suppe).

Als alkoholisches Getränk hat Schnaps eine außerordentliche Verbindung zur Entwicklung der menschlichen Gesellschaft, Kultur und Geschichte während der letzten Jahrtausende. Historische Berichte über Alkohol, wie z. B. *„Bankett in Hongmen"* und *„Aufhebung der militärischen Autorität von Generälen mit Schnapsbechern"*, sind in China wohlbekannt. In der Dichtung der Tang- und der Song-Dynastie, zwei Glanzpunkten in der Geschichte der chinesischen Literatur, taucht das Zeichen für „Alkohol" 5814-mal in Tang-Gedichten und 4892-mal in Song-Gedichten auf. Im Laufe der Zeit wurden viele Zeilen nach dem Genuss von Alkohol geschrieben, z. B. „Alles erscheint auf seine Weise, Alkohole bringen meine Gedichte" aus *„Antwort auf Tao Yuanmings Trinken von Alkohol"* von Su Shi und „Wenn ich Chrysanthemen unter der östlichen Hecke pflücke, sehe ich gedankenverloren südlichen Berge in der Ferne" aus *„Trinken"* von Tao Yuanming. Die Zeilen „Gold, Holz, Wasser, Feuer und Erde und Bancheng Shaoguo Baijiu" von Kaiser Qianlong aus der Qing-Dynastie und seinem bedeutenden Minister Xiaolan Ji sind bekannte Zweizeiler, die nach dem Trinken zitiert werden.

Alkoholische Getränke und Kultur gehen seit jeher Hand in Hand. Im neuen Zeitalter soll die herrliche chinesische Alkoholkultur zur Kenntnis genommen und mit chinesischem Baijiu und Huangjiu genossen werden.

Exkurs

Das Bankett in Hongmen
Diese chinesische Redewendung beschreibt ein Abendessen, bei dem ein Verrat geplant wurde. Yu Xiang führte 206 v. Chr. seine Armee nach Hongmen und bereitete sich darauf vor, seinen Gegner Bang Liu zu vernichten, der durch die Vermittlung seines Onkels Bo Xiang nach Hongmen kam, um Yu Xiang zu treffen. Während des Banketts befahl Yu Xiangs Stratege Zhuang Xiang, mit seinem Schwert zu tanzen und auf eine Gelegenheit zu warten, Bang Liu zu töten. Schließlich floh Bang Liu. Diese Redewendung wird für ein Bankett in böser Absicht verwendet.

Entmachtung des Militärs mithilfe von Alkohol
Diese Geschichte aus der Song-Dynastie beschreibt den Entzug der militärischen Macht durch einen Becher Wein. Der erste Kaiser der Song-Dynastie, Kuangyin Zhao, wollte die zentralisierte Macht stärken. Deshalb animierte er die hochrangigen Offiziere durch ein Weinbankett, ihre militärische Macht abzugeben, wobei er einen zweigleisigen Ansatz von Drohungen und Anreizen verfolgte.

1.2 Baijiu

Baijiu, das nationale Alkoholgetränk in China, ist eine einzigartige destillierte chinesische Spirituose mit einer über 2000-jährigen Geschichte.

Baijiu wird normalerweise aus Getreide hergestellt, wobei die Körner mit Daqu, Xiaoqu und Fuqu als den gängigen Verzuckerungs- und Fermentationsmitteln vermischt werden, sodass Verzuckerung und Fermentation gleichzeitig ablaufen. Die fermentierte Mischung wird unter Feststoff-Bedingungen mithilfe von speziellen Apparaturen (Fässer namens Zengtong) destilliert. Die frischen Destillate reifen bis zum Erreichen der gewünschten Aromen in Porzellangefäßen. Die finalen handelsüblichen Erzeugnisse sind Verschnitte aus reifen und frischen Destillaten und Wasser, womit die verschiedenen Formulierungen der Spirituosen gewonnen werden.

In der Regel werden Getreide wie Sorghum, Weizen, Reis, Klebreis, Mais, Hirse, Gerste, Buchweizen und Hochlandgerste als Ausgangsmaterialien für die Baijiu-Produktion verwendet.

Daqu wird aus Weizen, Erbsen, Gerste, Hochlandgerste und anderen Rohstoffen durch natürliche Inokulation und Kultivierung von Mikroorganismen aus der Umgebung hergestellt. Er enthält eine Vielfalt von Mikroorganismen, Enzymen und chemischen Substanzen. Daqu ist größer als Xiaoqu. Die wichtigsten Mikroorganismen in Daqu sind Schimmelpilze, Hefe, Bakterien und Actinomyceten.

Xiaoqu wird aus Reismehl, Reiskleie und anderen Rohstoffen durch Inokulation und Kultivierung von Stamm-Qu hergestellt und kommt als Block, Pellet oder in nichtpelletierter Form vor. Die wichtigsten Mikroorganismen in Xiaoqu sind Schimmelpilze und Hefe.

Fuqu ist eine Art nichtpelletierter Qu, der aus Weizenkleie als Ausgangsmaterial hergestellt und mit reinen Schimmelpilzen beimpft wird.

Die Feststoff-Fermentation von Baijiu wird üblicherweise in Gruben oder Gärbottichen durchgeführt. Der unterirdische Gärbehälter wird Digang genannt.

Es existieren mehrere Arten von Baijiu. Bis heute gibt es 12 repräsentative Geschmacksrichtungen von Baijiu, wie z. B. stark (Nong), leicht (mild), Soße (Jiangxiang), gemischt (Jian oder Nongjiang), Reis (Mi), Feng, Te, Dong, Chi, Sesam, Fuyu und Laobaigan (siehe Abb. 1.2).

Die Aromen von Baijiu können sehr unterschiedlich sein und durch die 12 repräsentativen Geschmacksrichtungen nicht vollständig erfasst werden. Es werden ständig neue Geschmacksrichtungen von Baijiu entwickelt. Auch ist zu beachten, dass der Geschmack von Baijiu-Produkten desselben Geschmackstyps unterschiedlich sein kann. Zum Beispiel gehören Luzhou-Laojiao-Baijiu, Wuliangye-Baijiu, Gujinggong-Baijiu und Bancheng-Shaoguo-Baijiu zum gleichen Geschmackstyp, dem Starkaroma, doch ihre Aromen unterscheiden sich erheblich voneinander. Außerdem gehören Jingzhi-Teniang-Baijiu und Guojing-Baijiu zum Typ mit Sesamaroma, sie werden nun jedoch als Zhi-Geschmack und Guojing-Geschmack bezeichnet. Künftig wird der Geschmack von Baijiu noch vielfältiger werden.

Baijiu gehört neben Brandy, Whisky, Wodka, Gin und Rum zu den 6 wichtigsten Spirituosen weltweit [und ist Stand 2024 die meistgetrunkene Spirituose weltweit]. Baijiu ist überdies die Spirituose mit der längsten Geschichte, der längsten Fermentationsdauer, der komplexesten Technologie, dem größten Produktionsvolumen und dem geringsten Internationalisierungsgrad und wird nur in einem einzigen Land, nämlich China, hergestellt.

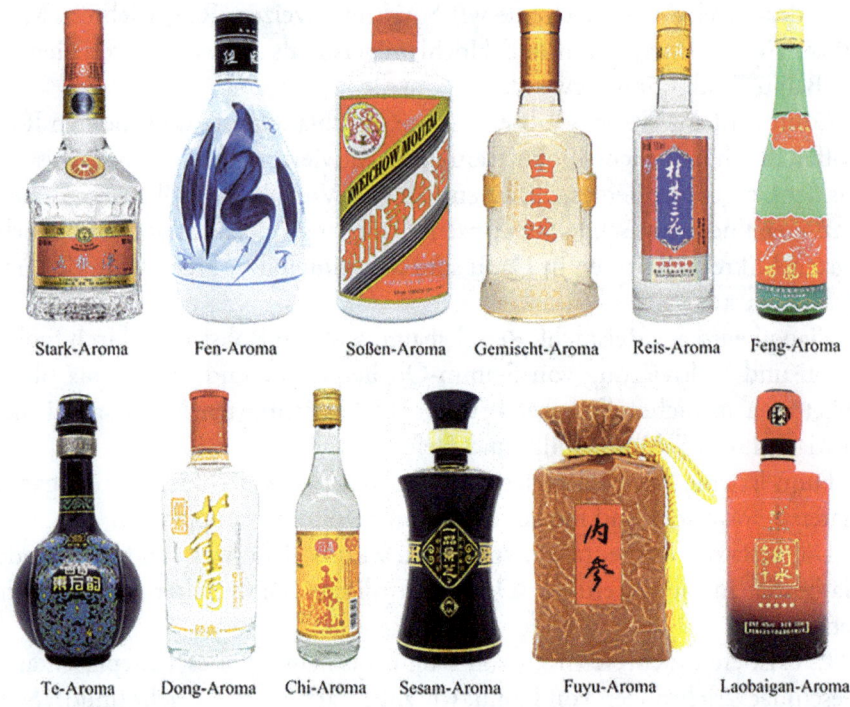

Abb. 1.2 Für die 12 Geschmacksrichtungen repräsentative Baijiu-Produkte

1.3 Huangjiu

Huangjiu, ein einzigartiges nichtdestilliertes chinesisches Alkoholgetränk, gilt mit seiner über 7000-jährigen Geschichte ebenfalls als nationales Akoholgetränk in China.

Huangjiu ist in der Geschichte der Spirituosenherstellung weltweit einzigartig und gehört zusammen mit Traubenwein und Bier zu den drei alten Alkoholgetränken. Mild, aber weich und vollmundig, ist Huangjiu die beste Verkörperung der Einfachheit der chinesischen Kultur und eines Geistes, der Zähigkeit mit Weichheit verbindet.

Gemäß nationalem Standard (GB/T 13662-2008) wird Huangjiu als fermentiertes Getränk definiert, das aus Reis und Hirse nach Zugabe von Jiuqu und Hefe als Verzuckerungs- und Fermentationsmittel hergestellt wird. Wie die Redensart sagt, ist Reis das Fleisch von Huangjiu, Qu sein Knochen und Wasser sein Blut. Huangjiu, ein für China einzigartiges Getränk, wird mit besonderen Ausgangsstoffen und Herstellungsmethoden hergestellt.

Huangjiu wird nach Produktart, Zuckergehalt, Herkunftsort, Ausgangsmaterialien und Jiuqu sowie nach dem Herstellungsverfahren klassifiziert.

Nach der Art des Produkts wird Huangjiu in drei Kategorien eingeteilt:

- Huangjiu des traditionellen Typs schmeckt erfrischend und wird aus Reis, Hirse, Mais und Weizen nach Dämpfen, Zugabe von Jiuqu, Verzuckerung, Fermentation, Pressen, Filtrieren, Kochen (Sterilisation), Lagerung und Verschneiden hergestellt.
- Huangjiu des leichten Typs schmeckt erfrischend und wird aus Reis, Hirse, Mais und Weizen nach Zugabe von Jiuqu (oder Enzymen und Hefe) als Verzuckerungs- und Fermentationsmittel durch Dämpfen, Verzuckerung, Fermentation, Pressen, Filtrieren, Kochen (Sterilisieren), Lagern und Verschneiden hergestellt.
- Der Huangjiu-Spezialtyp hat zwar aufgrund der Abwandlung der Ausgangs- und Hilfsstoffe und der Verarbeitungstechnik einen besonderen Geschmack, bleibt aber dem traditionellen Stil treu.

Nach dem Zuckergehalt wird Huangjiu in 4 Kategorien eingeteilt:

- trockener Huangjiu mit einem Gesamtzuckergehalt ≤ 15 g/l,
- halbtrockener Huangjiu mit einem Gesamtzuckergehalt von 15 g/l < 40 g/l,
- halbsüßer Huangjiu mit einem Gesamtzuckergehalt von 40 g/l < 100 g/l,
- süßer Huangjiu mit einem Gesamtzuckergehalt > 100 g/l.

Nach der Provenienz werden Shaoxing-Huangjiu, Huangjiu aus dem Kreis Dai, Huangjiu aus dem Kreis Fang, Jimo-Huangjiu, Lanling-Huangjiu und Longyan-Chengang-Huangjiu unterschieden (siehe Abb. 1.3).

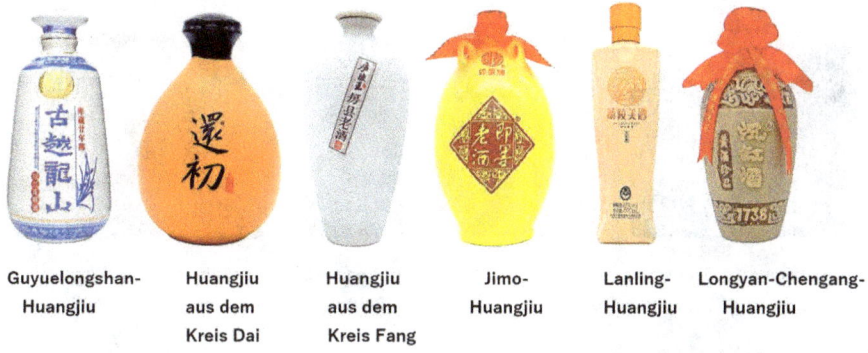

Abb. 1.3 Repräsentative Huangjiu-Produkte nach Herkunftsort

Zu Huangjiu gehören der Fuzhi aus dem Kreis Fang in Hubei, der Hongqujiu-Danxi aus Yiwu in Zhejiang, der alte Baijiu aus Shanghai und der Reisschnaps Qingcao-Sha von der Insel Chongming in Shanghai.

1.4 Daqu-Baijiu

Daqu-Baijiu (siehe Abb. 1.4) ist ein Produkt, das mit Daqu als Verzuckerungs- und Fermentationsmittel gebraut wird. Je nach Form und Größe kann Qu in Daqu und Xiaoqu unterteilt werden, wobei Daqu die typische Form bei der Aufbereitung von Baijiu ist. Daqu ist relativ groß und hat im Allgemeinen die Gestalt eines Ziegelsteins, der vor der Verwendung zu Daqu-Pulver vermahlen wird.

Der typische Herstellungsprozess von Daqu umfasst mehrere Schritte. Zunächst werden die Ausgangszutaten mit Wasser befeuchtet, dann aufgehäuft, gemahlen und mit Wasser vermischt. Danach wird Daqu in der Formkammer

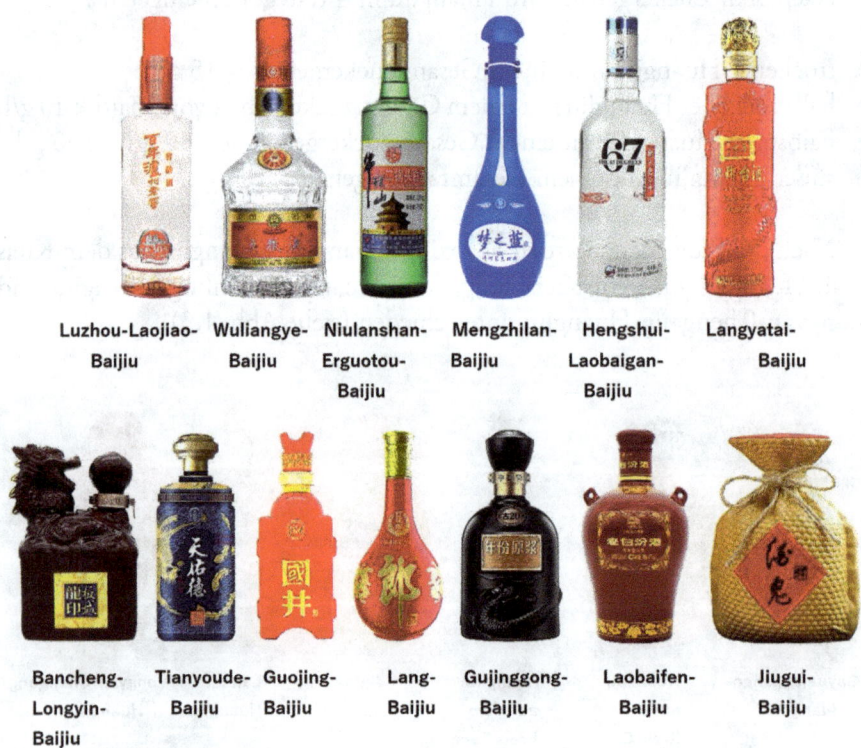

Abb. 1.4 Repräsentative chinesische Daqu-Baijiu-Produkte

zu Ziegeln geformt und im Qu-Raum kultiviert. Nach ständigem Umdrehen trocknet Daqu, und er wird gelagert, bis schließlich das Endprodukt gewonnen wird.

Unterschiede bei Temperatur, Feuchtigkeit und Aufhäufen während der Daqu-Produktion in den verschiedenen Regionen und Brennereien haben zu unterschiedlichen Ergebnissen bei Nieder-, Mittel- und Hochtemperatur-Daqu geführt. Dadurch können verschiedene Geschmacksrichtungen produziert werden. Für die Herstellung von Baijiu mit Leichtaroma wird im Allgemeinen Niedertemperatur-Daqu verwendet, für Baijiu mit Starkaroma generell Daqu mit mittlerer Temperatur und für die Herstellung von Baijiu mit Soßenaroma Hochtemperatur-Daqu. Bei der Herstellung von Baijiu mit Sesamaroma werden häufig Hochtemperatur-Daqu und -Fuqu eingesetzt.

Mit Daqu als Verzuckerungs- und Fermentationsmittel, Qingcha (QCA, wobei nur die Ausgangskörner als Zutat verwendet werden) oder Xucha (XCA, Verwendung der Ausgangskörner mit dem Destilliertreber, auch Jiuzao genannt, als Zutaten) als Brautechnik, Zengtong als Destillationsgerät, einem Porzellan- oder Edelstahlgefäß als Lagerbehältnis und einer Kombination aus manueller und computergestützter Verschneidekunst wird Daqu-Baijiu mit den einzigartigen Aromen stark, leicht, Soße und anderen Geschmacksrichtungen ausgestattet.

Bei Fen-Baijiu, Moutai-Baijiu, Luzhou-Laojiao-Baijiu, Wuliangye-Baijiu, Gujinggong-Baijiu, Yanghe-Baijiu, Laobaigan-Baijiu, Erguotou-Baijiu und Lang-Baijiu handelt es jeweils sich um einen Daqu-Baijiu.

1.5 Xiaoqu-Baijiu

Xiaoqu-Baijiu (siehe Abb. 1.5) wird mithilfe von Xiaoqu als Verzuckerungs- und Fermentationsmittel gebraut. Xiaoqu wird aus Reismehl oder Reiskleie hergestellt und manchmal mit einer kleinen Menge Pulver von chinesischen Heilkräutern oder *Polygonum hydropiper* [Wasserpfeffer] angereichert, mit einer kleinen Menge weißer Erde (Guanyin-Erde) als Basis versetzt, mit Stamm-Qu beimpft, mit der entsprechenden Menge Wasser ausgeformt und unter kontrollierten Temperatur- und Feuchtigkeitsbedingungen kultiviert. Xiaoqu wird vor allem für die Herstellung der Baijiu-Geschmackstypen mit Reis-, Leicht- und Chi-Aroma verwendet. Die Mikroorganismen in Xiaoqu sind hauptsächlich Schimmel- und Hefepilze. Verglichen mit Daqu ist Xiaoqu kleiner, er enthält weniger Mikroorganismen, benötigt eine geringere Dosierung und eine kürzere Fermentationsdauer und liefert einen höheren Bai-

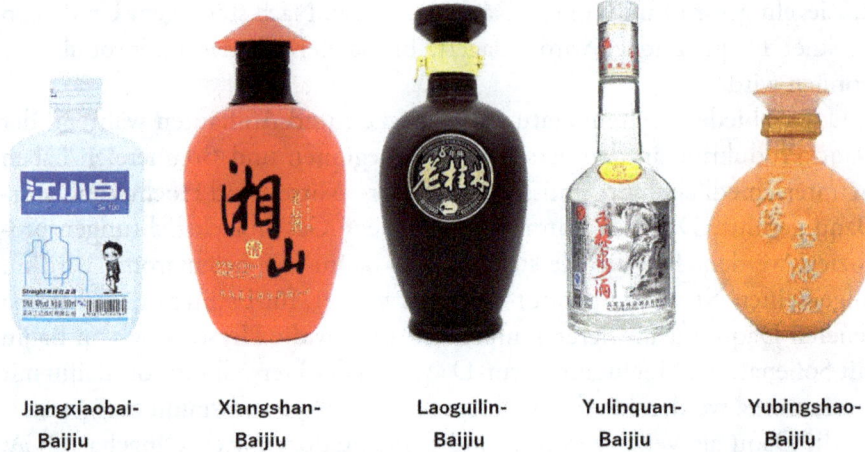

| Jiangxiaobai-Baijiu | Xiangshan-Baijiu | Laoguilin-Baijiu | Yulinquan-Baijiu | Yubingshao-Baijiu |

Abb. 1.5 Repräsentative chinesische Xiaoqu-Baijiu-Produkte

jiu-Ertrag. Xiaoqu-Baijiu kommt regional vor und wird hauptsächlich im Süden und Südwesten Chinas hergestellt.

Der typische Herstellungsprozess von Xiaoqu umfasst mehrere Schritte: Einweichen der Zutaten in Wasser und Dämpfen, Inokulation, In-house-Kultivierung, Verbringung nach draußen und Gewinnung des finalen trockenen Xiaoqu. Während des Brauprozesses von Xiaoqu-Baijiu beträgt die erforderliche Menge an Xiaoqu 0,5–1 %. Der Hauptgrund liegt darin, dass sich die mikrobielle Kultur in der Phase der „Bakterien-Kultivierung" während des Produktionsprozesses ausdehnt. Gegenwärtig gibt es viele Arten von Xiaoqu, die je nachdem, ob chinesische Heilkräuter hinzufügt werden oder nicht, in medizinale (-Qu) und nichtmedizinale Starter eingeteilt werden können. Es kann gemäß den unterschiedlichen Verwendungszwecken zwischen gewöhnlichem und süßem Baijiu-Starter unterschieden werden. Darüber hinaus kann Xiaoqu je nach Primärzutaten eingeteilt werden in Korn-Starter mit Vollkorn-Reismehl und Kleie-Starter mit einer geringen Menge Reismehl oder Vollkorn-Reiskleie sowie je nach Erscheinungsbild in pfannkuchenartige, pelletartige und nichtpelletierte Starter. Typische Xiaoqus sind der nichtmedizinale Kleie-Starter aus Sichuan, der Reis-Starter aus Qionglai, der Xiamen-Baiqu, der medizinale Xiaoqu aus Guilin und der pfannkuchenähnliche Starter aus Guangdong.

Xiaoqu-Baijiu kann je nach Produktionstechnik, Jiuqu und Ausgangszutaten in 3 Kategorien unterteilt werden:

- Die erste Kategorie wird mit Reis als Hauptzutat und Xiaoqu als Verzuckerungs- und Fermentationsmittel hergestellt. Die Zutaten werden in flüssigem Zustand verzuckert und fermentiert und dann flüssig destilliert. Dies ist der Produktionsprozess von Baijiu mit Chi-Geschmack.
- Bei der zweiten Kategorie von Baijiu wird Reis als Zutat eingesetzt, Xiaoqu als Verzuckerungs- und Fermentierungsmittel, Mikroorganismen in Festkultur, Flüssig-Fermentation und Flüssig-Destillation. Dies ist der Herstellungsprozess von Baijiu mit Reisaroma.
- Die dritte Kategorie wird durch Feststoff-Fermentation aus Sorghum, Mais, Weizen und anderen Getreidearten hergestellt, wobei Xiaoqu als Verzuckerungs- und Fermentierungsmittel verwendet werden und in festem Zustand destilliert wird. Dies ist der Herstellungsprozess von Xiaoqu-Baijiu in der Provinz Sichuan. Mit den Eigenschaften sanft, weich, rein und süß ist Xiaoqu-Baijiu eine gute Basis für die Herstellung von Likör.

Maopu Tartarischer-Buchweizen-Baijiu, Guilin-Sanhua-Baijiu, Guangdong-Yubingshao-Baijiu, Changle-Baijiu und Chongqing-Jiangxiaobai-Baijiu gehören alle zum Xiaoqu-Baijiu.

1.6 Fuqu-Baijiu

Fuqu-Baijiu (siehe Abb. 1.6) wird gebraut mit unverfälschtem Fuqu und Hefe als Verzuckerungs- und Fermentationsmittel. Fuqu nutzt Kleie als Trägermaterial. Nach dem Dämpfen, Sterilisieren und Ausbreiten wird der Träger mit reinen Mikroorganismenstämmen beimpft und unter kontrollierten Temperatur- und Feuchtigkeitsbedingungen kultiviert. Die wichtigsten Mikroorganismen in Fuqu sind Schimmelpilze. Fuqu spielt die Hauptrolle bei der Verzuckerung und wird während des Brauprozesses für die alkoholische Gärung mit Hefe (Reinzuchthefe) vermischt.

Der typische Herstellungsprozess von Fuqu umfasst das Aufreinigen der Stämme, die Kultivierung in kleinen und großen Dreieckskolben, um Anzucht-Fuqu für die weitere Kultivierung zu erhalten, mit dem die Zutaten zur Gewinnung von Fuqu beimpft werden.

Die Kultivierung von Fuqu kann im Allgemeinen mit der sog. Qu-Platten-, Vorhang- oder Ventilationsmethode erreicht werden. Fuqu kann für die Produktion fast aller Baijiu-Geschmacksrichtungen verwendet werden. Die typischen Merkmale des Herstellungsprozesses von Fuqu-Baijiu sind eine kurze

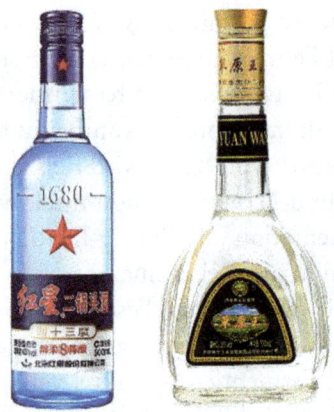

| Red Star Erguotou-Baijiu | Caoyuanwang-Baijiu |

Abb. 1.6 Repräsentative chinesische Fuqu-Baijiu-Produkte

Fermentationszeit, ein hoher Verwertungsgrad des Getreides und eine Ausbeute an frischem Baijiu von über 70 %. Das Fuqu-Verfahren zur Herstellung von Baijiu wurde 1955 durch die sog. Yantai-Baijiu-Braumethode weithin bekannt gemacht. Jedoch wird aufgrund des unzureichenden Aromas von reinem Kleie-Baijiu der Brauprozess von Daqu in Kombination mit Fuqu generell in den Produktionsprozess übernommen, um die Fülle und Perfektion des Baijiu-Körpers zu gewährleisten, wie z. B. Baijiu mit Sesamaroma, bei dem Daqu und Fuqu als kombinierte Verzuckerungs- und Fermentationsmittel verwendet werden.

Mit der kontinuierlichen Verbesserung des Wissens über Baijiu und der technologischen Mittel wurden die reinen mit Fuqu beimpften Stämme von Schimmelpilzen auch auf Bakterien und aromaproduzierende Mikroorganismen erweitert. Fuqu eignet sich besonders für die Herstellung von qualitativ hochwertigem Baijiu in den kalten Gebieten Nordchinas.

Fuqu wird häufig bei der Herstellung von Jingzhi-Baijiu, Bandaojing-Baijiu, Meilanchun-Baijiu und Caoyuanwang-Baijiu verwendet.

1.7 Gemischter-Qu-Baijiu

Gemischter Qu-Baijiu (siehe Abb. 1.7) wird mit mehr als einem Qu als Verzuckerungs- und Fermentationsmittel gebraut. Gemischter Qu kann auf zwei Arten hervorgebracht werden: Es kann eine Kombination aus „Daqu &

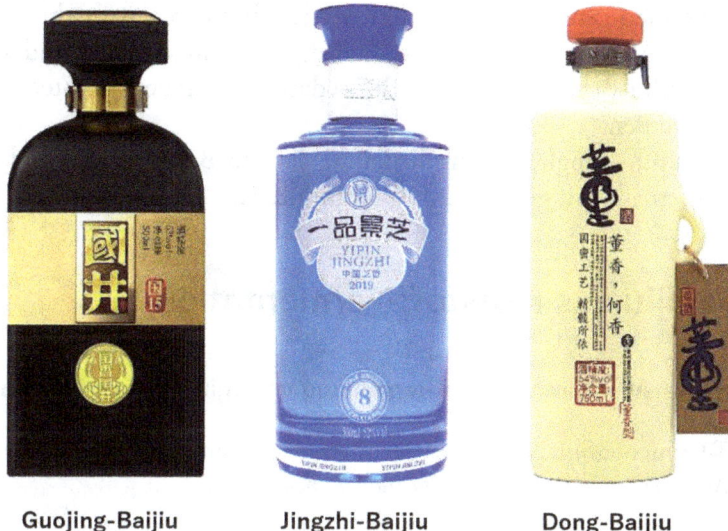

| Guojing-Baijiu | Jingzhi-Baijiu | Dong-Baijiu |

Abb. 1.7 Repräsentative Fuqu-Baijiu-Produkte aus China

Xiaoqu" oder „Daqu & Fuqu", dem traditionellen gemischten Qu, sein, aber auch ein Qu, das während des Brauens direkt mit mehreren Mikroorganismen mit unterschiedlichen Funktionen beimpft wird.

Bei mit „Daqu & Xiaoqu" hergestelltem gemischtem Qu-Baijiu werden Sorghum, Mais, Weizen und/oder andere Getreidearten als Zutaten verarbeitet. Daqu und Xiaoqu werden gemeinsam eingesetzt. Daqu wird für die Erzeugung von Geschmacksstoffen verwendet, während Xiaoqu effektiver für die Verzuckerungs- und Fermentationskraft arbeitet. Diese Kombination nutzt die Vorteile der beiden Qu-Arten aus. Baijiu mit Dong-Geschmack wird mit diesem Verfahren hergestellt.

Die Technologie der Baijiu-Herstellung unter Verwendung von Daqu & Fuqu wird bei der Herstellung von Baijiu mit Leicht-, Sesam- und Soßenaroma angewandt. Baijiu mit Leichtaroma wird durch Zugabe von Fuqu zu den Körnern nach Fermentierung von Daqu fermentiert. Baijiu mit Sesamaroma wird mit einer Kombination von Fuqu (90 %) und Daqu (10 %) hergestellt. Baijiu mit Soßenaroma wird sequenziell zuerst mit Daqu und anschließend mit Fuqu hergestellt. Die Kombination von Daqu und Fuqu verbessert das Mundgefühl, den Gesamtgeschmack und das Aroma im Vergleich zu Baijiu, der nur mit Fuqu hergestellt wird.

Mulitfunktions-Qu besteht aus mehreren Schimmelpilz-, Hefe- und Bakterienstämmen, die aufgrund ihrer starken Protease- und/oder Amylaseaktivität und/oder Aromaproduktion ausgewählt werden. Diese verschiedenen

Stämme können gemeinsam kultiviert werden, um den gewünschten Qu zu erhalten. Der gewonnene multifunktionale Qu wird angereichert und schließlich beim Baijiu-Brauen verwendet. Bei Bedarf kann moderne Biotechnologie eingesetzt werden.

Dong-Baijiu, Yanghe Mianrou-Baijiu, Jingzhi-Baijiu und Bandaojing-Baijiu werden alle mit gemischtem Qu produziert.

1.8 Baijiu aus Feststoff-Fermentation

Fermentationsverfahren bei der Herstellung von chinesischem Baijiu und Huangjiu

Feststoff-Fermentation: Wachstum der Mikroorganismen auf einem festen Substrat in Abwesenheit von Wasser (*solid-state fermentation*).

Halbfeste Fermentation: Im Feststoff-System kann die Wassermenge erhöht werden, um ein halbfestes Substrat zu erzeugen (*semi-solid-fermentantion*).

Flüssig-Fermentation: Die Mikroorganismen vermehren sich in einem flüssigen Nährmedium (*liquid-state fermentation* oder *submerged fermentation*).

Gemäß dem nationalen Standard GB/T 15109-2008 der Volksrepublik China ist Baijiu aus Feststoff-Fermentation als Produkt mit inhärenten Stilmerkmalen definiert: Er wird aus Getreide(n) als Zutaten durch feste (oder halbfeste) Verzuckerung und Fermentation hergestellt, gefolgt von Destillation, Reifung und Verschnitt, ohne Zusatz von Trinkalkohol und/oder Aromastoffen aus nichtalkoholischer Gärung.

Bei der Baijiu-Herstellung, die hauptsächlich mithilfe der Feststoff-Fermentation erfolgt, werden feste und auch halbfeste Nährmedien eingesetzt [*solid-state fermentation* und *semi-sollid-state fermentation*]. Unter den 6 weltweit verbreiteten destillierten alkoholischen Getränken ist der chinesische Baijiu der einzige, der durch Feststoff-Fermentation hergestellt wird.

Bei der Feststoff-Fermentation werden Sorghum, Reis, Klebreis, Mais, Weizen und andere Getreidearten als Ausgangsmaterialien verwendet. Das Getreide wird mit Wasser gekocht, abgekühlt, mit einem Jiuqu vermischt und in einer Grube fermentiert. Daqu, Xiaoqu oder Fuqu wandeln die Getreidestärke in Zucker um (Verzuckerung), der dann in den Gruben zu Alkohol vergoren wird. Nach der Gärung wird die feste oder halbfeste alkoholhaltige Mischung, Jiupei genannt, in einem Zengtong destilliert, um die Baijiu-Basis zu erhalten. Nach Reifung und sorgfältigem Verschneiden wird aus dieser Basis schließlich ein handelsüblicher Baijiu aus Feststoff-Fermentation hergestellt.

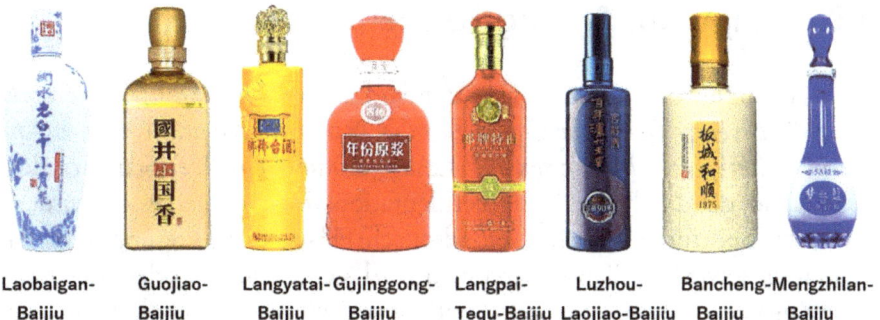

Abb. 1.8 Repräsentative Baijiu-Produkte, die mit Feststoff-Fermentationsverfahren hergestellt werden

Die Technologie der Feststoff-Fermentation wird bei der Herstellung der traditionellen chinesischen Baijiu-Geschmacksrichtungen eingesetzt, darunter die Baijiu-Produkte Stark, Soße, Leicht, Gemischt, Feng, Laobaigan, Sesame, Kräuterartige (Dong), Te und Fuyu (siehe Abb. 1.8).

Die halbfeste Fermentation kann generell auf zwei Arten durchgeführt werden: Fermentation im Anschluss an die Verzuckerung der kultivierten Mikroorganismen und simultane Verzuckerung und Fermentation.

Das Verfahren der Verzuckerung mit anschließender Fermentation ist ein typischer Herstellungsprozess für Baijiu mit Reisaroma. Als Zutat wird Reis verwendet, der in Wasser eingeweicht, gedämpft und verkleistert, belüftet und bis auf eine moderate Temperatur abgekühlt wird, gefolgt von der Vermischung mit Xiaoqu zur Verzuckerung im festen Zustand. Nach 18–24 h wird Wasser hinzugefügt zur flüssigen und halbfesten Fermentation über 5–7 Tage. Sanhua-Baijiu aus Guilin in der Provinz Guangxi und Xiangshan-Baijiu aus der Stadt Quanzhou sind typische Vertreter, die mit diesem Verfahren hergestellt werden.

Der Prozess der gleichzeitigen Verzuckerung und Fermentation ist ein typisches Verfahren für Baijiu mit Chi-Aroma und gehört zur traditionellen Flüssig-Fermentationstechnologie. Baijiu mit Chi-Geschmack ist ein vom Reisaroma abgeleiteter Geschmackstyp. Bei der Herstellung von Baijiu mit Chi-Aroma wird gedämpfter Reis mit Xiaoqu beimpft und in einem Gefäß mit Wasser zur Verzuckerung vermischt und gleichzeitig fermentiert. Yubingshao-Baijiu aus der Provinz Guangdong ist ein typisches Beispiel für ein Produkt, das nach diesem Verfahren hergestellt wird.

Aufgrund des einzigartigen offenen Produktionsverfahrens und der Vielfalt der Mikroorganismen, die an der Baijiu-Herstellung beteiligt sind, ist Feststoff- fermentierter Baijiu reich an Spurenstoffen, die die Schlüsselfaktoren für das Aroma, den Geschmack und Stil des Baijiu sind.

1.9 Baijiu aus Flüssig-Fermentation

Im März 2018 wurde der nationale Standard *Terminology and Classification of Alcoholic Beverage (Draft for Comments)* des *National Technical Committee for Alcohol-making Standardization* (NTCAS) veröffentlicht. Der Standard definiert Baijiu, der durch ein Flüssig-Fermentationsverfahren hergestellt wird, als raffinierte Spirituose, die aus Getreide nach Flüssig-Verzuckerung und -fermentation sowie Destillation hergestellt wird – entweder mit oder ohne mögliche Zugabe von aus Getreide fermentiertem genießbarem Alkohol und ohne Zusatz von Farb-, Geschmacks- und/oder Aromakomponenten aus einem separaten Fermentationsverfahren.

Der Unterschied zwischen Baijiu aus Flüssig- und aus Feststoff-Fermentation liegt in erster Linie im Herstellungsprozess. Die Qualität beider Baijiu-Produkte ist nicht vergleichbar. Baijiu aus Flüssig-Fermentation ist außerdem ein reiner Getreide-Baijiu. Baijiu mit Chi-Aroma, einer der 12 Baijiu-Typen in China, wird durch ein Flüssig-Fermentationsverfahren hergestellt (siehe Abb. 1.9).

Die Flüssig-Fermentation ist eine fortschrittliche Verarbeitungstechnik, und Baijiu aus Flüssig-Fermentation wird zum Mainstream-Prozess. Verglichen mit der traditionellen Feststoff-Fermentation hat die Flüssig-Fermentation mehr Vorteile in Bezug auf Mechanisierung, Automatisierung, Information, Effizienz und Gesamtkosten. Brandy, Wodka, Whisky und einige andere berühmte destillierte alkoholische Getränke weltweit werden alle mit Flüssig-Fermentationsverfahren hergestellt.

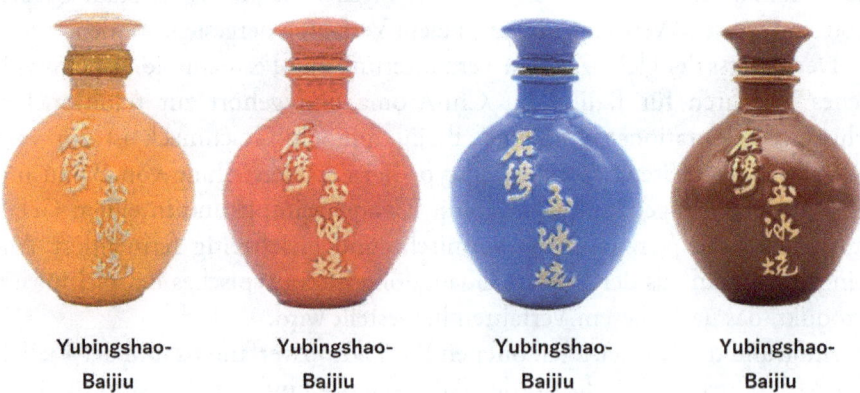

Abb. 1.9 Yubingshao-Baijiu-Produkte, die mit Flüssig-Fermentationsverfahren hergestellt werden

1.10 Roh-Baijiu

Roh-Baijiu (RB), auch bekannt als Basis-Baijiu (siehe Abb. 1.10), bezieht sich auf frischen Baijiu, der durch ein Fermentations- und Destillationsverfahren produziert wird und ohne jegliche Nachbearbeitung wie z. B. Verschneiden auskommt.

RB-Produkte sollten nicht direkt konsumiert werden, da sie einen hohen Alkoholgehalt aufweisen, der in der Regel zwischen 55 und 75 % liegt. Frisch destillierter RB hat auch einen unkoordinierten Geschmack, der sich durch große Schärfe und Trockenheit auszeichnet. Daher ist ein Reifungsprozess erforderlich. Durch diesen werden einerseits Substanzen mit niedrigem Siedepunkt aus dem Roh-Baijiu entfernt, während sich die Ethanol- und die Wassermoleküle vermischen und sich die Aktivität der Ethanolmoleküle verringert. Andererseits schmeckt der Baijiu auch weicher und milder, da die feinen chemischen Wechselwirkungen zwischen Alkohol, Aldehyden, Säuren und anderen Komponenten gefördert werden, um neue Geschmacksverbindungen zu erzeugen.

RB wird ebenfalls in die drei Teile Vorlauf [Kopf], Mittellauf und Nachlauf [Schwanz] eingeteilt. Beim Vorlauf handelt es sich um das Alkohol-Wasser-Gemisch, das zu Beginn der Destillation gesammelt wird und im Allgemeinen einen relativ hohen Alkoholgehalt aufweist; der Nachlauf weist einen relativ niedrigen Alkoholgehalt auf und wird am Ende der Destillation gesammelt; der Mittellauf wird in der Mitte der Destillation gesammelt und hat die beste Qualität.

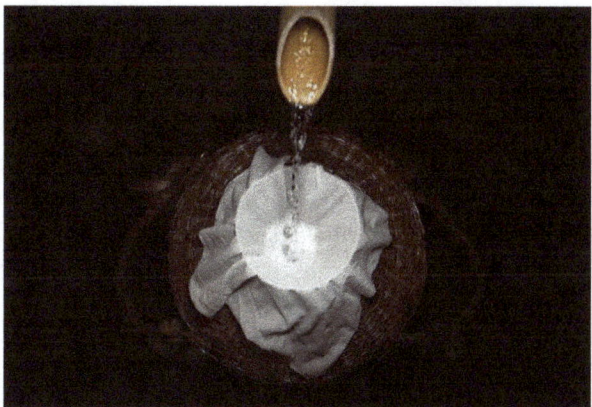

Abb. 1.10 Roh-Baijiu aus einem Baijiu-Herstellungsbetrieb

Handelsüblicher „Roh-Baijiu" handelt es sich im Allgemeinen um ein gemischtes Baijiu-Produkt und nicht um einen echten „RB" im eigentlichen Sinne. Im Vergleich zum echten RB hat der handelsübliche „Roh-Baijiu" einen harmonischeren Körper und ist schmackhafter.

1.11 Das Verschneiden von Baijiu

Handelsüblicher Baijiu wird je nach Marke und Qualitätsstandards durch Verschneiden von Roh-Baijius aus verschiedenen Produktionschargen und -jahren hergestellt und mit Wasser auf den entsprechenden Alkoholgehalt verdünnt.

Gemäß der *Terminology of Chinese Spirits Industry* (GB/T 15109-2008) ist „Blending" in der Baijiu-Industrie ein Fachbegriff, der definiert ist als das Verschneiden von Basis-Baijiu-Proben mit bestimmten Anteilen verschiedener Aromen, Geschmacksrichtungen und Stile, um die gleichbleibende Qualität und die sensorischen Charakteristika aller abgefüllten handelsüblichen Baijius für die Marke zu gewährleisten.

Unabhängig vom Fermentationsverfahren ist die Qualität von Baijiu aus verschiedenen Gärgruben aufgrund des möglichen Einflusses von Rohstoffen, Umgebung und Zeit unterschiedlich. Selbst in ein und derselbem Gärgrube kann die Baijiu-Qualität je nach Produktionssaison, Fermentationsdauer und Betriebspersonal variieren. Ohne Blending kann die Qualität des in Flaschen abgefüllten Baijiu von einer Charge zur anderen abweichen. Die gleichbleibende Qualität und Schmackhaftigkeit von Baijiu der gleichen Marke und Serie wird durch das Blending gewährleistet.

Um einen gleichbleibenden Standard und eine gleichbleibende Qualität von Baijiu zu gewährleisten, den traditionellen Stil zu bewahren und die Farbe, das Aroma, den Geschmack und die Qualitätsmerkmale zu erhalten, ist das Blending für Baijiu-Hersteller ein notwendiger Schritt.

Die Zugabe von genießbarem Alkohol, Lebensmittelaromen und Wasser ist beim Blending von Baijiu verboten. „Blending" beschränkt sich gemäß bestimmten Anforderungen auf das Verschneiden von Baijiu aus verschiedenen Produktionschargen, Jahren und Geschmacksrichtungen. Die für den Verschnpt verwendeten Roh-Spirituosen werden allesamt mit traditionellen Fermentationsverfahren hergestellt.

Ethanol und Wasser machen im Baijiu etwa 98 % aus, die restlichen 2 % entfallen auf Nebenbestandteile. Es sind diese Nebenbestandteile, die den Stil und die Qualität des Baijiu bestimmen und die in verschiedenen Produktionschargen und -jahren unterschiedlich sind. Durch das Blending werden

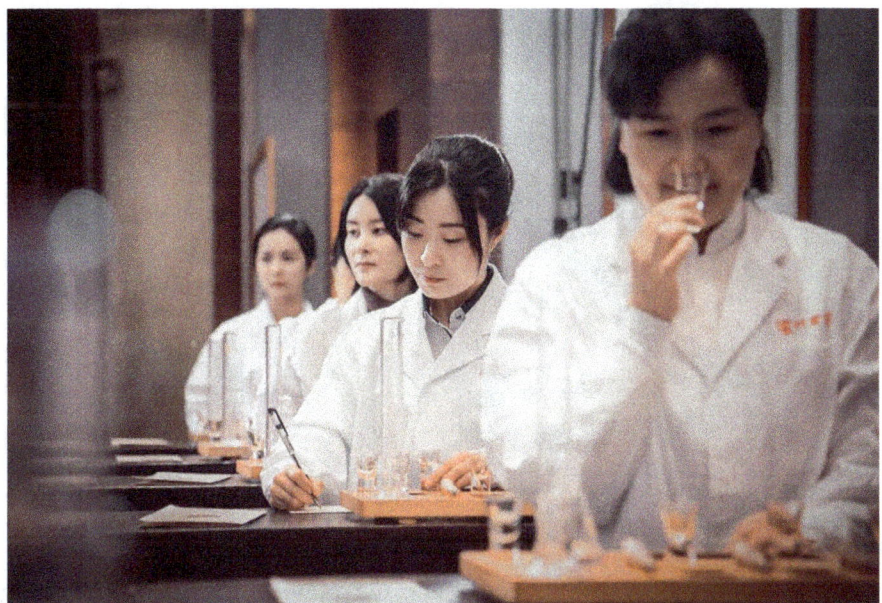

Abb. 1.11 Traditioneller Blending-Prozess in einem Baijiu-Herstellungsbetrieb in China

die Nebenbestandteile in das richtige Verhältnis zueinander gebracht, um die Qualitätsstandards und die Stilmerkmale zu erfüllen.

Blending ist im Baijiu-Herstellungsprozess unverzichtbar. Alle handelsüblichen Baijius durchlaufen ein Blending. Es ist allgemein bekannt, dass „die Erzeugung des Aromas von der Fermentation abhängt, die Verbesserung des Aromas von der Destillation und die Ausprägung des Baijiu vom Blending". Die Verschneidetechnik ist im Baijiu-Herstellungsprozess ein entscheidender Schritt zur finalen Qualität und zu den sesorischen Charakteristika.

Traditionelles Blending wird von den Meistern auf der Grundlage ihrer Erfahrung und kreativer Versuche durchgeführt (siehe Abb. 1.11). Durch Fortschritte in der chemischen Forschung zu Baijiu und die rasante Entwicklung von künstlicher Intelligenz kann computergestütztes Verschneiden die Effizienz des Blending und die Baijiu-Qualität erhöhen.

1.12 Keller

Der Keller (die Grube) ist einer der Fermentationsbehälter, die im Prozess des Baijiu-Brauens in festem Zustand verwendet werden und in denen die Verzuckerung und Fermentierung des Getreides stattfindet. Üblicherweise ist ein

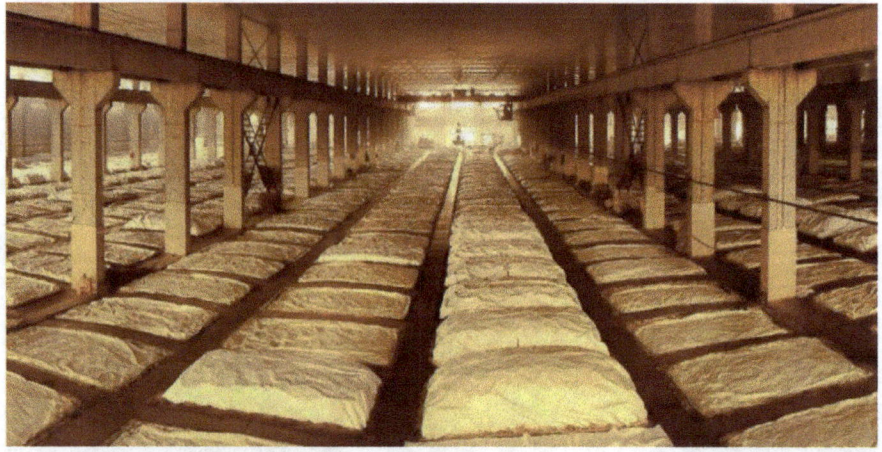

Abb. 1.12 Keller für den Prozess von Yingjiagong-Baijiu, einer Art von Feststofffermentiertem Baijiu

Keller eine in den Boden gegrabene Grube, die mit Getreide zur Verzuckerung und Fermentation befüllt wird (siehe Abb. 1.12), bevor das Getreide zur Destillation transportiert wird, um Baijiu zu gewinnen.

Beim Bau solcher Gruben sind die natürlichen Gegebenheiten vor Ort wie die Topographie und die Bodenqualität zu berücksichtigen. Die in einer Grube verwendeten Materialien variieren je nach Ort in China. Im Allgemeinen handelt es sich bei den Gruben für die Herstellung von Baijiu mit Starkaroma um Lehmgruben, deren Boden und umgebende Seiten mit gelbem Lehm bedeckt sind. Die Gruben für die Herstellung von Baijiu mit Soßenaroma sind aus Stein gebaut, die umliegenden Seiten sind mit Steinen errichtet und der Boden ist mit gelbem Lehm bedeckt. Die Gruben für die Herstellung von Baijiu mit Leichtaroma können mit Zement und Ziegelsteinen gebaut werden.

Die Braumeister für Baijiu mit Starkaroma sagen oft, dass „ein jahrtausendealter Keller für eine Million Jahre Jiuzao (Destillierertreber) und die Alterung eines Kellers für die große Qualität seines Baijiu steht". Jede Destillerie betrachtet ihren eigenen alten Keller – einige von ihnen können mehrere hundert Jahre alt sein – als bedeutend. Der Grubenschlamm in den Kellern ist reich an verschiedenen, längst domestizierten Arten von Mikroorganismen, die Baijiu herstellen. Diese Mikroorganismen wandeln Stärke, Eiweiß und andere Substanzen im Getreide in Alkohol und verschiedene Geschmacksstoffe um. Je länger der Keller genutzt wird, desto mehr Mikrobenkolonien sammeln sich an und desto stabiler ist das Milieu im Keller, was zum bevorzugten Brauverfahren für Baijiu mit mehr Spurenstoffen und einer gleichbleibenden Qualität führt.

Unschwer zu verstehen, dass solche Keller sehr wichtig und geheimnisvoll sind, weil sie nicht nur der Ort der Fermentation von Getreide sind, sondern unverzichtbare Mikroorganismen enthalten. Falls die Geheimnisse der Mikroorganismen in den Kellern durch moderne Technologien gelüftet werden können, kann jeder Behälter zu einem ausgezeichneten Keller für hochwertigen Baijiu werden.

1.13 Unterirdischer Krug

Der unterirdische Krug (siehe Abb. 1.13), allgemein Digang genannt, ist ebenfalls ein Baijiu-Gärgefäß. Wie der Name schon sagt, handelt es sich um einen in der Erde vergrabenen Keramikbottich. Er wird hauptsächlich für die Herstellung von Baijiu der Geschmacksrichtungen Leicht und Laobaigan verwendet. In der Geschichte der Baijiu-Produktion hat die Verwendung von Krügen eine längere Geschichte als die von Kellern. Sie werden hauptsächlich in Gebieten mit kontinentalem Klima verwendet. Typische Vertreter der Bai-

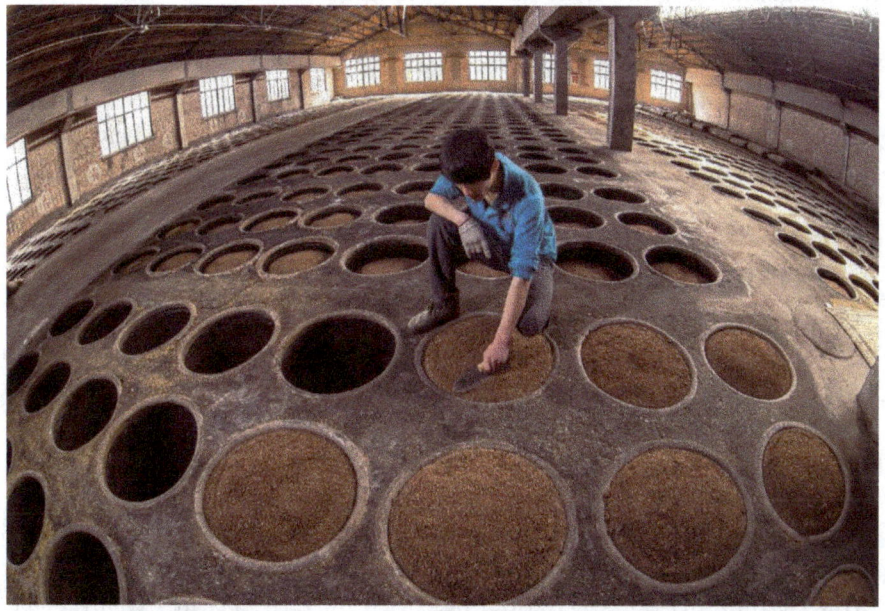

Abb. 1.13 Digang (unterirdische Krüge) werden im Brauprozess von Baijiu mit Leichtaroma verwendet

jius mit Leicht- und Laobaigan-Aroma sind Fen und Hengshui Laobaigan-Baijiu; beide werden im Digang mit 1,2 Metern Tiefe und einem Durchmesser von 0,8 Metern gebraut.

Temperatur- und Feuchtigkeitsschwankungen während der Fermentation der Rohmaterialien im Baijiu-Herstellungsprozess können sich erheblich auf die mikrobielle Vermehrung und den Stoffwechsel auswirken und damit die Produktion von Aromastoffen beeinflussen. Es war die Weisheit der historischen Arbeiterschaft, die Verwendung des unterirdischen Kruges für die unterirdische Fermentation den örtlichen Bedingungen anzupassen. Ein Digang kann die Jiupei (fermentierte Körner) warmhalten, während die gute Luftdurchlässigkeit der Krüge den Eintritt von Spuren von Sauerstoff aus dem Boden in den Krug begünstigt, was die schnelle Vermehrung der fakultativen Bakterien unterstützt. Mit fortschreitender Gärung steigt die Temperatur der Jiupei schrittweise an. Zu diesem Zeitpunkt kann der Digang Wärme an den umgebenden Boden abgeben, um die Aktivität der Mikroorganismen nicht durch Hochtemperaturstress zu hemmen. In der Spätphase der Fermentation sinkt die Temperatur, und sowohl der Digang als auch der umgebende Boden bewahren die Wärme, damit die Temperatur der Jiupei nicht zu schnell sinkt und die mikrobielle Aktivität reduziert wird. Es wird allgemein anerkannt, dass ein Digang sehr hilfreich ist, um die Temperaturanforderungen für „langsamen Beginn, steife Mitte und langsames Ende" im Fermentationsprozess zu erfüllen. Verglichen mit der Lehmgrube trennt der Keramikbehälter darüber hinaus die Jiupei vom Boden und verhindert, dass die Bodenbakterien die Jiupei verändern, was dem reinen charakteristischen Geschmack und dem sauberen Nachgeschmack des Baijiu-Typs mit Leichtaroma zuträglicher ist.

1.14 Pfirsichblüten-Tongefäß

Das irdene Gefäß, auf Chinesisch „Weng" genannt, wird seit dem Altertum zur Lagerung von Getreide und Wasser (siehe Abb. 1.14) verwendet und ist auch ein traditioneller Behälter zum Brauen von Baijiu. In *Shuowen Jiezi*, einem graphischen Buch, das die Definition und die Ableitung der chinesischen Schriftzeichen erklärt, ist die früheste Bedeutung von „酉" (yǒu) Alkohol, weil das Zeichen dem zum Brauen von Baijiu verwendeten irdenen Gefäß „Weng" ähnelt. Su Dongpo (einer der bekanntesten Autoren von Ci, einer Lyrik-Gattung der Song-Dynastie) beschrieb im *Lied über den Honigalkohol* seinen Baijiu-Herstellungsprozess als „sanftes sprudelndes Kochen wie Fisch an Tag 1, überschäumendes Klingeln und Hinaufklettern des tanzenden Ho-

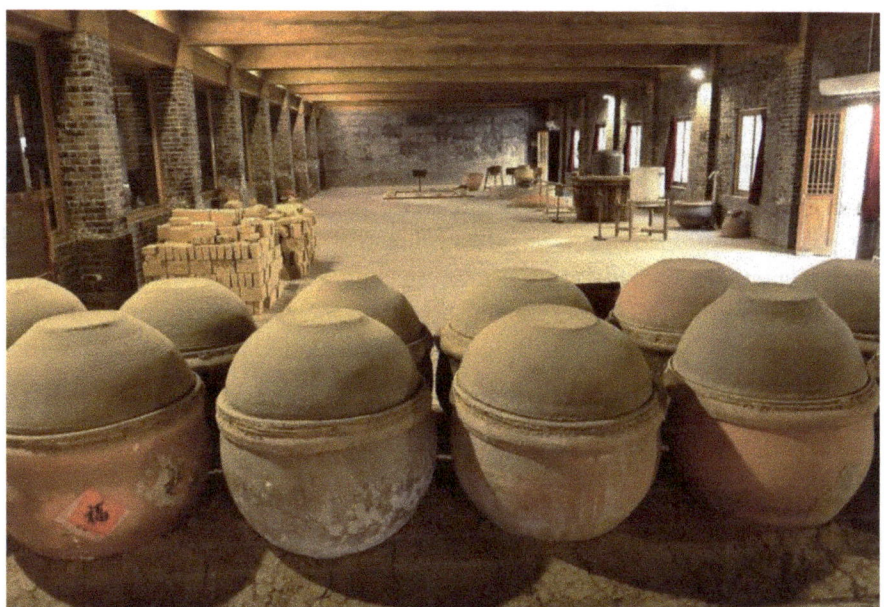

Abb. 1.14 Gefäße aus grobem Sand und Lehm (Weng) werden im Dorf Jingzhi in der Provinz Shandong beim Brauen von Baijiu verwendet

nigs an Tag 2 und an Tag 3 ein Aroma, das weit reicht, wenn das irdene Gefäß geöffnet wird". Der von Su Dongpo verwendete Alkoholbehälter war ein Weng.

Jingzhi, einer der drei alten Orte in der Provinz Shandong, ist auch berühmt für die Baijiu-Herstellung. Beim Brauen von Baijiu gibt es die Tradition „der Ernte im Herbst, Lagerung im Winter und des offenen Kellers zum Brauen im Frühjahr". Als Behälter für die Herstellung von Baijiu wird ein einzigartiges Gefäß aus grobem Sand und Lehm verwendet. Das irdene Gefäß hat eine gewisse Durchlässigkeit, die für den Austausch von Gas und Wärme zwischen dem inneren Jiupei und der äußeren Umgebung förderlich ist. In alter Zeit nahm der Ort Jingzhi in der Baijiu-Herstellung die Vormachtstellung ein und hatte mehrere Brennereien, die Baijiu in Anpassung an die Jahreszeit und die Umweltbedingungen herstellten. In der Herbsterntezeit wählen die Baijiu-Hersteller qualitativ hochwertiges Getreide aus, um Jiupei zuzubereiten. Im Winter wird der Jiupei zur Fermentierung in Bodenteichen aufbewahrt, was für die Befeuchtung und Wärmeerhaltung förderlich ist. Im Frühjahr wird der Jiupei in das irdene Gefäß verbracht. Da sich in der Natur alles erholt und sich Mikroben stark vermehren, erfüllt die Temperatur des Jiupei die Fermentierungsregel „langsamer Anfang, stabile Mitte, Verlangsamung am Ende", was die Qualität des Baijiu verbessert. Wenn die Pfirsichblüten voll aufgeblüht sind, wird der Jiupei aus dem irdenen Gefäß genommen und gedämpft, um Baijiu zu erhalten. Historisch wird er der „Pfirsichblüten-irdenes Gefäß-Baijiu" genannt.

In Jingzhi befindet sich noch immer der Standort der Destillerie *South Campus*, der damals einer der „72 Töpfe" von Jingzhi war. Gezeigt werden die alten Verfahren wie Zerkleinern mit Mahlsteinen, manuelles Zerstampfen, Destillation mit Tianguo. Die irdenen Gefäße, die vormals im Ort Jingzhi zum Brauen des „Pfirsichblüten-irdenes Gefäß-Baijiu" verwendet wurden, sind außerdem vollständig erhalten, sodass die Menschen den Pfirsichblütenirdenes-Gefäß-Stil im Baijiu-Brauprozess während der Ming- und Qing-Dynastie verstehen können.

1.15 Zentong

Zengtong ist ein Dampfbottich oder Feststoffdestillationsgerät (siehe Abb. 1.15), das in der Baijiu-Produktion in China für die traditionelle Feststoff-Fermentation verwendet wird. Es ist offenkundig, dass „die Aromaerzeugung

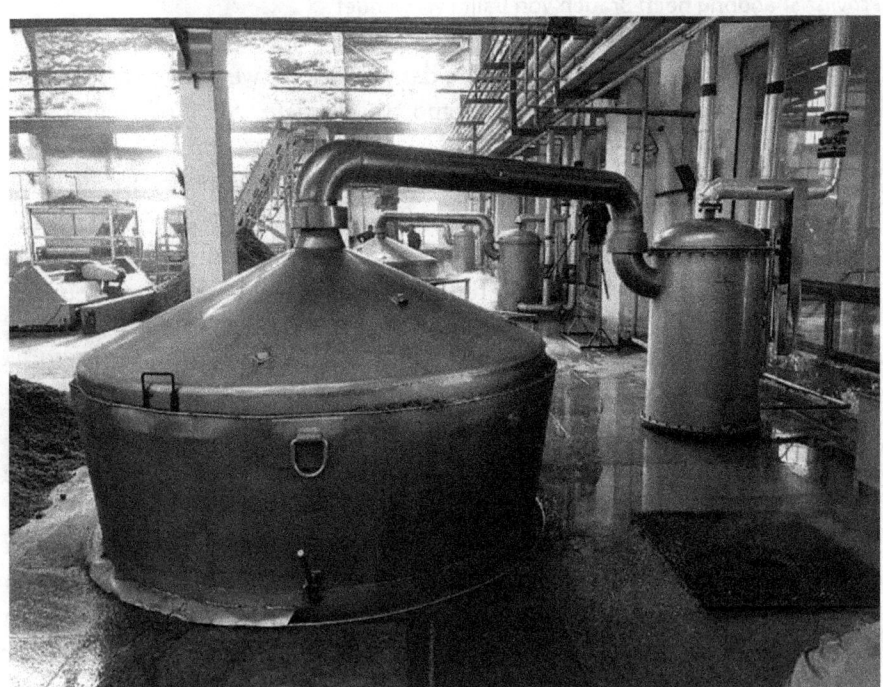

Abb. 1.15 Zengtong, wie er in der Baijiu-Produktion für die traditionelle Feststoff-Fermentation verwendet wird

von der Fermentation ab hängt und die Geschmacksverbesserung von der Destillation". Die Destillation ist ein wichtiger Schritt zur Extrahierung von Ethanol und anderen Aromakomponenten aus Jiupei zur Herstellung von Baijiu. Die Bedeutung von Zengtong liegt auf der Hand.

Im Vergleich zu anderen weltweit verbreiteten Destillationsgeräten wurde Zengtong für die Destillation von festen Körnern konzipiert. Das Design ist besonders ungewöhnlich. Der traditionelle Zengtong ist aus Holz gefertigt, besteht heute aber meist aus Edelstahl. Ein Zengtong ist aufgebaut aus einem Fasskörper, einer Dampfabdeckung und einem unteren Topf. Dieser ist mit Huangshui (der gelben Seroflüssigkeit) und Jiuwei (dem Nachlauf des Baijiu) gefüllt, damit Dampf zum Dämpfen bereitgestellt wird. Das Oberteil des unteren Topfes ist ein kegelförmiger Fasskörper. Der Durchmesser des oberen Fasskörpers liegt bei etwa 2 Metern, der des unteren bei 1,8 Metern, die Höhe beträgt etwa 1 m. Das Ganze ähnelt einem riesigen Blumentopf. Eine Siebplatte trennt den unteren Topf vom Fasskörper. Beim Dämpfen wird der Jiupei gleichmäßig auf die Siebplatte im Fass gefüllt. Durch den Dampf aus dem unteren Topf steigt die Temperatur des Jiupei im Zengtong weiter an. Die flüchtigen Bestandteile in verschiedenen Schichten des Jiupei werden durch kontinuierliche Vergasung und Kondensation extrahiert. Jiupei mit einem Alkoholgehalt von nur 4 % kann destilliert und konzentriert werden, um den Basis-Baijiu mit ca. 60 % Alkoholgehalt herzustellen. Gleichzeitig können auch viele flüchtige Spurenstoffe und sehr wenige nichtflüchtige Komponenten, die durch mikrobielle Fermentation erzeugt werden, in den frisch destillierten Baijiu extrahiert werden. Bei der Destillation mit einem Zengtong haben die Befüllungstechniken, die Lockerheit des Jiupei, die Dampfmenge usw. große Auswirkungen auf die Qualität des Baijiu. Man kann festhalten, dass das Dämpfen von Baijiu eine technische Aufgabe ist, die viel Erfehrung erfordert.

Zengtong wird nicht nur zum Dämpfen von Baijiu, sondern auch zum Dämpfen der Körner verwendet. Entsprechend den Anforderungen verschiedener Baijiu-Produktionsprozesse werden einige Körner separat gedämpft, während andere gemeinsam mit dem Jiupei gedämpft werden. Das Dämpfen der Körner dient dazu, die Stärke zu verkleistern und die Keime in den ursprünglichen Körnern abzutöten, wobei die Fermentation zu einem späteren Zeitpunkt durchgeführt wird. Jedoch hat Zengtong als Destillationsgerät für traditionelles Baijiu-Brauen im festen Zustand eine geringe Effizienz bei der Destillation. Basierend auf traditionellen Verfahren ist daher für effizientere Destillationsanlagen und -methoden weitere Forschung und Entwicklung zur Modernisierung der Baijiu-Produktion erforderlich.

1.16 Jiuhai

Im Altertum wurde ein Alkoholtrinkgefäß mit großem Fassungsvermögen „Jiuhai" genannt, denn es sah wie ein Meer voller Alkohol aus. Juyi Bai, ein Dichter der Tang-Dynastie, schrieb in seinem Gedicht *Auf dem Blumenzweig*: „auf dem Blumenzweig, bewegen Sie Jiuhai, betrinken Sie sich heute nicht und bereuen Sie morgen". Im *Chinese Dictionary* wird erklärt, das Trinkgefäß werde wegen seiner Größe „Jiuhai" genannt. Tatsächlich wird bei Jiuhai außer von Trinkgefäßen im Allgemeinen auch von einem besonderen Behälter für die Lagerung von Alkohol gesprochen, der eine nahezu tausendjährige Geschichte aufweist.

Ein Jiuhai (siehe Abb. 1.16) sieht von außen wie ein großer Korb aus Dornen und Rattan oder wie eine Holzbox aus. Die Innenseite wird Schicht für Schicht mit „Blutmaterial" und Papier oder Baumwollstoff beklebt. „Blutmaterial" ist ein plastisches Protein-Kolloid-Salz, das aus Tierblut (meist Schweineblut) und Kalk hergestellt wird und bei Kontakt mit Alkohol einen semipermeablen Film bildet. Dieser Film ermöglicht die Permeation und den Austausch von Gasen, wobei Flüssigkeit nicht hindurchtreten kann. Jiuhai ist äußerst magisch, da es einen Gasaustausch zwischen Baijiu und der äußeren Umgebung gewährleisten kann, ohne auszulaufen. Der Gasaustausch kann

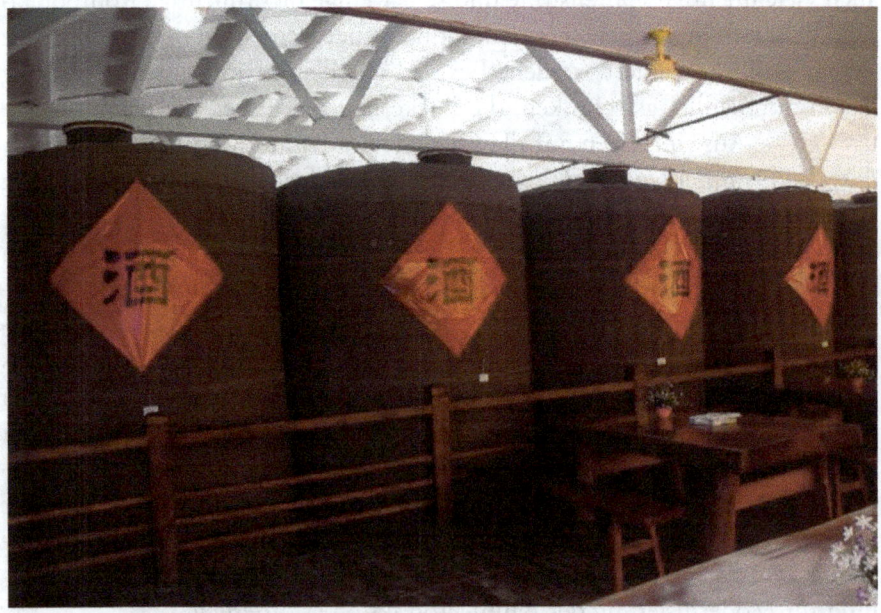

Abb. 1.16 Jiuhai werden beim Prozess der Tianyoude-Baijiu-Produktion verwendet

die Rate der Redox-, Molekülassoziations- und Veresterungsreaktionen im Baijiu beeinflussen und spielt eine einzigartige Rolle bei der Reifung des Baijiu. Auch kann eine geringe Ablösung der inneren Beschichtung des Jiuhai während der Lagerung den Stil des Baijiu verändern.

Jiuhai bedeutet die Kristallisation des Wissens der arbeitenden Menschen im alten China. Das Fassungsvermögen eines Jiuhai reicht von einigen hundert Kilogramm bis zu Dutzenden von Tonnen. Jiuhai ist der größte traditionelle Behälter zur Lagerung von Alkohol in der globalen Brauindustrie. Der berühmteste noch existente Jiuhai ist der Xifeng-Jiuhai in der Provinz Shanxi. Im Jahr 2017 wurden 12 alte Jiuhai-Gefäße in Xifeng als kulturelles Erbe anerkannt.

Der Jiuhai der Xifeng-Brennerei sieht aus wie ein großer Korb aus Dornen. Sein Durchmesser beträgt in der Regel 2–2,5 m, und er erinnert an einen riesigen Krug. Die Baijiu-Erzeuger in Xifeng sammelten im Herbst Vitex-Sträucher in den Qinling-Bergen und flochten sie zu einem großen Korb, bevor sie vertrockneten. Die Innenwand des Jiuhai wurde mit weißem Baumwollstoff mit „Blutmaterial" und Kalk als Bindemittel bedeckt und danach mit Hanfpapier beklebt. Hunderte von Hanfpapierschichten wurden verklebt, wobei jede Schicht auf natürliche Weise trocknete, bevor die nächste Papierschicht aufgeklebt werden konnte. Schließlich wurde die Oberfläche mit Eiweiß, Rapsöl und Bienenwachs in einem bestimmten Verhältnis beschichtet, damit der Behälter glatt und gut verschlossen war. Der verklebte Jiuhai musste bis zum 2. Februar des Folgejahres auf natürliche Weise getrocknet werden, bevor er in Betrieb genommen werden konnte. Die Herstellung eines größeren Jiuhai kann mehrere Jahre dauern.

Außer in der Xifeng-Brennerei werden Jiuhai für die Lagerung von Baijiu noch in vielen Brennereien verwendet, z. B. in der Shanyan-Baijiu-Brennerei in der Provinz Liaoning, der Taibai-Baijiu-Brennerei in der Provinz Shanxi, der Jinhui-Baijiu-Brennerei in der Provinz Gansu, der Daquanyuan-Baijiu-Brennerei in der Provinz Jilin und einigen anderen. Jiuhai wird auch von der Qinghai Huzhu Barley Wine Co., Ltd verwendet, um den Hochlandgersten-Baijiu zu lagern.

1.17 Alkoholtopf

Die Geschichte des Alkoholtopfs, eines Behälters, der häufig zur Aufbewahrung alkoholischer Getränke verwendet wird, ist so alt wie der chinesische Alkohol. Das ursprüngliche Gefäß wurde aus Ton gefertigt, heute besteht es

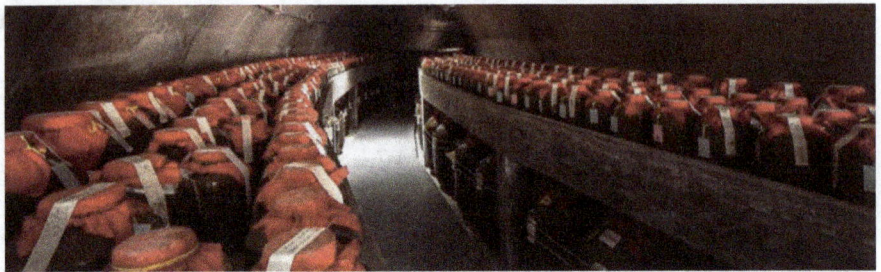

Abb. 1.17 Porzellangefäße als Behälter für Basis-Baijiu

aber weitgehend aus Porzellan. Im Vergleich zu einem Edelstahlgefäß nimmt das Porzellangefäß mehr Platz ein und kostet mehr, es ist jedoch besser bezüglich der Gasdurchlässigkeit und Wärmeerhaltung. Weitere Mikroelemente im Porzellangefäß können die Reifung des Baijiu beschleunigen. Berühmte Brennereien bevorzugen Porzellangefäße als Behälter für Basisspirituosen (siehe Abb. 1.17). Frisch destillierter Roh-Baijiu wird normalerweise jahrelang in Porzellangefäßen zur natürlichen Reifung gelagert, bevor er verschnitten und abgefüllt wird.

Die Hersteller von Baijiu und Huangjiu verwenden zur Lagerung der nichtaufbereiteten Spirituosen große Alkoholgefäße, doch es gibt auch verschiedene kleine Alkoholgefäße für den Hausgebrauch. Wegen ihrer vielen einzigartigen kulturellen Elemente leisten die Alkoholgefäße einen wichtigen Beitrag zur chinesischen Alkoholkultur und -tradition. Mit Kalligraphie, Zeichnungen, Geschichten und Porzellankunst versehene Alkoholgefäße können die geistige, glücksverheißende und regionale Kultur ihrer Zeit widerspiegeln. Dem Alkohol kann über die auf die Gefäße gemalten verheißungsvollen Designs glücksverheißende Bedeutung verliehen werden. Zum Beispiel werden üblicherweise Kalebassenmuster auf die Alkoholgefäße aufgemalt oder die Alkoholgefäße werden in Form einer Kalebasse hergestellt, um gute Wünsche auszudrücken. Die Aussprache des Wortes „Kalebasse" ist im Chinesischen fast die gleiche wie die für „Glück und Reichtum", und die große Anzahl von Samen in Kalebassen impliziert „mehr Nachwuchs, mehr Segen".

1.18 Trinkgefäße

Das Trinkgefäß ist der Behälter zum Servieren von Spirituosen. In der Neuzeit werden meist kleine Karaffen und henkellose Becher aus Glas oder Porzellan verwendet, um Baijiu zu servieren (siehe Abb. 1.18, links bzw. rechts oben).

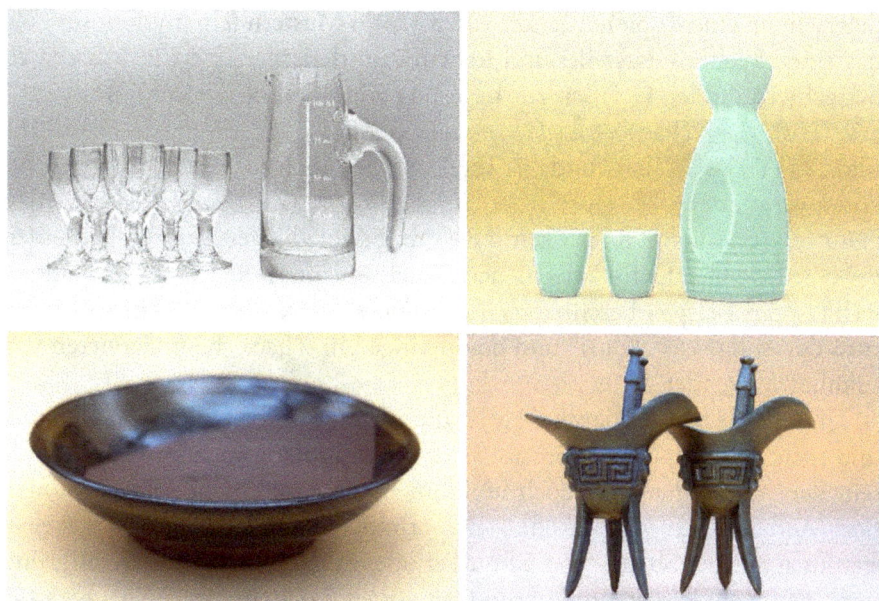

Abb. 1.18 Verschiedene Arten von Trinkgefäßen. Henkellose Becher aus Glas bzw. Porzellan (*oben*), Trinkschale (*unten links*), filigrane Trinkgefäße aus Bronze mit besonderen Designs (*unten rechts*)

Mit der Entwicklung der Alkoholindustrie und der Gesellschaft variieren die Trinkgefäße stark. Die Keramikgefäße aus der Jungsteinzeit, die Bronzegefäße aus der Shang- und Zhou-Periode, die Lackgefäße aus der Han-Dynastie und die Porzellangefäße aus der Sui- und Tang-Dynastie waren allesamt Trinkgefäße für Alkohol. Nach den verwendeten Ausgangsmaterialien werden Trinkgefäße eingeteilt in Gefäße aus natürlichen Materialien (wie Tierhörner oder Kalebassen), Keramik, Bronze, Porzellan, Lack, Gold und Silber, Jade, Quarz, Glas, Kunstoff. Nach ihrer Funktion teilt man Trinkgefäße in solche zur Lagerung, zur Erwärmung und zum Trinken ein.

Im Altertum hatte ein Gefäß üblicherweise mehrere Funktionen. Die ursprünglichen Trinkgefäße waren auch die zum Servieren von Speisen wie Schalen (siehe Abb. 1.18, links unten) oder andere Gefäße mit großer Öffnung. Spezielle Trinkgefäße für Alkohol aus Keramik erschienen in der Longshan-Kultur der Jungsteinzeit. Beispiellos waren Trinkgefäße aus Bronze, die von der Shang- und Zhou-Dynastie über die Frühlings- und Herbstperiode bis zur Zeit der Streitenden Reiche vorherrschten, aufgrund der Verbesserung der Herstellungstechnik. Es ist immer noch erstaunlich, diese zarten antiken Trinkgefäße mit besonderen Designs (siehe Abb. 1.18, rechts unten; es handelt sich um eine Kopie), mit exquisiten Taotie-Mustern (ein mysteriöses Tier, das einen Vielfraß darstellt) und hohem künstlerischen Wert in Museen zu betrachten. Zu den Gefäßen zur Lagerung von Alkohol gehören „尊 (Zun)", „壶 (Hu)", „鉴 (Jian)", „斛 (Hu)", „觥 (Gong)", „瓮 (Weng)", „瓿 (Bu)", und „彝 (Yi)". „斝 (Jia)" und „盉 (He)" werden auch zur Erwärmung von Alkohol verwendet. „爵 (Jue)", „觥 (Gong)", „觯 (Zhi)" und (Piao) werden benutzt, um Alkohol zu trinken. Nach unterschiedlichen Kultregeln werden verschiedene Gefäße für verschiedene Anlässe, Jahreszeiten und Gäste ausgewählt. Zum Beispiel beschreibt *Das Buch der Riten*, dass „bei einem Opferritus der Adlige „觯 (Zhi)" und der Geringe „角 (Jiao)" beim Servieren von Alkohol verwendet".

Trinkgefäße aus lackiertem Holz, die nicht so zerbrechlich wie Keramik und nicht so komplex wie Bronze sind, waren in der Qin- und Han-Periode sehr beliebt. Sie dienten jedoch nur zum Trinken und nicht zum Erwärmen oder Aufbewahren von Alkohol. Die primitiven Trinkgefäße aus Porzellan stammen aus der Shang- und Zhou-Periode und entwickelten sich aufgrund ihrer geringen Kosten und ihrer Haltbarkeit rasch in der Han-Dynastie. Trinkgefäße aus Porzellan dominierten und waren lange Zeit marktbestimmend. Die Entwicklung und Herstellung von Trinkgefäßen aus Porzellan erreichte mit großer Stückzzahl und hoher Qualität in der Ming- und Qing-Periode einen Höhepunkt. Vom Altertum bis zur späten Qing-Dynastie gab es Trinkgefäße aus Jade oder Gold aufgrund der Verfügbarkeit der Rohmaterialien nur exklusiv für die Oberschicht.

Heutzutage haben sich auf dem Markt hochwertige und preiswerte Trinkgefäße aus Glas durchgesetzt. Flaschen sind die häufigsten Behälter für die Lagerung von Baijiu. Neben Glasflaschen werden haufig auch Porzellanflaschen verwendet, um Baijiu zu lagern. Jede Baijiu-Marke entwickelt ihre eigenen Flaschen, die ihrem Stil und ihrer Kultur entsprechen. Je nach den lokalen Trinkgewohnheiten werden als Trinkgefäße Becher, Zhong (henkellos), Zhan, Schalen usw. unterschieden. Die Ausprägung und Verbesserung von Trinkgefäßen ist mit der wirtschaftlichen und technologischen Entwicklung der menschlichen Gesellschaft verbunden und kann die Entwicklung der Alkoholkultur fördern. Jedes Trinkgefäß spiegelt die kollektive Weisheit der arbeitenden Menschen seiner Zeit wider.

2

Geschichte

2.1 Geschichte der alkoholischen Getränke in China

Chinesische Alkoholika haben eine lange Geschichte. China ist eines der Länder, in denen am frühesten alkoholische Getränke hergestellt wurden. Die chinesischen Methoden zur Herstellung von Alkohol reichen zurück bis in die Jiahu-Kulturperiode vor 9000 Jahren. Damals waren die Rohmaterialien Reis, Honig, Trauben, Weißdornbeeren etc. Die ersten Alkoholika in China waren alkoholische Getränke aus Reis, Früchten und Honig. Die Geschichte der chinesischen alkoholischen Getränke reicht viel weiter zurück als in Legenden erwähnt wird, in denen „Alkohole von Di Yi hergestellt wurden" oder „Alkohole von Kang Du hergestellt wurden".

Die Weltgeschichte von Bier reicht über 8000 Jahre zurück. Das älteste, von den Babyloniern um etwa 6000 v. Chr. in Tonplatten eingravierte Dokument über alkoholische Getränke handelt von der Technik des Bierbrauens für Opferzwecke. Die Bierbrautechniken in China dürften 5000 Jahre zurückreichen, was aus der Analyse von Rückständen in Keramikgefäßen wie dem in der Mijiaya-Stätte in Xi'an ausgegrabenen Alkoholgefäß hervorgeht.

Die Geschichte des chinesischen Huangjiu ist etwa 7000 Jahre alt, was durch die große Menge an ungeschältem Reis und an Tonwaren, die Alkoholtrinkgefäßen ähneln, nachgewiesen wurde. Beides, Reis und Gefäße, wurden in der Hemudu-Stätte in der Kommune Hemudu, Stadt Yuyao, Provinz Zhejiang, ausgegraben.

Die Weltgeschichte des Weines reicht mindestens 7000 Jahre zurück. Musallas aus der Provinz Xinjiang ist mit einer Geschichte von über 3000 Jahren der älteste Traubenwein in China. Der „feine Traubenwein" aus den Zeilen „Feiner Traubenwein in leuchtenden Bechern aus Jade: ich will trinken, aber die beschwörende Pipa [traditionelles Musikinstrument in China] wird auf dem Rücken eines Pferdes gespielt" im *Liangzhou-Lied* von Han Wang könnte die Beschreibung von Musallas sein.

Die Geschichte von Baijiu in China reicht mindestens 2000 Jahre zurück, was durch die Gefäße zur Destillation von Baijiu belegt wurde, die aus dem Grab des Marquis Haihun aus der Han-Dynastie ausgegraben wurden.

Der älteste weltweit gefundene echte Alkohol war der 3000-jährige Traubenwein, der in Samari im Iran ausgegraben wurde. Der älteste echte chinesische Alkohol war der der aus Getreide hergestellte königliche Alkohol, der in Xi'an ausgegraben wurde.

Reisalkohol (Mijiu), Huangjiu und Baijiu sind allesamt besondere Arten alkoholischer Getränke in China. Zuerst wurde Reisalkohol, dann Huangjiu und zuletzt Baijiu erfunden. Die Zeitabstände dazwischen sind groß. Vor mehr als 9000 Jahren wurde Reisalkohol erfunden. 2000 Jahre später wurde Huangjiu durch Filtern von Reisalkohol gewonnen. Nach weiteren 5000 Jahren wurde Baijiu mit einem höheren Alkoholgehalt nach Destillation von Huangjiu erfunden, was mit der Erfindung von Destillationsgeräten einherging.

Das chinesische Schriftzeichen „酒 (Jiu, bedeutet Alkohole)" und andere mit „酒 (Jiu)" verbundene Zeichen wie „醴 (Li)", „尊 (Zun)" und „酉 (you)" in den Inschriften auf Knochen oder Schildkrötenpanzern sind Belege für die lange Geschichte des Alkohols. Es gibt unzählige Aufzeichnungen über Alkohol in Literatur und Geschichte. Die folgenden Zeilen im *Buch der Lieder*, der ersten Gedichtsammlung Chinas, zeugen ebenfalls von der langen Geschichte der chinesischen Alkoholkultur: „Im August Jujube schälen; im Oktober Reis ernten; daraus Alkohol herstellen; beste Wünsche für ein langes Leben" und „Guter Alkohol macht betrunken, schmackhaftes Essen macht satt."

2.2 Geschichte des Huangjiu

Huangjiu ist weltweit einer der ältesten traditionellen fermentierten Alkohole und gehört neben Traubenwein und Bier zu den drei historischen Alkoholgetränken der Welt. Huangjiu stammt aus China und gedeiht nur dort.

Über den Ursprung des Huangjiu gibt es viele Geschichten. Eine besagt, dass zuerst Di Yi oder Kang Du Huangjiu herstellten. Bekannt ist auch die

Geschichte, dass Huangjiu in der Huangdi-Periode entstand. Ein geheimnisumwobener Ansatz nimmt an, es gebe Alkoholsterne im Universum und diese hätten zuerst Alkohol für die Welt und den Himmel zubereitet. Laut einem allgemein akzeptierten Vorschlag von Tong Jiang, einem Meister und Regierungsbeamten der Westlichen Jin-Dynastie, entstand Huangjiu durch Zufall. in seinem Kapitel „Alkoholvorschriften" wies Tong Jiang darauf hin, dass sich Reisreste, die in der Nähe der Maulbeerbäume weggeworfen worden waren, mit gekochtem Weizen und Hirse vermischt und auf natürliche Weise vergoren hätten und so der erste Alkohol entstanden sei.

Getreiderückstände sind für die Herstellung von Huangjiu unerlässlich. Die große Menge an kultiviertem Reis und die Alkoholgefäßen ähnelnde Keramik (siehe Abb. 2.1), die in der Hemudu-Stätte in der östlichen Provinz Zhejiang ausgegraben wurden, belgen, dass die Geschichte von aus Getreide vergorenem Alkohol in China mindestens 7000 Jahre alt ist. Huangjiu ist offiziell im *Buch der Lieder* verzeichnet. Es existieren mehr als 50 Aufzeichnungen über den über 2800 Jahre zurückreichenden Reisanbau und das Brauen und Trinken von Alkohol. Auch während der Goujian-Periode, König von Yue, gab es viele schriftliche Aufzeichnungen über Huangjiu. In der *Geschichte von Yue* wurde niedergeschrieben, dass „die Geburt eines Jungen mit zwei Töpfen Huangjiu und einem Hund belohnt wird und die Geburt eines Mädchens mit zwei Töpfen Huangjiu und einem Schwein". Mit dieser vom König betriebenen geburtsfördernden Politik sollte die Zahl der Soldaten und Arbeiter für das Land erhöht werden. In den Aufzeichnungen in *Lüs Geschichtskommentaren* wird auch Alkohol erwähnt und die Entschlossenheit des Kö-

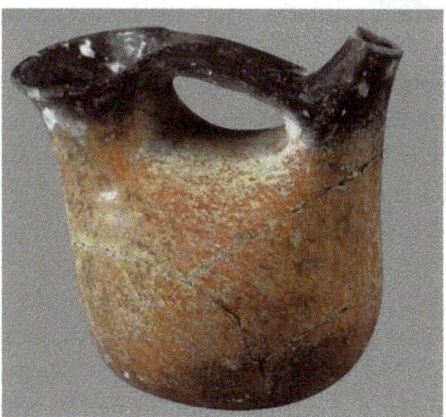

Abb. 2.1 7000 Jahre alte Keramik 盉 (He) in Vogelform, ausgegraben in der Hemudu-Stätte („He" ist ein altes chinesisches Trinkgefäß, das zum Mischen von Alkohol und Wasser verwendet wurde)

nigs ausgedrückt, die Unterstützung des Volkes zu gewinnen: „Wenn die köstlichen Speisen nicht ausreichen, um sie an das Volk zu verteilen, würde der König sie nicht essen; der König würde Schnaps in den Fluss schütten, um ihn mit dem Volk zu teilen". Die Aufzeichnungen in *Das Frühjahr and der Herbst von Wu and Yue*, wonach „Alkohol serviert wurde, wenn der König abreiste", belegen, dass Huangjiu bei offiziellen Staatsanlässen verwendet wurde. Die Aufzeichnung in der *Geschichte der Han-Dynastie*, dass „zwei 斛 („Hu", Eimer) unpolierter Reis und ein 斛 [„Hu", Eimer] Qu sechs 斛 [„Hu", Eimer] Alkohol ergeben", ist der weltweit älteste Bericht über das Verhältnis von Rohstoffen und Produkten bei der Alkoholherstellung.

Es gibt viele Huangjiu-Sorten aus verschiedenen Orten. Zu den beliebtesten Anbaugebieten gehören die Provinzen Zhejiang, Jiangsu, Fujian, Hubei, Shanxi und Shandong sowie die Stadt Shanghai.

2.3 Geschichte des Baijiu

Baijiu, auch „Shaojiu" genannt, ist ein destilliertes alkoholisches Getränk, das es nur in China gibt. Destillierte alkoholische Getränke wie Baijiu, Brandy, Whisky und Wodka sind Spirituosen, die durch Destillation von Fermentationsprodukten hergestellt werden und nach der Destillation einen höheren Alkoholgehalt haben.

Die Geschichte des destillierten Alkohols ist eng mit der Erfindung und Verwendung von Destilliergefäßen verbunden. Die ersten destillierten Alkohole wurden von historischen Völkern in Irland und Schottland hergestellt, die Keramikgefäße zur Destillation der Alkohole verwendeten, was der Ursprung von Whisky war.

Wann genau der chinesische Baijiu entstand, ist nicht bekannt. Allgemein anerkannte Perioden sind die Yuan-Dynastie, Song-Dynastie, Tang-Dynastie oder die Östliche Han-Dynastie. Tatsächlich kann der Ursprung des chinesischen Baijiu möglicherweise auf die Westliche Han-Dynastie zurückgehen, die mehr als 2000 Jahre zurückliegt, also früher war als die zuvor genannten Epochen.

Zweifellos wurde die Herstellung von Baijiu nach der Erfindung und Verwendung von Gefäßen zum Destillieren von Alkohol angestoßen (siehe Abb. 2.2).

Marquis von Haihun war ein Adelstitel in der Westlichen Han-Dynastie mit einer Vererbungsprozedur über 4 Generationen (von 68 v. Chr. bis 8 n. Chr.). Ein bronzenes Destillationsgefäß bestand aus einer Brennblase aus Bronze und einem Fass, wie es auch bei der traditionellen Destillation ver-

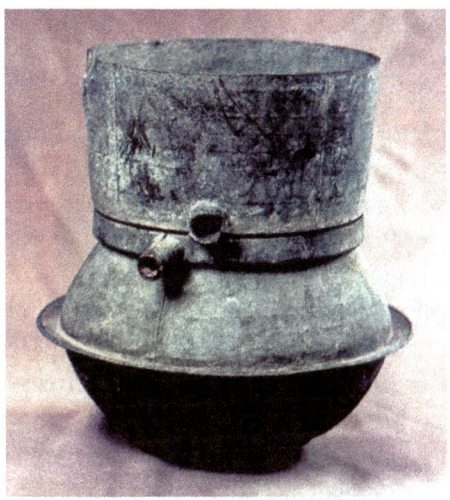

Abb. 2.2 Destillationsvorrichtung aus der Jin-Dynastie

wendet wird. Ein solches Gefäß wurde im Jahr 2011 aus dem Alkoholspeicher im Grab von He Liu (98 v. Chr. bis 59 v. Chr.), dem ersten Marquis von Haihun, im Distrikt Xinqü in der Stadt Nanchang in der Provinz Jiangxi, ausgegraben. Da es einem Alkoholspeicher in der Gruft entnommen wurde, wurde es wahrscheinlich für die Alkoholdestillation verwendet.

Zur Zeit des Marquis von Haihun wurde als frühester destillierter Alkohol aus dem Okzident Whisky hergestellt, während die Herstellung von Huangjiu in China bereits 7000 Jahre zurücklag. Somit ist es leicht nachvollziehbar, dass die Gefäße aus dem Grab des Marquis von Haihun für die Destillation von Alkohol genutzt wurden.

2.4 Konflikt zwischen dem Chu-Reich und dem Han-Reich und das Bankett in Hongmen

Das Bankett in Hongmen ist ein bekanntes historisches Abendessen, bei dem im Dorf Hongmen in der Nähe von Xianyang, der Hauptstadt in der Qin-Dynastie, im Jahr 206 v. Chr. ein Verrat geplant wurde in der Absicht, einen geladenen Gast zu ermorden. Es war die Zeit der Bauernaufstände und des Konflikts zwischen dem Chu-Reich und dem Han-Reich. Gastgeber war Yu Xiang, der oberste Feldherr des Chu-Reichs, wichtigster Gast war Bang Liu, Herr des Landkreises Pei und oberster Feldherr des Han-Reichs. Zeng Fan, der Untervater von Yu Xiang, schlug den Mord an Bang Liu während des

Banketts vor und plante ihn auch. Bang Liu folgte der Empfehlung seines Beraters Liang Zhang, der das mögliche Risiko für einen geplanten Mord erkannte, und entschuldigte sich freiwillig bei Yu Xiang, um sein Wohlwollen und seine Schwäche zu zeigen. Während des Banketts machte Zeng Fan mehrere Anspielungen, Bang Liu zu ermorden, aber Yu Xiang zögerte wegen seines guten Rufs. Da Zeng Fan keine andere Wahl hatte, bat er Zhuang Xiang, zur Unterhaltung aller Gäste einen Schwerttanz aufzuführen und eine mögliche Gelegenheit zu ergreifen, Bang Liu an seinem Platz zu ermorden. Just in diesem Moment zog Bo Xiang, Yu Xiangs Onkel, sein Schwert, um mit Zhuang Xiang zu tanzen und Bang Liu mit seinem Körper zu schützen. Damit hielt er Zhuang Xiang von dem Attentat ab und rettete Bang Liu. Am Ende ging der Plan, Bang Liu während des Banketts zu ermorden, also nicht auf. Bang Liu verließ schnell und leise mit seinem Leibwächter Kuai Fan das Bankett, ohne sich zu verabschieden. Liang Zhang, der noch etwas länger blieb, überreichte Yu Xiang dessen Geschenke und dessen Entschuldigung. Die Szene ist in Abb. 2.3 dargestellt.

Nach dem Bankett in Hongmen begann Bang Liu den 4 Jahre andauernden Krieg zwischen dem Chu-Reich und dem Han-Reich. Dabei wuchs die Macht von Bang Liu stark an und er konnte eine drohende Niederlage in einen Sieg über Yu Xiang verwandeln. Im Anschluss begründete Bang Liu die Han-

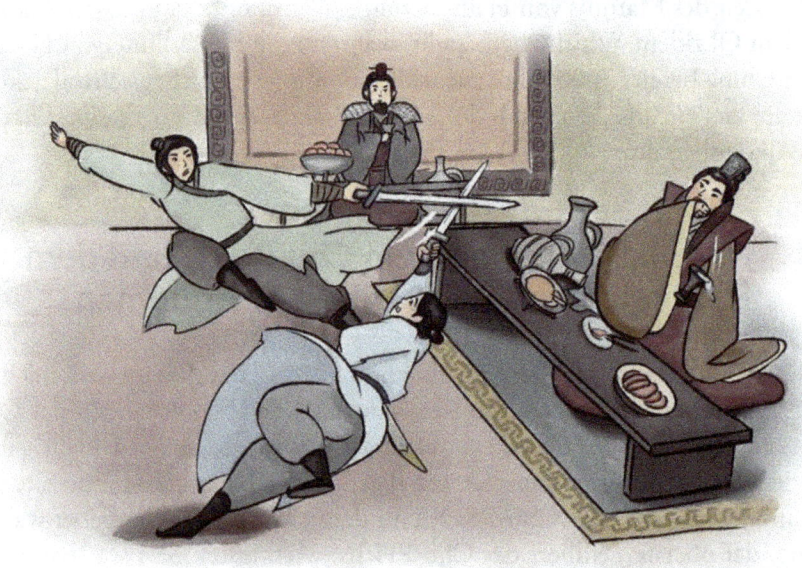

Abb. 2.3 Handzeichnung zum Bankett von Hongmen. (Mit freundlicher Genehmigung von Song Zhang, BTBU)

Dynastie und war deren erster Kaiser. Herausragende Persönlichkeiten in späteren Zeiten betrachteten Yu Xiang stets als Negativbeispiel für einen Misserfolg, weil eine Aufgabe nicht vollständig erfüllt worden war. Mao Zedong schrieb in seinem *Qilü-Gedicht* (ein 8-zeiliges Gedicht mit 7 Zeichen pro Zeile) mit dem Titel *Die Volksbefreiungsarmee hat Nanjing besetzt*: „Wir müssen den schwankenden Feind mit aller Kraft verfolgen und dürfen nicht Yu Xiang, dem Eroberer, der den müßigen Ruhm liebt, nacheifern".

Das „Bankett in Hongmen" bezieht sich heutzutage in der Regel auf ein Bankett oder eine Veranstaltung in böser Absicht. Von „Bankett in Hongmen" sind auch einige chinesische Redewendungen abgeleitet, z. B. „überhaupt keine Vergehen gegen Menschen begehen", „mühsamer Dienst, aber ausgeprägte Verdienste", „ein paar Regeln aufstellen", „wie Lebensmittel auf einem Schneidbrett sein", „das von Zhuang Xiang geschwungene Schwert zielt auf die Ermordung des Herrn des Landkreises Pei" und „in die Enge getrieben sein".

2.5 Kuangyin Zhaos Aufhebung der militärischen Macht durch Servieren von Alkohol

Die Geschichte „Entmachtung des Militärs mithilfe von Schnapsbechern" spielte sich in der frühen Song-Dynastie ab. Kuangyin Zhao, General der Späteren Zhou-Dynastie, führte im Jahr 960 n. Chr. zusammen mit Pu Zhao in Chenqiaoyi eine militärische Meuterei an. Kuangyin Zhao wurde von anderen Generälen zum Kaiser gekrönt, die ihm das kaiserliche gelbe Gewand anlegten. Dieser Vorfall ist als „militärische Meuterei in Chenqiao" oder „mit dem kaiserlichen gelben Gewand drapiert" bekannt. Anschließend marschierten die Truppen von Kuangyin Zhao auf die Hauptstadt Kaifeng. Die hochrangigen Generäle, die die Hauptstadt bewachten, darunter Shouxin Shi und Shenqi Wang, öffneten das Tor, um Zhaos Truppen einzulassen und zwangen den Kaiser der Späteren Zhou-Dynastie zum Thronverzicht. Kuangyin Zhao begründete die Song-Dynastie, indem er den Titel der Dynastie in „Song" änderte.

Gleich zu Beginn der Song-Dynastie zog Kuangyin Zhao eine Lehre aus dem Untergang der Späteren Zhou-Dynastie. Er verstärkte seine Kontrolle über die kaiserlichen Truppen und ergriff Maßnahmen zur Stärkung der Zentralgewalt. Zunächst schenkte Kuangyin Zhao seinen Generälen wie Shouxin Shi nicht allzu viel Aufmerksamkeit, doch Premierminister Pu Zhao erinnerte ihn ständig an die Gefahr einer erneuten „Militärmeuterei in Chenqiao" oder einer Usurpation durch andere Generäle und gewann damit seine

Aufmerksamkeit. Kuangyin Zhao bedachte, dass die Macht des Kaisers seit der späten Tang-Dynastie schwach und die der Untergebenen stark war; in den Jahrzehnten der Fünf Dynastien und Zehn Reiche gab es zwölf Kaiser mit acht verschiedenen Nachnamen. Er beschloss, ein legendäres historisches Schauspiel zum Entzug der militärischen Macht der Generäle aufzuführen.

Kuangyin Zhao lud am 9. Juli des Mondjahres, dem 2. Jahr der Jian-Long-Periode (dem Jahr 961), Shouxin Shi, Huaide Gao und mehrere andere hochrangige Generäle nach einem abendlichen Treffen zu einem Bankett ein. Während des Festmahls wurden Shouxin Shi, Huaide Gao und die anderen Generäle bedroht und bestochen, was zu ihrem Rücktritt führte, den sie am folgenden Tag freiwillig einreichten, um ihre militärische Macht wegen persönlicher Gesundheitsprobleme aufzugeben. Kuangyin Zhao nahm diesen gerne an und erfüllte auch seine Versprechen, indem er ihnen Posten außerhalb der Hauptstadt und großen Reichtum anbot. Diese Geschichte wird „Aufhebung der militärischen Macht durch Servieren von Alkohol" genannt, weil sie friedlich während eines Festmahls beim Trinken von Alkohol stattfand (siehe Abb. 2.4).

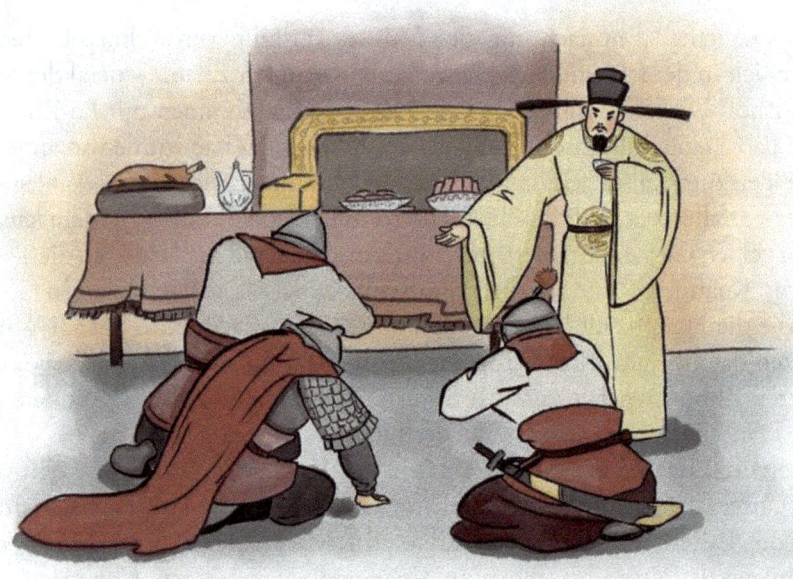

Abb. 2.4 Handzeichnung der Geschichte von Kuangyin Zhaos Aufhebung der militärischen Macht durch Servieren von Alkohol. (Mit freundlicher Genehmigung von Song Zhang, BTBU)

Jetzt bezieht sich die Redewendung „Entzug der militärischen Macht durch Servieren von Alkohol" auf den problemlosen Entzug militärischer Befugnisse von Generälen.

2.6 Viermalige Überquerung des Chishui-Flusses und Moutai-Baijiu

Der 523 km lange Chishui-Fluss, der im Altertum auch Dashe-Fluss, Anle-Fluss und Chihui-Fluss genannt wurde, ist ein oberer Nebenfluss des Jangtsekiang. Er entspringt im Kreis Zhenxiong in der Provinz Yunnan, fließt durch die Stadt Chishui, die Provinz Guizhou und die Provinz Sichuan und mündet im Kreis Hejiang der Stadt Luzhou in der Provinz Sichuan in den Jangtse.

Der Chishui-Fluss ist als Fluss der guten Spirituosen bekannt, da das Tal des Chishui-Flusses seit dem Altertum eine Produktionsbasis für derartige Spirituosen ist. Moutai und Lang, die beiden berühmten Baijiu-Marken mit Soßengeschmack in China, werden an den Ufern des Chishui-Flusses hergestellt. Zhen Zheng schrieb einst in seinem Werk *Dorf Moutai*, dass „Moutai den besten Baijiu in Guizhou produziert; das Salz wird in den Chishui-Fluss befördert". Auch Guohua Zhang aus der Qing-Dynastie schrieb: „Moutai-Baijiu ist so gut, dass Leute aus den Provinzen Yunnan, Sichuan, Guizhou und Hunan kommen, um ihn zu genießen; Moutai wurde Tausende von Kilometern entfernt auf dem Markt verkauft, und alle schätzten ihn".

Die „Viermalige Überquerung des Chishui-Flusses" war ein bedeutender Vorgang im Bewegungskrieg der zentralen Roten Armee während des Langen Marsches nach dem Zunyi-Treffen vom 15.–17. Januar 1935. Sie war das Meisterstück von Mao Zedong und spielte eine wichtige Rolle in der Chinesischen Revolution (siehe Abb. 2.5). Die „Viermalige Überquerung des Chishui-Flusses" begründete und festigte die Führungsrolle von Mao Zedong in der Partei und der Roten Armee, wendete das Glück zu Beginn des Langen Marsches und legte den Grundstein für den Sieg des Langen Marsches.

Die Kampagne „Viermalige Überquerung des Chishui-Flusses" dauerte 3 Monate. Das Grenzgebiet der Provinzen Sichuan, Yunnan und Guizhou, in dem die Rote Armee eingesetzt wurde, war das Goldene Dreieck der chinesischen Baijius bestehend aus Luzhou und Yibin in der Provinz Sichuan und Zunyi in der Provinz Guizhou. Dort werden Moutai-Baijiu, Xi-Baijiu, Luzhou-Laojiao-Baijiu, Lang-Baijiu, Wuliangye-Baijiu, Jiannanchun-Baijiu, Tuo-

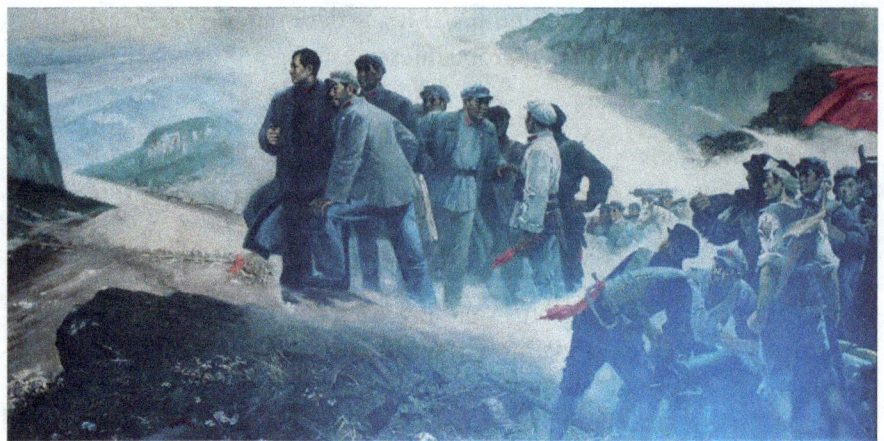

Abb. 2.5 Ölgemälde der Kampagne „Viermalige Überquerung des Chishui-Flusses"

pai-Baijiu, Shuijingfang-Baijiu und andere berühmte Baijiu-Marken hergestellt. Die Heimat von Lang-Baijiu, die Stadt Erlangtan im Kreis Gulin, Luzhou, ist der Ort, an dem die zweite und die vierte Überquerung des Chishui-Flusses stattfanden. In der Stadt Moutai, der Heimat von Moutai-Baijiu, fand die dritte Überquerung des Chishui-Flusses statt.

Nach Gründung der Volksrepublik China bestimmte Zhou Enlai Moutai-Baijiu als Alkohol für nationale Zeremonien und Veranstaltungen, weil die zentrale Rote Armee während der vierten „Überquerung des Chishui-Flusses" in Moutai Station gemacht hatte. Bei einem Bankett im Jahr 1972 sagte Zhou Enlai einmal zu Richard Nixon: „Moutai-Baijiu hat einen großen Beitrag zum Sieg des Langen Marsches geleistet". Als die Rote Armee während des Langen Marsches in Moutai ankam, benutzte sie Moutai-Baijiu, um Wunden zu reinigen, Entzündungen zu lindern und die Kälte abzuhalten. Diejenigen, die gerne tranken, genossen den guten Baijiu, andere füllten ihn in Flaschen ab, um ihre Füße damit einzureiben und den Blutkreislauf während des Langen Marsches zu beleben. Dies belegen auch die folgenden Zeilen, die Yi Chen 1952 bei einem Bankett mit Yanpei Huang in Nanjing schrieb: „Was wir trinken, wenn wir uns in Nanjing wiedersehen, ist das, was wir zum Waschen der Füße während des Langen Marsches benutzt haben".

Einer der Autoren dieses Buches beschrieb die „Viermalige Überquerung des Chishui-Flusses", Moutai-Baijiu und Lang-Baijiu in seinem Lied *Gefühlsäußungen in Yan'an* während seiner Zeit an der *China Executive Leadership Academy* in Yan'an im Oktober 2015 mit den Worten: „Auf dem Zunyi-Treffen wurde Mao Zedong Mitglied des Exekutivkomittees. Die viermalige

Überquerung des Chishui-Flusses war eine hübsche Geschichte für chinesische Spirituosen. Das Aroma des Moutai-Baijiu hielt sich am Ufer des Chishui-Flusses. Lang-Baijiu war beliebt in der Stadt Erlang, Luzhou. De Zhu gab Luzhou den Namen Stadt des Baijiu. Die berühmten Baijius waren von hoher Qualität und in großer Menge vorhanden. Baijiu war so großartig, dass Offiziere und Soldaten ihn als Schatz betrachteten. Baijiu wurde verwendet, um die Füße einzureiben, wenn man während eines Langen Marsches ermüdete."

2.7 Die 8 berühmten Alkoholmarken

Auf der 1. Nationalen Alkoholbewertungskonferenz (*National Alcohol Appraisal Conference*, NAAC) im Jahr 1952 wurden 8 Marken namhafter chinesischer Alkohole mit dem Prädikat „berühmt" ausgezeichnet. Dazu gehörten vier Baijiu-Marken, eine Huangjiu-Marke, zwei Traubenwein- und eine Fruchtweinmarke.

Seit dem Altertum ist Alkohol eine der Hauptstützen der Volkswirtschaft und der Staatseinnahmen. Als die Volksrepublik China 1949 gegründet wurde, war die Volkswirtschaft ruiniert und es gab fast keine modernen Industrien. Um die Alkoholindustrie wiederzubeleben, wurde 1952 auf Initiative von Premierminister Zhou Enlai und der chinesischen Generalverwaltung für Monopole die 1. NAAC in Peking abgehalten. Auf der Konferenz wurden 103 Alkoholmarken vorgestellt, darunter 19 Baijiu-Marken, 16 Traubenweinmarken, 9 Brandy-Marken, 28 Mischalkoholmarken, 24 andere Alkoholmarken und 7 Marken für Alkohol zu Heilzwecken. Die ausgezeichneten Marken mussten vier Anforderungen erfüllen:

1. Die Marke sollte von qualitativ hochwertig sein und dem Standard als überdurchschnittlicher Alkohol und dem Hygienestandard entsprechen.
2. Die Marke sollte positiv kommentiert werden und bei den meisten Menschen beliebt sein.
3. Die Marke sollte eine lange Geschichte haben und immer noch national vermarktet werden.
4. Die Marke sollte ein einzigartiges Herstellungsverfahren und lokale Eigenschaften aufweisen und schwer zu imitieren sein.

Nach den Analysedaten der Beijing Testing Factory (heute Beijing Distillery, Beijing Red Star Co., Ltd.) und den o. g. Anforderungen und Empfehlungen von Experten wurden 8 berühmte Alkoholmarken ausgezeichnet (siehe Tab. 2.1 und Abb. 2.6).

Tab. 2.1 Angaben zu den 8 berühmten Alkoholmarken

Kategorie	Marke	Firmenname
Baijiu	Moutai-Baijiu	Moutai-Brennerei, Guizhou
	Luzhou-Laojiao-Tequ-Baijiu	Luzhou-Brennerei, Sichuan
	Fen-Baijiu	Xinghuacun-Brennerei, Fenyang, Shanxi
	Xifeng-Baijiu	Xifeng-Brennerei, Shaanxi
Huangjiu	Shaoxing Jiafan-Huangjiu	Shaoxing-Weinkellerei, Zhejiang
Traubenwein	Changyu Rotwein	Zhangyu-Weinkellerei, Yantai, Shandong
	Wermut	Zhangyu-Weinkellerei, Yantai, Shandong
Obstwein	Extrafeiner Brandy	Zhangyu-Weinkellerei, Yantai, Shandong

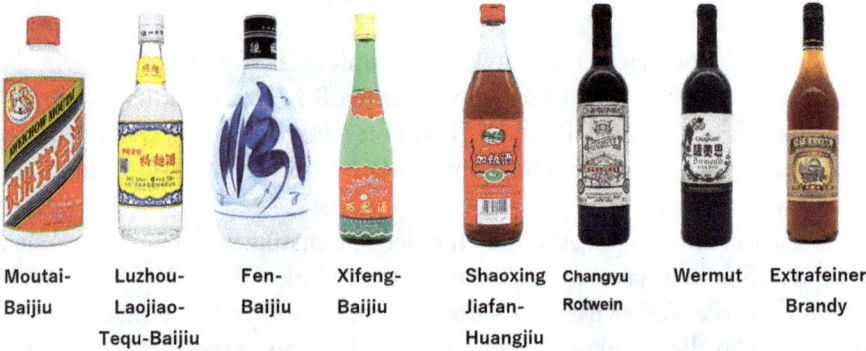

Moutai-Baijiu | Luzhou-Laojiao-Tequ-Baijiu | Fen-Baijiu | Xifeng-Baijiu | Shaoxing Jiafan-Huangjiu | Changyu Rotwein | Wermut | Extrafeiner Brandy

Abb. 2.6 Die 8 berühmten Alkoholmarken der 1. NAAC

Die 4 Baijiu-Marken waren die ersten „Vier berühmten Marken" in der Geschichte des chinesischen Baijiu. Die 1. NAAC legte nicht nur eine bedeutende Grundlage für die Bewertung von Alkohol, sondern zeichnete auch die 8 berühmten Marken aus, die eine wichtige Rolle bei der Förderung der Alkoholproduktion und der Qualitätsverbesserung in China spielten.

2.8 Die 8 berühmten Baijiu-Marken

Bei der 2. NAAC wurden 8 berühmte Baijiu-Marken ausgezeichnet, darunter Wuliangye-Baijiu, Gujinggong-Baijiu, Luzhou Laojiao-Tequ-Baijiu, Quanxing Daqu-Baijiu, Moutai-Baijiu, Xifeng-Baijiu, Fen-Baijiu und Dong-Baijiu.

Die 2. NAAC wurde im Oktober 1963 vom Büro für Lebensmittelindustrie des Ministeriums für Leichtindustrie in Peking veranstaltet. Jede Provinz, autonome Region und Kommune bewertete sorgfältig ihre Alkolerzeugnisse und wählte die auf dem Markt befindlichen Produkte entsprechend aus. Die Musterproben mit Profilen wurden mit einer Unterschrift versehen und vom Büro für Leichtindustrie der Provinz, der autonomen Region oder der Kommune und ihrem Handelsbüro gemeinsam eingereicht. Nach mehreren lokalen Auswahlverfahren wurden 196 Alkoholmarken in den 5 Kategorien Baijiu, Huangjiu, Traubenwein, Bier und Fruchtwein für den finalen Wettbewerb zwischen 115 Unternehmen aus 27 Provinzen, autonomen Regionen oder Kommunen empfohlen.

Die Beurteilung wurde vom Bewertungsausschuss geleitet, und alle Juroren hielten sich streng an die Regeln. Baijiu, Huangjiu, Fruchtwein und Bier wurden getrennt getestet und bewertet. Likör mit Baijiu als Basisspirituose wurde vom Baijiu-Ausschuss getestet und beurteilt, Likör mit Ethanol als Basisspirituose wurde vom Fruchtwein-Ausschuss bewertet.

Jeder Juror stufte die Marken nach Farbe, Aroma und Geschmack auf einer Skala von 0–100 unabhängig voneinander ein und kommentierte ihre sensorische Bewertung. Die mit Codes nummerierten Proben wurden durch Gruppenausscheidung, Vorbewertung, Nachbewertung und Endbewertung ausgewählt. Die Gewinner wurden anhand der Punktzahl ermittelt.

Unter den 75 Baijiu-Proben ernannten die 15 Juroren 8 Baijiu-Marken zu „Berühmtem Baijiu" und 9 Baijiu-Marken zu „Qualitäts-Baijiu". Die Angaben zu diesen 8 berühmten Baijiu-Marken sind im Folgenden aufgeführt (siehe Tab. 2.2 und Abb. 2.7).

Während der 2. NAAC wurde ein professioneller Bewertungsausschuss für Baijiu eingerichtet, professionelle Juroren wurden empfohlen, eine Kodierung wurde verwendet, Bewertungsregeln wurden aufgestellt, und auch die Managementmaßnahmen für berühmte Baijiu-Marken und Qualitäts-Baijiu-Marken wurden diskutiert. Dies bedeutete im Vergleich zur 1. NAAC einen großen wissenschaftlichen Fortschritt.

Tab. 2.2 Informationen über die 8 berühmten Baijiu-Marken

Nummer	Name	Hersteller
1	Wuliangye-Baijiu	Wuliangye-Brennerei, Yibin, Sichuan
2	Gujinggong-Baijiu	Gujinggong-Brennerei, Kreis Bo, Anhui
3	Luzhou Laojiao-Tequ-Baijiu	Luzhou-Brennerei, Luzhou, Sichuan
4	Quanxing Daqu-Baijiu	Chengdu-Brennerei, Sichuan
5	Moutai-Baijiu	Moutai Brennerei, Guizhou
6	Xifeng Baijiu	Xifeng-Brennerei, Shaanxi
7	Fen-Baijiu	Fenjiu-Brennerei, Xinghuacun, Shanxi
8	Dong-Baijiu	Dongjiu-Brennerei, Zunyi, Guizhou

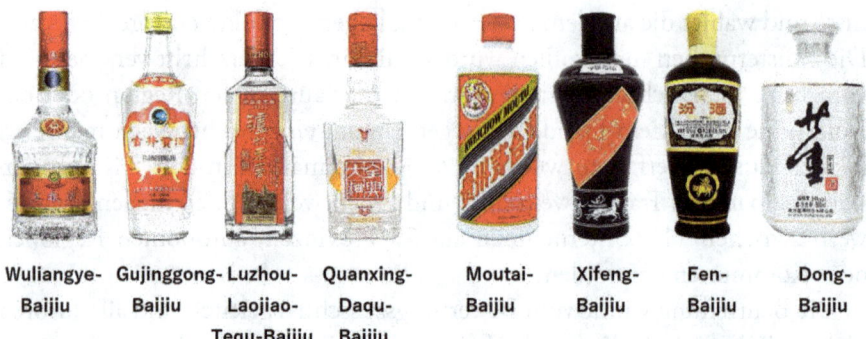

Abb. 2.7 Die 8 berühmten Baijiu-Marken der 2. NAAC

2.9 Die berühmten und die Qualitäts-Alkoholmarken in China

Seit Gründung der Volksrepublik China im Jahr 1949 hat die NAAC 5-mal stattgefunden. Die Bewertung der Qualitäts-Alkoholmarken begann mit der 2. NAAC.

Die 2. NAAC wurde 1963 vom Ministerium für Leichtindustrie in Peking veranstaltet. Unter 75 Baijiu-Proben wurden 8 Marken mit dem Titel „Staatlicher berühmter Baijiu" und 9 Marken mit dem Titel „Staatlicher Qualitäts-Baijiu" ausgezeichnet.

Die 3. NAAC wurde 1979 vom Ministerium für Leichtindustrie in Dalian, Provinz Liaoning, abgehalten. Unter 106 Baijiu-Proben wurden 8 Marken mit dem Titel „Staatlicher berühmter Baijiu" und 18 Marken mit dem Titel „Staatlicher Qualitäts-Baijiu" ausgezeichnet. Zum ersten Mal wurden Baijiu-Marken innerhalb von Gruppen, die nach Geschmacksrichtung, Alkoholgehalt, Rohstoffen und zuckerhaltigen Wirkstoffen eingeteilt waren, bewertet und verglichen.

Die 4. NAAC wurde 1984 von der *Food Industry Association of China* (CNFIA) in Taiyuan, Provinz Shanxi, abgehalten. Unter 148 Baijiu-Proben wurden 13 Marken mit dem Titel „Staatlicher berühmter Baijiu" und 27 Marken mit dem Titel „Staatlicher Qualitäts-Baijiu" ausgezeichnet. Das Bewertungskomitee des Nationalen Qualitätspreises (*Evaluation Committee of the National Quality Award*, ECNQA) verlieh diesen 13 staatlich anerkannten berühmten Baijiu-Marken den Goldenen Preis für Nationale Qualitätslebensmittel und den 27 staatlich anerkannten Qualitäts-Baijiu-Marken den Silbernen Preis für Nationale Qualitätslebensmittel.

Die 5. NAAC wurde 1989 von der CNFIA in Hefei, Provinz Anhui, abgehalten. Unter 361 Baijiu-Proben wurden 17 Marken mit dem Goldenen Preis („Staatlicher berühmter Baijiu") und 53 Marken mit dem Silbernen

Preis („Staatlicher Qualitäts-Baijiu") ausgezeichnet. Während dieser Konferenz erfolgte die Neubewertung der berühmten Baijiu-Marken und der Qualitäts-Baijiu-Marken der vorangegangenen NAAC, und es wurden auch die eingereichten Markenproben beurteilt.

Angaben zu den die staatlich anerkannten berühmten Baijiu-Marken der 1.–5. NAAC sind im Folgenden zusammengefasst (siehe Tab. 2.3 und Abb. 2.8).

Tab. 2.3 Informationen über die staatlich anerkannten Baijiu-Marken der 1. bis 5. NAAC

Nummer	Alkoholmarke	Geschmacksrichtung	Hersteller	Seriennummer
1	Moutai-Baijiu	Soßenaroma	Moutai-Brennerei, Guizhou	1,2,3,4,5
2	Fen-Baijiu	Leichtaroma	Firma Xinghuacun Fenjiu	1,2,3,4,5
3	Luzhou Laojiao-Tequ-Baijiu	Starkaroma	Luzhou-Brennerei	1,2,3,4,5
4	Xifeng-Baijiu	Andere (Feng-Aroma)	Xifeng-Brennerei	1,2,4,5
5	Wuliangye-Baijiu	Starkaroma	Wuliangye-Brennerei	2,3,4,5
6	Gujinggong-Baijiu	Starkaroma	Gujing-Brennerei, Bozhou	2,3,4,5
7	Quanxing-Daqu-Baijiu	Starkaroma	Quanxing-Brennerei, Chengdu	2,4,5
8	Dong-Baijiu	Andere (Dong-Aroma)	Dongjiu-Brennerei, Zunyi	2,3,4,5
9	Jiannanchun-Baijiu	Starkaroma	Jiannanchun-Brennerei, Mianzhu	3,4,5
10	Yanghe-Daqu-Baijiu	Starkaroma	Yanghe-Brennerei	3,4,5
11	Shuanggou-Daqu-Baijiu	Starkaroma	Shuanggou-Brennerei	4,5
12	Huanghelou-Baijiu	Leichtaroma	Wuhan-Brennerei	4,5
13	Lang-Baijiu	Soßenaroma	Langjiu-Brennerei, Gulin	4,5
14	Wuling-Baijiu	Soßenaroma	Wulin-Brennerei, Changde	5
15	Baofeng-Baijiu	Leichtaroma	Baofeng-Brennerei	5
16	Songhe-Baijiu	Starkaroma	Songhe-Brennerei, Luyi	5
17	Tuopai-Baijiu	Starkaroma	Tuopai-Brennerei, Shehong	5

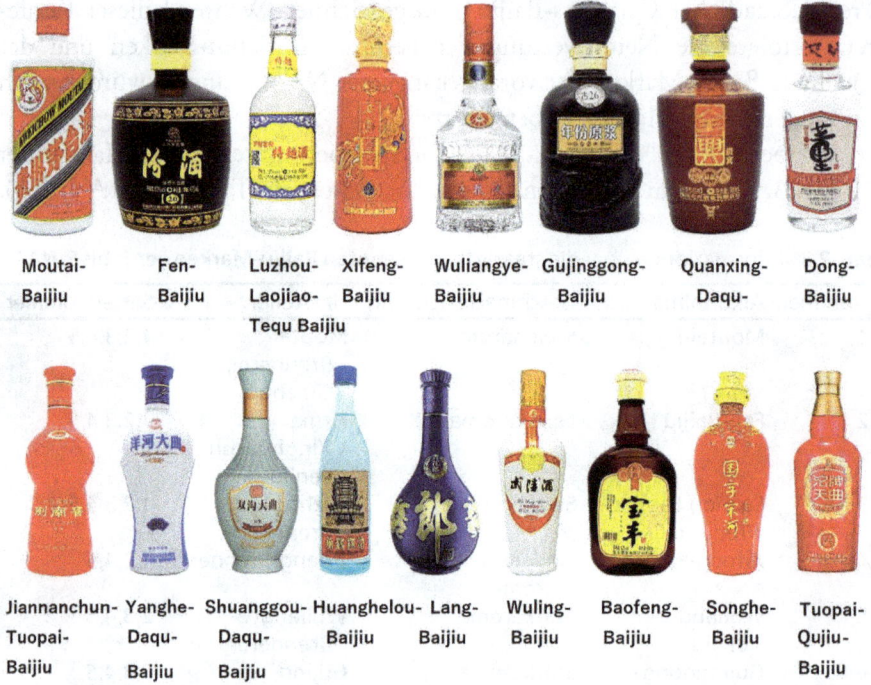

Abb. 2.8 Die staatlich anerkannten berühmten Baijiu-Marken der 1.–5. NAAC

Auf der 5. NAAC wurde der Silberne Preis („Staatlicher Qualitäts-Baijiu") an folgende Produkte vergeben: Harbin Teniang-Longbin-Baijiu (Daqu, Soßenaroma), Sichuan Xufu-Daqu-Baijiu (Daqu, Starkaroma), Hunan Deshan-Daqu-Baijiu (Daqu, Starkaroma), Hunan Liuyanghe-Xiaoqu-Baijiu (Xiaoqu, Reisaroma), Guangxi Xiangshan-Baijiu (Xiaoqu, Reisaroma), Guangxi Sanhua-Baijiu (Xiaoqu, Reisaroma), Jiangsu Shuanggou-Teye-Baijiu (Daqu, Starkaroma, niedriger Alkoholgehalt), Jiangsu Yange-Daqu-Baijiu (Daqu, Starkaroma, niedriger Alkoholgehalt), Tianjin Jin-Baijiu (Daqu, Starkaroma, niedriger Alkoholgehalt), Henan Zhanggong-Daqu-Baijiu (Daqu, Starkaroma), Hebei Yingchun-Baijiu (Fuqu, Soßenaroma), Liaoning Lingchuan-Baijiu (Fuqu, Soßenaroma), Liaoning Dalian-Laojiao-Baijiu (Fuqu, Soßenaroma), Shanxi Liuquxiang-Baijiu (Fuqu, Leichtaroma), Liaoning Lingta-Baijiu (Fuqu, Leichtaroma), Harbin Laobaigan-Baijiu (Fuqu, Leichtaroma), Jilin Longquanchun-Baijiu (Fuqu, starker Geschmack), Innere Mongolei Chifeng-Chenqu-Baijiu (Fuqu, Starkaroma), Hebei Yanchaoming-Baijiu (Fuqu, Starkaroma), Liaoning Dalian-Jinzhouqu-Baijiu (Fuqu, Starkaroma), Hubei Baiyunbian-Baijiu (Daqu, gemischtes Aroma), Guangdong

Shiwan-Yubingshao-Baijiu (Xiaoqu, Chi-Aroma), Shandong Fangzi-Baijiu (Fuqu, anderes Aroma), Hubei Xiling-Tequ-Baijiu (Daqu, gemischtes Aroma), Heilongjiang China-Yuquan-Baijiu (Daqu, gemischtes Aroma), Sichuan Ere-Daqu-Baijiu (Daqu, Starkaroma), Anhui Kouzi-Baijiu (Daqu, Starkaroma), Sichuan Sansu-Tequ-Baijiu (Daqu, Starkaroma), Guizhou Xi-Baijiu (Daqu, Soßenaroma), Sichuan Sanxi-Daqu-Baijiu (Daqu, Starkaroma), Shanxi Taibai-Baijiu (Daqu, anderes Aroma), Shandong Kongfujia-Baijiu (Daqu, Starkaroma), Jiangsu Shuangyang-Tequ-Baijiu (Daqu, Starkaroma), Heilongjiang Beifeng-Baijiu (Fuqu, anderes Aroma), Hebei Congtai-Baijiu (Daqu, Starkaroma), Hunan Baishaye-Baijiu (Daqu, anderes Aroma), Innere Mongolei Ningcheng-Laojiao-Baijiu (Fuqu, Starkaroma), Jiangxi Site-Baijiu (Spitzenqualität, Daqu, anderes Aroma), Sichuan Xiantan-Daqu-Baijiu (Daqu, Starkaroma), Jiangsu Tanggou-Tequ-Baijiu (Daqu, Starkaroma), Guizhou An-Baijiu (Daqu, Starkaroma), Dukang-Baijiu (Daqu, Starkaroma), Sichuan Shixiantaibai-Chenqu-Baijiu (Daqu, Starkaroma), Henan Linhe-Tequ-Baijiu (Daqu, Starkaroma), Sichuan Baolian-Daqu-Baijiu (Daqu, Starkaroma), Guizhou Zhen-Baijiu (Daqu, Soßenaroma), Shanxi Jinyang-Baijiu (Daqu, Leichtaroma), Jiangsu Gaogou-Tequ-Baijiu (Daqu, Starkaroma), Guizhou Zhuchun-Baijiu (Fuqu, Soßenaroma), Guizhou Meijiao-Baijiu (Daqu, Starkaroma), Jilin Dehui-Daqu-Baijiu (Fuqu, Starkaroma), Guizhou Qianchun-Baijiu (Fuqu, Starkaroma) und Anhui Suixi-Teye-Baijiu (Daqu, Starkaroma). Bei den ersten 25 Baijiu-Proben handelte es sich um die staatlichen Qualitäts-Baijiu-Marken aus der vorherigen NAAC, die in dieser NAAC neu bewertet wurden. Die anderen 28 Baijiu-Proben wurden neu mit dem Titel „Staatliche Qualitäts-Baijiu-Marken" ausgezeichnet.

3

Kultur

3.1 Der kulturelle Bedeutungsumfang von Alkohol

Kultur ist die Kombination aus materiellem und geistigem Reichtum, die aus der Entwicklung der menschlichen Gesellschaft und der Geschichte hervorgegangen ist. Alkohol ist Teil der Kultur. Die kulturellen Konnotationen chinesischer Alkohole sind allgegenwärtig und reichhaltiger als bei allen anderen Alkoholen weltweit.

Auf materieller Ebene haben alkoholische Getränke eine lange Geschichte. Die Geschichte chinesischer Alkohole ist über 9000 Jahre alt, die des Huangjiu über 7000 Jahre und die des Baijiu über 2000 Jahre. Es gibt viele verschiedene Stile und Aromen. Man sagt, der beste Huangjiu komme aus Shaoxing im Süden und aus dem Landkreis Dai im Norden. Weitere bedeutende Huangjiu-Produzenten sind angesiedelt in Fujian, Shandong, Shanghai etc. Diese Huangjiu-Produkte haben einige Gemeinsamkeiten, sie unterscheiden sich jedoch aufgrund unterschiedlicher Inhaltsstoffe, Herstellungsverfahren, Aromen und ihres Geschmacks. Die 12 Geschmacksrichtungen von Baijiu stammen aus Brennereien in ganz China, und jede Baijiu-Marke weist ihren eigenen Stil und besonderen Charakter auf. Viele berühmte Baijiu-Produkte haben auch ihre eigene einzigartige Kultur.

Auch auf spiritueller Ebene leisten Alkohole einen wichtigen und vielgestaltigen Beitrag. Die Menschen glaubten einst, Alkohol könne die Menschen mit den Göttern verbinden. Also wurde er von Anfang an dem Himmel und der Erde, den Geistern und den Göttern geopfert, um Glück zu bringen.

Alkohol wurde in erster Linie zur Verehrung der Götter und Ahnen sowie zur Trauer um die Toten verwendet. Das chinesische Schriftzeichen „奠 (Dian)" ist vom Bild eines auf einem Tisch stehenden Alkoholgefäßes abgeleitet. „Dian" bedeutet, den Toten Respekt zu zollen und um sie zu trauern, indem man ihnen Opfer darbringt.

Ohne Alkohol gibt es kein Bankett. Alkohol ist bei fast allen gesellschaftlichen Anlässen unverzichtbar, etwa bei Staatsbanketten, Familienfesten, Festessen, Feierlichkeiten, Geburtstagspartys, Feiern zu Ehren von Lehrern, Hochzeitsfeiern, Abschiedsfesten, Empfängen für Freunde und Gäste und bei Veranstaltungen wie die Verabschiedung von Freunden (siehe Abb. 3.1).

Alkohole waren seit dem Altertum eng mit zahlreichen berühmten Schriftstellern verbunden (siehe Abb. 3.2). In der chinesischen Geschichte haben literarische Persönlichkeiten wie Bai Li, Fu Du, Juyi Bai, Qingzhao Li, Mu Du und Xiu Ouyang aus der Tang- und der Song-Dynastie alle mit Begeisterung Alkohol getrunken und viele Gedichte und bekannte Geschichten über Alkohol hinterlassen.

Die Alkoholkultur ist reichhaltig und variiert in den Gemeinden zwischen verschiedenen – sowohl eleganten als auch vulgären – Ausdrucksformen. Wir sollten die hervorragenden Komponenten der Alkoholkultur fördern und entwickeln und die Teilbereiche ausschalten, die nicht gut sind.

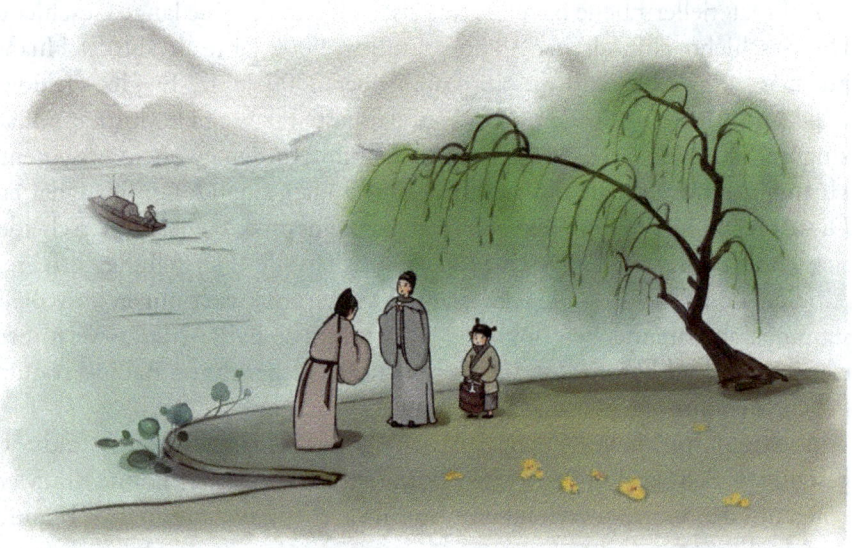

Abb. 3.1 Handgezeichnete Begebenheit bei der Verabschiedung von Freunden. (Mit freundlicher Genehmigung von Song Zhang, BTBU)

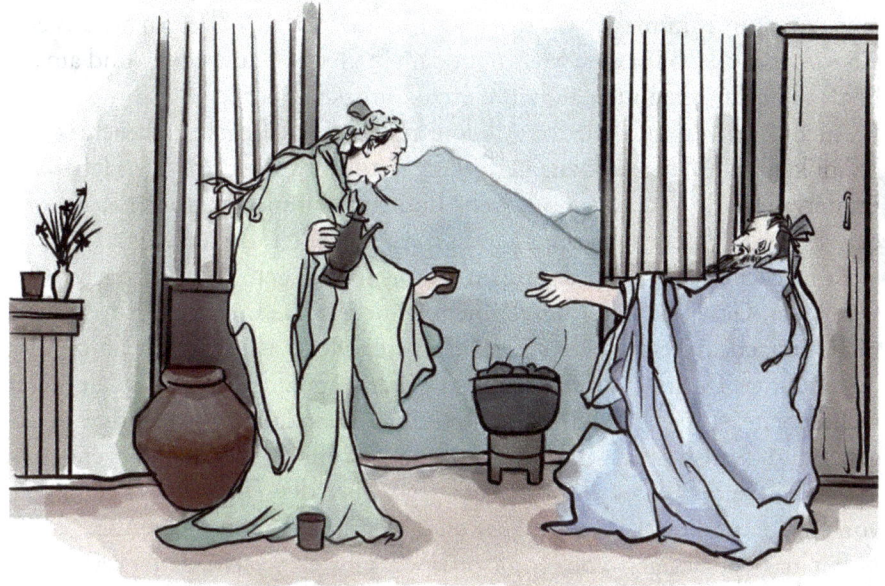

Abb. 3.2 Handgezeichnete Begebenheit, bei der unter Freunden Alkohol genossen wird. (Mit freundlicher Genehmigung von Song Zhang, BTBU)

3.2 Die Trinketikette

China ist als „Staat der Etikette" bekannt, und alles läuft nach Regeln ab, so auch das Trinken von Alkohol mit eigenen Regeln für gutes Benehmen. Die Trinketikette stärkt den Sinn für Rituale und macht das Trinken zu einem offiziellen, feierlichen und zivilisierten gesellschaftlichen Ereignis.

Mit seiner großen Bevölkerung hat China eine lange Geschichte und vielfältige Kulturen hervorgebracht. Mit Ausnahme der Bevölkerungsgruppen, die keinen Alkohol konsumieren, können die 56 ethnischen Gruppen Chinas ihre eigenen Benimmregeln beim Trinken haben, die sehr unterschiedlich aussehen und hier nicht im Detail beschrieben werden können. Nach dem Sprichwort „Etikette bedeutet, sich selbst gegenüber bescheiden und anderen gegenüber respektvoll zu sein" im *Buch der Riten* ist es erforderlich, die lokalen Trinkregeln der Gastgeber zu befolgen, was dem Spruch „Wenn man in Rom ist, sollte man es den Römern gleichtun" entspricht.

Eine Einladung auf ein Getränk unterliegt eigenen Regeln. Die Einladung zum Essen oder Alkoholtrinken soll rechtzeitig erfolgen, damit die Gäste besser planen und sich darauf einstellen können. Eine Einladung 3 Tage im Voraus bedeutet nach den traditionellen Pekinger Regeln eine „Einladung zu einer Zusammenkunft für ein Essen und ein Getränk", 2 Tage im Voraus eher eine „Anfrage, sich für eine Mahlzeit oder ein Getränk zu treffen" und am selben Tag heisst „jemanden auf ein Getränk mitschleppen".

Auch beim Verschenken von Alkohol gilt es, einige Regeln zu beachten. Alkohol kann ein Geschenk zur Verlobung sein, was in der Provinz Hebei eine immerwährende und unveränderliche Beziehung impliziert. In der Regel werden 4 oder 8 Flaschen Alkohol gewählt, was bedeutet, dass alles gut ist.

Es ist wichtig, die Sitzordnung im Voraus festzulegen, da diese je nach Ort, Gastgeber, Gast und Alter der Teilnehmenden variieren kann. Man soll sich nicht einfach hinsetzen, wo man will. In der Regel ist der Platz an der Tür eines runden Tisches für den Hauptgastgeber vorgesehen. Der Platz an dessen rechter Seite ist für den Hauptgast bestimmt. Dann können die übrigen Gastgeber und Gäste abwechselnd Platz nehmen. In einigen anderen Gegenden ist an einem runden Tisch der Sitzplatz gegenüber der Tür für den Hauptgast vorgesehen, und der Gastgeber sitzt an dessen linker Seite (siehe Abb. 3.3).

Für das Ausbringen von Trinksprüchen gibt es verschiedene Verhaltensregeln. Normalerweise spricht der Hauptgastgeber zuerst einen Toast auf den Gast aus, gefolgt von einem Toast seitens der Gäste. Der Trinkspruch wird immer von einer kurzen Ansprache begleitet. Die allgemeinen Regeln hängen außerdem von Ort und Anlass ab. Beispielsweise bringen an vielen Orten in der Provinz Shandong die Gäste einen Toast aus, nachdem alle Gastgeber dies

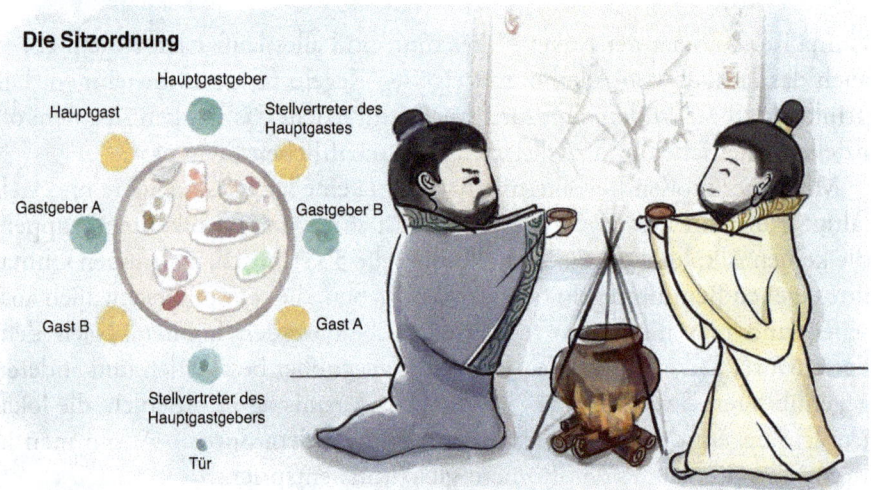

Abb. 3.3 Handzeichnung zur Etikette beim Trinken von Baijiu und Huangjiu. (Mit freundlicher Genehmigung von Zimei Zhao, BTBU)

getan haben. Die Gäste sich können auch gegenseitig mit einem Trinkspruch zuprosten, ebenso wie die Gastgeber.

Bei einem Toast ist es üblich, mit den Gläsern anzustoßen. Respekt wird ausgedrückt, indem man beim Anstoßen das eigene Glas unter das des anderen hält (siehe Abb. 3.3).

Der Brauch aus der Provinz Henan, dass der Gastgeber den Alkohol für den Gast ausschenkt, ohne selbst zu trinken, stammt aus einer vergangenen Zeit der Armut. Damals verfügte der Gastgeber nicht über genug Alkohol für alle Gäste und Gastgeber und sorgte dafür, dass die Gäste genug zum Genießen hatten.

Eine Redensart besagt: „Die Trinkgewohnheiten eines Menschen spiegeln seine Tugend wider", und die Trinketikette reflektiert seine moralische Bildung. Die Trinketikette dient der besseren Kommunikation und der Entwicklung von Freundschaften und hilft, übermäßigen Alkoholkonsum oder Trunkenheit zu vermeiden. Es ist akzeptabel, bei einer Veranstaltung, bei der Alkohol getrunken wird, den Alkohol durch Tee oder Wasser zu ersetzen. Die Ansicht, dass „andere Getränke Alkohol schmecken und fühlen können, solange die Freundschaft echt ist", sollte ebenfalls anerkannt werden.

3.3 Alkohol und Respekt gegenüber den Eltern

Nur wenige Menschen denken genauer über den Zusammenhang zwischen Alkohol und Kindespflicht nach. Tatsächlich hatten unsere Vorfahren darauf eine Antwort.

Ein Sprichwort lautet: „Drei Schätze in einer Familie sind nicht so gut wie ein Ältester", oder: „Respekt gegenüber den Eltern ist die wichtigste aller Tugenden". Der Respekt gegenüber den Eltern hat in der traditionellen chinesischen Kultur einen wichtigen Stellenwert, und eine der traditionellen chinesischen Tugenden besteht darin, den Eltern Respekt zu erweisen. Es ist der Wunsch jeder Familie und aller Nachkommen, den Älteren Glück und Gesundheit zu bringen. Der 9. Tag im September im Mondkalender (genannt „Doppel-Neun") ist der traditionellen chinesischen Kultur das Fest der Doppel-Neun. Das überarbeitete Gesetz über den Schutz der Rechte und Interessen älterer Menschen, das am 28. Dezember 2012 vom Ständigen Ausschuss des chinesischen Volkskongresses verabschiedet wurde, nennt diesen Tag den „Tag der älteren Menschen". 9 ist die höchste einstellige Zahl und in der chinesischen Sprache eine Glückszahl. Die Kombination der Zahlen 5 und 9 ist „Jiu Wu Zhi Zun" (das königliche Vorrecht), die nur vom Kaiser oder der königlichen Familie verwendet wurde.

Tian'anmen [das Tor des Himmlischen Friedens] ist das Eingangstor zur Verbotenen Stadt in der Ming- und Qing-Dynastie. Das Hauptgebäude des Tian'anmen besteht aus einem oberen und einem unteren Teil. Der obere Teil hat von Osten nach Westen eine Breite von 9 Räumen und von Süden nach Norden eine Tiefe von 5 Räumen. Dies ist die Kombination aus den Zahlen 9 und 5. Im unteren Teil gibt es 5 Tore, was ebenfalls die Formation „9 und 5" ergibt und die Würde des Kaisers symbolisiert. Das mittlere Tor ist das größte, es befindet sich auf der zentralen Achse der Verbotenen Stadt, und nur der Kaiser hatte das Recht, es zu durchschreiten.

Die Aussprache des Zeichens für „9" in Mandarin ist die gleiche wie die der Zeichen für „Dauer" und „Alkohole". Darüber hinaus wird „9 und 9" genauso ausgesprochen wie „lange Zeit" und „Alkohole und Alkohole".

Neuen Alkohol am 9. September des Mondkalenders herzustellen, ist ein 1000 Jahre alter Brauch im Kreis Fang in der Provinz Hubei. In Tucheng im Kreis Fang, einem weithin bekannten Dorf, ist bis heute die Sitte der Herstellung von Huangjiu in jedem Haushalt erhalten. „Am 9. September neue Alkohole machen" ist auch die erste Zeile der *Göttlichen Melodie des Alkohols*, einer Episode des Films *Red Sorghum* [*Rotes Kornfeld*] unter der Regie von Yimou Zhang. Heute öffnen oder versiegeln einige Baijiu-Betriebe ihren Baijiu oft an diesem Tag, weil dies nicht nur die chinesische Kultur des guten Timings, der geographischen Zweckmäßigkeit und der guten menschlichen Beziehungen, sondern auch die enge Verbindung zu älteren Menschen zeigt.

Das chinesische Zeichen „酵" (Jiao, was Gärung bedeutet) besteht aus zwei Teilen auf der linken und der rechten Seite. Der linke Teil ist das Zeichen „酉" (You, was Alkohole bedeutet), das in den Inschriften auf Knochen oder Schildkrötenpanzern für Alkohol steht. Der rechte Teil ist das Zeichen „孝" (Xiao, was Kindespflicht bedeutet), das die Beziehungen zwischen Alkohol und Kindespflicht im chinesischen Zeichen „酵" (Jiao) deutlich macht.

Wozu dient die Gärung? Der linke Teil des Zeichens „酵" (Jiao) liefert die Antwort: der Alkoholherstellung.

Wozu stellen wir Alkohol her? Der rechte Teil des Zeichens „酵" (Jiao) gibt die Antwort: zur Erfüllung der Kindespflicht (siehe Abb. 3.4).

Warum erfüllen wir unsere Kindespflicht, indem wir ältere Menschen mit Alkohol versorgen? In der traditionellen chinesischen Medizin gilt Alkohol als Medizin, und Medizin kommt aus Alkohol; mäßiger Alkoholkonsum entspannt die Muskeln, stimuliert den Blutkreislauf und ist gut für die Gesundheit.

In der chinesischen Geschichte war es Xian Li aus der Tang-Dynastie, der den Respekt gegenüber den Eltern wahrte, indem er Alkohol ausschenkte, seine Fähigkeiten verbarg und seine Zeit anbot (Xian Li war der 4. Kaiser der Tang-Dynastie und der 3. Sohn der Kaiserin Zetian Wu). Im Jahr 684 wurde

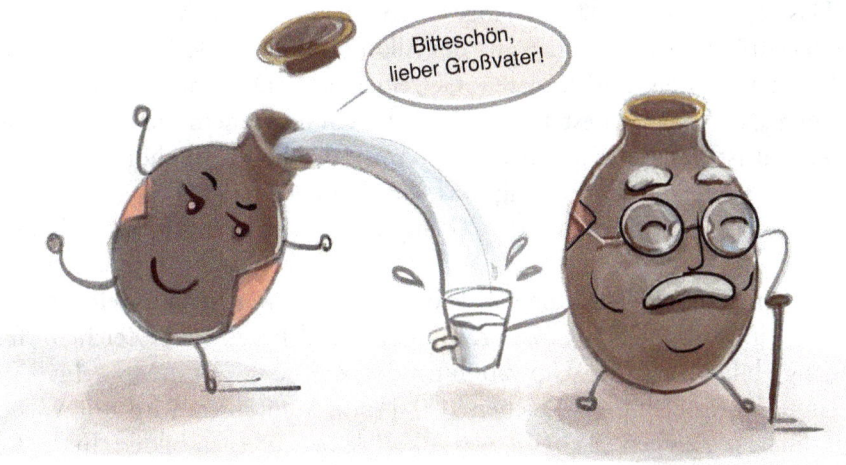

Abb. 3.4 Handzeichnung zur Erfüllung der Kindespflicht durch Herstellen von Alkohol. (Mit freundlicher Genehmigung von Zimei Zhao, BTBU)

Xian Li von seiner Mutter Zetian Wu vom Kaiserthron verbannt und zum Luling-König im Kreis Fang in der Provinz Hubei ernannt. Er mochte nicht nur den Huangjiu aus dem Kreis Fang, sondern zahlte auch Tribute an Zetian Wu. Im Jahr 699 wurde Xian Li wieder als Kronprinz eingesetzt und erlangte im Jahr 705 seine Macht als Kaiser zurück. Der Huangjiu aus dem Kreis Fang trug viel zum Leben von Kaiser Xian Li bei.

Das Zeichen „酵" (Jiao) bedeutet auch, dass Minderjährige keinen Alkohol trinken sollten. Obwohl Minderjährigen der Alkoholkonsum nach den bestehenden Gesetzen in China nicht ausdrücklich verboten ist, ermutigen weder Eltern, Schulen noch die Gesellschaft Minderjährige noch immer nicht zum Alkoholkonsum.

Überdies ist die Aussprache des Zeichens „酵" (Jiao) nicht dieselbe wie von „孝" (Xiao), sondern dieselbe wie von „窖" (Jiao, was Alkoholgrube bedeutet).

3.4 Alkohol und Brauen

Sowohl Baijiu als auch Huangjiu werden bekanntermaßen aus Getreide hergestellt. Zu den ursprünglichen Getreidesorten gehörten im alten China Reis, Klebreis, Hirse, Sorghum etc. Gäbe es keinen Reis, gäbe es auch kein Getreide. Der linke Teil des chinesischen Zeichens „粮" (Liang, was Getreide bedeutet) ist „米" (Mi, was Reis bedeutet), was die Bedeutung von Reis als Getreide zeigt.

Das Schriftzeichen „酿" (Niang, was Brauen oder Alkoholherstellung bedeutet) drückt klar den Ursprung des Alkohols und die Beziehung zwischen Alkohol und Reis und anderen Getreiden aus. Das chinesische Schriftzeichen „酿" (Niang) besteht aus einem linken und einem rechten Teil. Der linke Teil ist das Schriftzeichen „酉" (You), das heißt Alkohol. Der rechte Teil ist das Zeichen „良" (Liang, was Güte bedeutet); es hat die gleiche Aussprache wie das Zeichen „粮" (Liang), der Rohstoff für die Alkoholherstellung.

Bei der Alkoholherstellung wurde das Zeichen „米" (Mi) im Zeichen „粮" (Liang) in das Zeichen „酉" (You) umgewandelt, was das Zeichen „酿" (Niang) bildet. Bei der Umwandlung des Zeichens „米" (Mi) fehlt „粮" (Liang). Übrig bleibt das Zeichen „酉" (You); kombiniert wird mit Wasser, um das neue Zeichen „酒" (Jiu, was Alkohole bedeutet) zu bilden. In der folgenden Abbildung wird der Fermentationsprozess (vom Getreide zum Alkohol) in Digang [unterirdische Gärbehälter] gezeigt, die bei der Herstellung von Laobaigan-Baijiu verwendet werden (siehe Abb. 3.5).

Die verbreitete Aussage, Alkohol sei das Umwandlungsprodukt und Derivat von Getreide, ist begründet.

Obwohl Alkohol die abgeleitete Essenz von Getreide ist, ist Baijiu keine einfache wässrige alkohollische Lösung. Mehr als 1874 Nebenbestandteile,

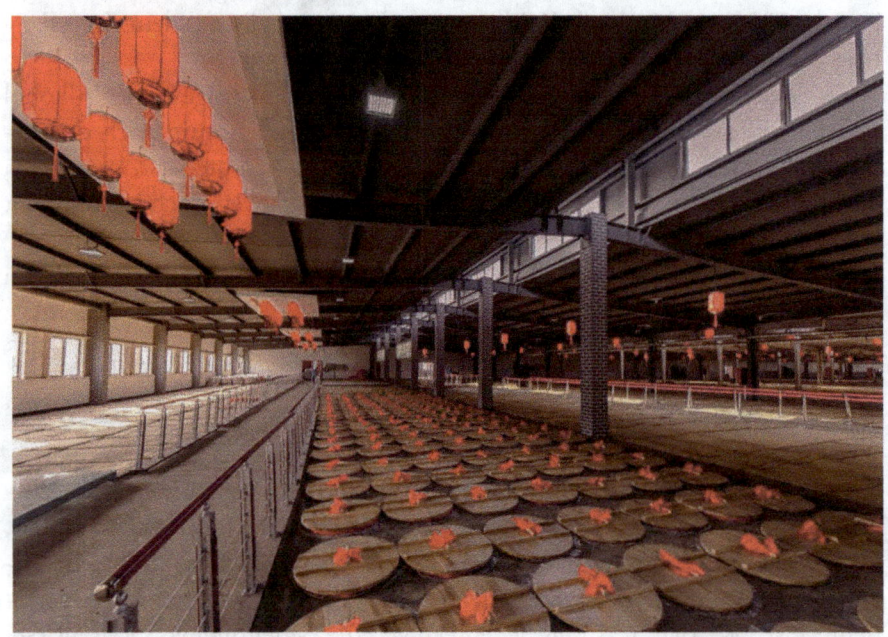

Abb. 3.5 Digang-Behälter werden im Brauprozess von Laobaigan-Baijiu verwendet

die während der Baijiu-Fermentation entstehen, wurden bis 2017 gefunden. Sie lassen Baijiu nicht nur stark und weich schmecken, sondern bringen auch gesundheitsfördernde Funktionen mit sich.

3.5 Alkohol und Essig

Orientalischer Essig stammt aus China. Die dokumentierte Geschichte der Essigherstellung in China ist über 3000 Jahre alt. Die Beziehung zwischen Essig und Alkohol wird durch das Schriftzeichen „醋" (Cu, was Essig bedeutet) klar ausgedrückt. Der linke Teil des Zeichens „醋" (Cu) ist „酉" (You, was Alkohole bedeutet) und der rechte Teil ist „昔" (Xi, was Vergangenheit bedeutet). Essig stammt von Alkohol ab. Die Essigherstellung folgt auf die Alkoholherstellung. Essig ist „ehemaliger" Alkohol (siehe Abb. 3.6); Alkohol kann nach 21 Tagen in Essig umgewandelt werden. Heute werden chinesischer Reisessig, alter Essig und gereifter Essig noch immer auf diese Weise hergestellt. Die Essige werden aus Huangjiu hergestellt und mit Essigsäurebakterien vergoren.

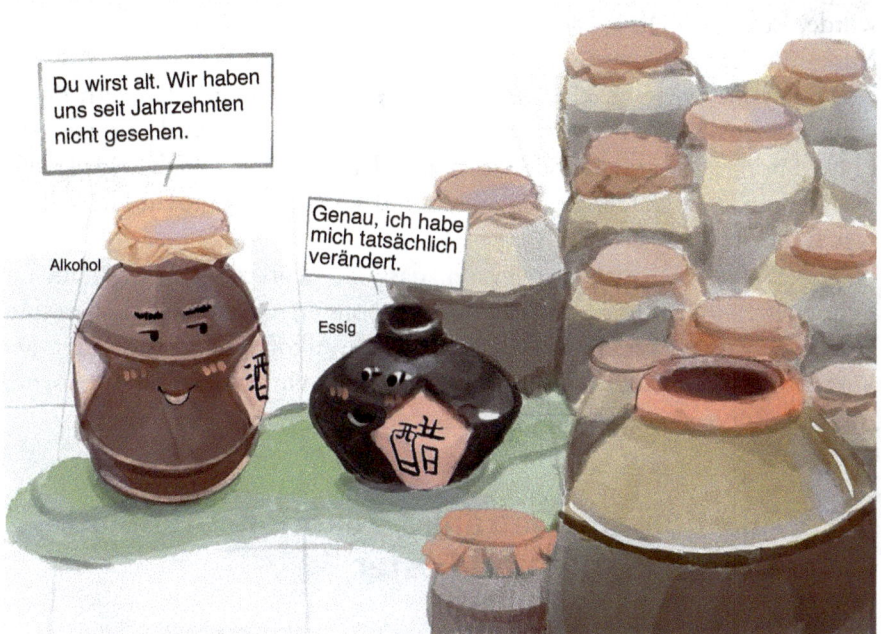

Abb. 3.6 Handzeichnung zu Essig, dem „ehemaligen" Alkohol. (Mit freundlicher Genehmigung von Song Zhang, BTBU)

Es heißt, „alter Alkohole und alte Essige seien die besten". Sie schmecken nicht nur besser, sondern sind auch gesünder als frisch zubereitete Alkohole und Essige, da sich während des Alterungsprozesses Bestandteile wie Alkohole, Säuren und Aldehyde langsam verändern und in Verbindungen wie Ester und Acetale umwandeln können. Diese tragen zu einem besseren Geschmack oder verbesserten Wirkungen zur Regulierung physiologischer Funktionen im menschlichen Organismus bei.

Shanxi-Essig, Sichuan Baoning-Essig, Jiangsu Zhenjiang-Aromaessig und Fujian Yongchun-Essig sind die vier berühmtesten Essigsorten in China. Die Vorliebe der Menschen aus Shanxi für Essig ist genauso groß wie die der Einwohner von Hunan für Chilis. In Shanxi gibt es ein Sprichwort: „Männer, die keinen Essig mögen, haben keine reichen Gefühle; Frauen, die keinen Essig mögen, haben keine harmonische Familie; Kinder, die keinen Essig mögen, sind nicht gut in der Schule; ältere Menschen, die keinen Essig mögen, haben keinen klaren Verstand".

Eine Fabrik für alten Essig in China, z. B. im Kreis Gutian in der Provinz Fujian, wendet eine einfachere und traditionellere Methode zur Herstellung von Essig an. Huangjiu kann auf natürliche Weise zu Essig werden, wenn er mehrere Jahre lang in Keramikgefäßen aufbewahrt wird. Die Qualität von Essig, der länger als 10 Jahre oder mehrere Jahrzehnte in den Gefäßen gelagert wurde, ist besser. Diese Fabrik verwendet immer noch viele Gefäße aus der Ming- und Qing-Dynastie.

Interessanterweise gleicht die Essigherstellung in einigen Ländern der in China, indem Alkohol als Rohmaterial eingesetzt wird. So wird beispielsweise in Großbritannien und den USA Bier zur Herstellung von Malzessig verwendet. In Frankreich, Italien und Spanien werden Traubenweine zur Herstellung von Traubenessig verwendet.

Viele Sprachen haben gemeinsam, dass die Wörter für „Essig" die Beziehungen zwischen Essig und Alkohol symbolisieren. Im Französischen spiegelt das Wort für Essig die Beziehung zwischen Alkohol und Essig wider. Die Vorsilbe des französischen Begriffs „vinaigre" ist „vin", was im Französischen Alkohol, Rotwein oder Traubenwein bedeutet.

3.6 Alkoholische Getränke, Alkohole, Aldehyde, Ketone, Säuren und Ester

Auf der linken Seite der chinesischen Schriftzeichen „醇" (Chun, was Alkohole bedeutet), „醛" (Quan, das bedeutet Aldehyde), „酮" (Tong, was Ketone bedeutet), „酸" (Suan, was Säuren bedeutet) und „酯" (Zhi, was Ester bedeutet) steht der Bestandteil „酉" (You, was Alkohole bedeutet), was korrekterweise auf deren Verbindung mit Alkohol hinweist. Im Jahr 2017 wurden 1874 Spurenelemente in Baijiu gefunden, darunter 235 Alkohole, 97 Aldehyde, 140 Ketone, 127 Säuren und 506 Ester.

Alkohole, Aldehyde, Ketone, Säuren und Ester sind wichtige Inhaltsstoffe, die zum Geschmack von alkoholischen Getränken beitragen. Ethanol, allgemein bekannt als Alkohol, ist beispielsweise in allen alkoholischen Getränken notwendig und dient auch als Markersubstanz, um alkoholfreie von alkoholischen Getränken zu unterscheiden. β-Phenylethanol mit einem süßen, rosenähnlichen Aroma wurde in vielen Arten von alkoholischen Getränken gefunden; Ethylacetat mit einem leicht fruchtigen Aroma ist in allen Geschmacksrichtungen von Baijiu enthalten und auch der Hauptgeschmacksstoff von Baijiu mit Leichtaroma.

Viele Alkohole, Aldehyde, Ketone, Säuren und Ester sind wichtige funktionelle Substanzen in alkoholischen Getränken. So hemmen beispielsweise Capronsäure, Heptansäure, Octansäure, Decansäure, Laurinsäure, Myristinsäure, Stearinsäure, Ölsäure, Ethyl-Linoleat und Ethyl-Linolenat die Cholesterin-Biosynthese.

Auch chemisch sind Alkohole, Aldehyde, Ketone, Säuren und Ester eng miteinander verwandt. Alkohole können zu Aldehyden, Ketonen und Säuren oxidiert werden. Alkohole reagieren mit Aldehyden zu Acetalen und mit Säuren zu Estern. Diese Veränderungen können während des Fermentationes- und Reifungsprozesses von Baijiu auftreten und haben einen wichtigen Einfluss auf den Geschmack des Baijiu.

3.7 Kein Alkohol, kein Bankett

In China heißt es: „Kein Alkohol, kein Festessen" und „Kein Fisch, kein Festessen".

Die beiden altehrwürdigen und tief verwurzelten Redewendungen spiegeln die chinesische Esskultur wider, was leicht mit dem chinesischen Schriftzeichen „宴" (Yan, was Bankett bedeutet) übereinstimmt. Eine andere Schreibweise des Zeichens „宴" (Yan) ist „醼" (Yan, was Bankett bedeutet), was so viel heisst wie, jemanden auf ein Bankett zum Essen einzuladen und mit jemandem eine Trinkparty oder ein Bankett zu feiern.

Das chinesische Zeichen „醼" (Yan) besteht aus einem linken und einem rechten Teil. Der linke Teil ist „酉" (You, was Alkohole bedeutet), der rechte ist „燕" (Yan, was Fisch bedeutet) und bezieht sich auf „燕鱼" (Yanyu, was Fisch bedeutet), einen Meeresfisch, der auch Spanische Makrele genannt wird.

Eine wahrscheinliche Erklärung für „Kein Fisch, kein Bankett" ist, dass die Aussprache des Zeichens „鱼" (Yu, was Fisch bedeutet) dieselbe ist wie bei „余" (Yu, was Überfluss bedeutet). In der traditionellen chinesischen Kultur meint das, mehr zu besitzen, als man braucht bzw. übergroßer Reichtum. Daher ist der Mandarinfisch bei einem Bankett beliebter, denn seine Aussprache im Chinesischen bedeutet Reichtum und Überfluss.

Das Frühlingsfest ist das Chinesische Neujahrsfest, bei dem alle Familienmitglieder zusammenkommen und ein gemeinsames Essen zur Feier des Wiedersehens genießen, das „nian-ye-fan" (siehe Abb. 3.7). Dabei handelt es sich üblicherweise um ein Abendessen an Silvester, dem letzten Tag des Mondjahres, und in einigen Orten auf der Halbinsel Jiaodong auch um das Essen am frühen Morgen des ersten Tages des neuen Mondjahres. In vielen Regionen muss bei einem „nian-ye-fan" Fisch serviert werden, in der Regel als letzter Gang des Essens. In manchen Gegenden darf der Fisch nicht aufgegessen bzw. sogar überhaupt nicht gegessen werden, um zu versichern, dass man mehr besitzt als man braucht.

Welchen Fisch die Menschen essen, hängt von der Region ab und auch davon, was verfügbar ist. Ganz gleich, welche Fischart verzehrt wird: Fisch steht für „Überfluss", und das ist wirklich wichtig.

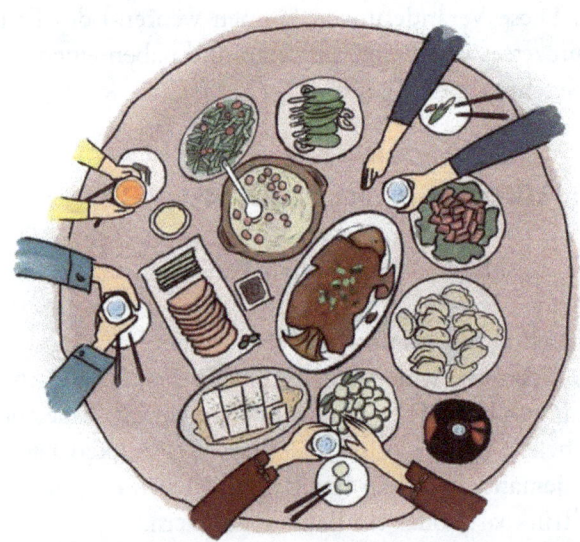

Abb. 3.7 Handgezeichnete Darstellung eines herzhaften Abendessens am Silvesterabend in China (Mit freundlicher Genehmigung von Song Zhang, BTBU)

3.8 *Buch der Lieder* und Alkohol

Das *Buch der Lieder*, auch bekannt als *Poesie* oder *Dreihundert Gedichte*, ist die älteste Gedichtsammlung Chinas mit 305 Gedichten von der frühen Westlichen Zhou-Dynastie bis zur Mitte der Frühlings- und Herbstperiode (11. Jahrhundert v. Chr. bis 6. Jahrhundert v. Chr.). Das *Buch der Lieder* (siehe Abb. 3.8) besteht hauptsächlich aus „Vier-Satz-Gedichten", wobei ein Absatz aus 4 Sätzen mit 2–8 Wörtern besteht. Der Satz „Am Flussufer gurrt ein Paar Turteltauben. Es gibt ein schönes Mädchen, das von einem jungen Mann umworben wird" stammt aus dem *Buch der Lieder*.

Das *Buch der Lieder* ist ein klassisches Buch des Konfuzianismus in China und einer der „Fünf Klassiker" in den „Vier Büchern und fünf Klassikern". Die Gedichte im *Buch der Lieder* waren allesamt Liedtexte, die zu jener Zeit

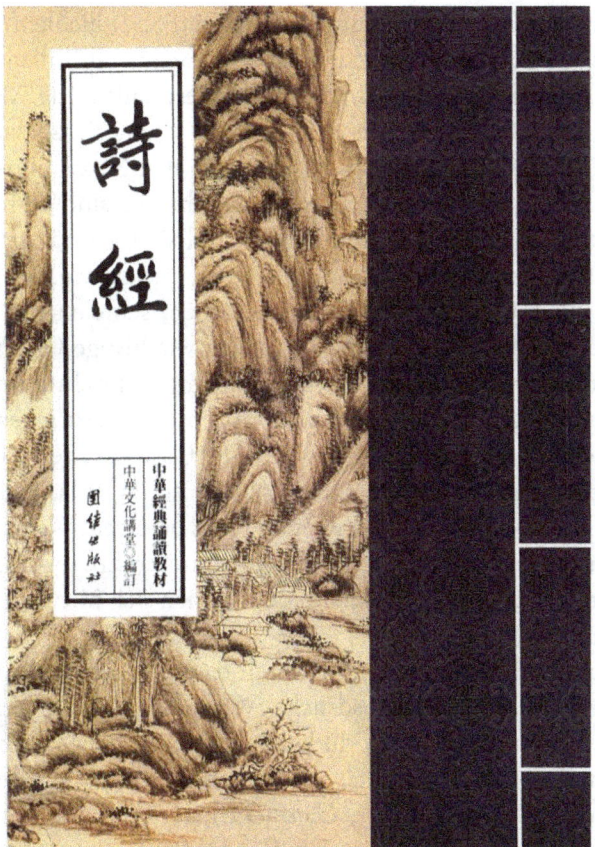

Abb. 3.8 Der Einband des *Buches der Lieder*

gesungen werden konnten. Sie wurden hauptsächlich bei Zeremonien, zur Unterhaltung und anderen Anlässen herangezogen, bei denen Alkohol selbstverständlich unverzichtbar war. Das Zeichen „酒" (Jiu, was Alkohol bedeutet) taucht 63-mal in den 305 Gedichten des *Buches der Lieder* auf; das zeigt, dass Alkohol bei wichtigen Zeremonien und Banketten ein unverzichtbares Erzeugnis war. In der damaligen feinen Gesellschaft war üblich, kein Bankett ohne Alkohol zu veranstalten.

Die Bildungsfunktion des *Buches der Lieder* wurde immer gewürdigt. Konfuzius lehrte seine Schüler, das *Buch der Lieder* als Maßstab für ihre Meinungen und Handlungen zu lesen. Die ethisch-moralische Erziehung spiegelt sich auch in den Gedichten des *Buches der Lieder* wider. Das Schriftzeichen „酒" (Jiu) taucht 4-mal und das Schriftzeichen „醉" (Zui, was betrunken bedeutet) 13-mal in *Wüstes Gelage* im *Buch der Lieder* auf. Gründlich und tiefgründig werden die Gäste geschildert, vom ordentlichen, höflichen und würdevollen Auftreten vor dem Trinken über das unkontrollierte Verhalten und die Worte nach dem Trinken bis hin zur Possenreißerei und Schädlichkeit, nachdem sie betrunken wurden. Die folgenden Beschreibungen sind brillant: „Wenn die Gäste zu schlemmen beginnen, sind sie zumindest sanftmütig. Wenn sie nicht zu betrunken sind, befolgen sie den Brauch. Wenn sie zu viel getrunken haben, ist ihr Benehmen schwach. Sie verlassen ihre Sitze und tummeln sich hin und her. Wenn sie nicht zu viel getrunken haben, sind sie in guter Stimmung. Wenn sie zu viel getrunken haben, sind sie unanständig und unhöflich. Wenn sie sturzbetrunken sind, wissen sie nicht, wie tief sie gesunken sind. Wenn sie ihre Becher ausgetrunken haben, schreien sie, prügeln sich und weinen. Sie drehen Teller um. Sie tanzen wie lustige Clowns. Wenn sie starken Wein getrunken haben, wissen sie nicht, was richtig und was falsch ist. Mit ihren Bechern auf der einen Seite tanzen sie und rutschen aus und fallen. Wenn sie betrunken weggingen, würde der Gastgeber gerne bleiben. Aber in betrunkenem Zustand gehen sie nicht, und der Wirt ist voller Leid. Wir können mit Freude trinken, wenn wir den Ritus befolgen. Wann immer Menschen trinken, gehen einige in der Trunkenheit unter. Ernennt einen Aufseher und führt eine Liste. Doch Trunkenbolde schämen sich nicht, sie schieben die Schuld auf andere".

Die ethisch-moralische Erziehung durch das *Buch der Lieder* kommt auch in den folgenden Sätzen zum Ausdruck: „Wir haben starken Wein getrunken und danken der Gnade. Mögest du lange leben! Lang lebe dein Geschlecht! Wir haben starken Wein getrunken und gegessen. Mögest du lange leben! Sei weise und gut!" (*Buch der Lieder, Opfer-Ode*); „Dein Wein ist süß und klar, und wohlriechend ist deine Speise. Die Geister kommen, um zu trinken und zu essen, dein Segen wird süß sein" (*Buch der Lieder, Die Geister der Ahnen*).

Der Autor des *Buches der Lieder* ist Jifu Yin, der große Lehrer aus der Zhou-Dynastie. Seine Heimatstadt ist der Kreis Fang, der für die Herstellung von Huangjiu berühmt ist. Damals wurde der Huangjiu „Baimao" genannt; dies ist der älteste Name des im Kreis Fang hergestellten Huangjiu.

3.9   Die Hauptstadt des Baijiu

Es gibt viele verschiedene Stile und Geschmacksrichtungen vom chinesischen Baijiu. Der Wohlstand der chinesischen Baijiu-Industrie hat dazu geführt, dass viele Städte wie Renhuai in der Provinz Guizhou, Fenyang in der Provinz Shanxi, Yibin in der Provinz Sichun und Suqian in der Provinz Jiangsu florieren. Daher möchten sich immer mehr Städte, in denen das Baijiu-Geschäft ein wichtiger Wirtschaftszweig ist, als Hauptstadt des Baijiu bezeichnen. Tatsächlich wird der Titel „Hauptstadt des chinesischen Baijiu" von einer Expertengruppe des Chinesischen Rates für Leichtindustrie und der Chinesischen Vereinigung für alkoholische Getränke vergeben, nachdem systematisch die Geschichte und Kultur des Baijiu, das Umfeld der Baijiu-Herstellung, die Größe der Baijiu-Unternehmen und die Baijiu-Herstellung, die Größe der Baijiu-Unternehmen und den Beitrag der Baijiu-Industrie zur lokalen Wirtschaft bewertet wurde. Bislang wurden nur zwei Städte, Yibin in der Provinz Sichuan und Suqian in der Provinz Jiangsu, in den Jahren 2009 bzw. 2012 offiziell zur „Hauptstadt des chinesischen Baijiu" ernannt. Die berühmte Baijiu-Marke Wuliangye stammt aus Yibin, Yanghe Daqu-Baijiu und Shuanggou Daqu-Baijiu kommen aus Suqian. Der Titel „Hauptstadt des chinesischen Baijiu" ist ein dynamischer Titel, der alle 3 Jahre überprüft und neu vergeben wird.

Das an der Grenze von Yunnan gelegene Yibin (siehe Abb. 3.9) gehört zur Provinz Sichuan und wird als die erste Stadt am großen Jangtsekiang bezeichnet, weil dieser am Zusammenfluss von Jinshajiang und Minjiang beginnt und durch das nördliche Yibin fließt. Die Ursprünge der Baijiu-Herstellung in Yibin lassen sich, belegt durch die in der Jiaohuayan-Stätte ausgegrabenen Keramikbecher, auf die Zeit vor 4500 Jahren zurückdatieren. Die Herstellung von Baijiu durch das einfache Volk begann in der Qin- und Han-Dynastie, als die Spirituosen Xunjiu und Jujiang beliebt waren. In der Tang- und Song-Dynastie, als der gegenseitige Handel mit Tee und Pferden florierte, entwickelten sich die Kompetenz zur Baijiu-Herstellung und die Warengeschäfte in Yibin rasch.

Zu den berühmten Baijiu-Marken gehörten „Chongbi-Baijiu", „Lizhilü-Baijiu" und „Yaozixuequ-Baijiu". „Lichuanyong", einer der großen Baijiu

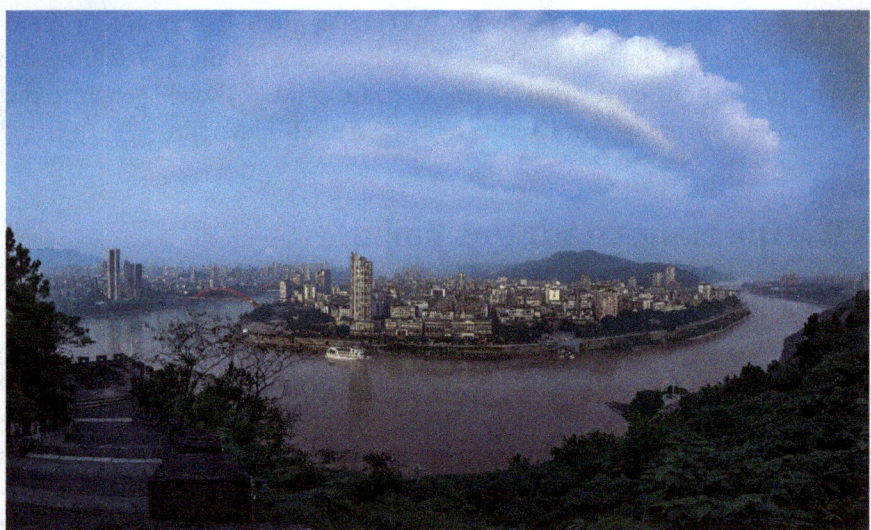

Abb. 3.9 Yibin, „Hauptstadt des chinesischen Baijiu". (Abdruck mit freundlicher Genehmigung von Yichuan Gao)

Herstellungsbetriebe, wurde in der Zeit der Yuan- und Ming-Dynastie gegründet. Zijun Deng von „Lichuanyong" verbesserte die Technik von „Wuliang" und entwickelte in der Zeit der Republik China das Markenzeichen „Wuliangye". Gleichzeitig entstanden in Yibin weitere berühmte Baijiu-Marken wie „Jianzhuang-Daqu", „Tizhuang-Daqu" und „Tihu-Daqu". In Yibin gibt es 66 Baijiu-Betriebe von beträchtlicher Größe. Die bekanntesten Unternehmen sind die Wuliangye-Gruppe, Gaozhou Liquor, Xufu Liquor und Hongloumeng Liquor.

Suqian (siehe Abb. 3.10) liegt im Delta des Jangtsekiang, am Mittel- und Unterlauf des Huai-Flusses und im Yishusi-Becken, und fällt in den Zuständigkeitsbereich der Provinz Jiangsu. Die Ursprünge der Baijiu-Herstellung in Suqian lassen sich anhand der in der Stadt Shuanggou ausgegrabenen Alkoholgefäße bis in die Shang- und Zhou-Zeit zurückverfolgen. Das Brauereiwesen in Suqian begann in der Tang- und Song-Zeit zu florieren. In den *Aufzeichnungen von Hongxian* wurde schriftlich belegt, dass „der Konfuzianismus im Volk bewundert wurde und das Trinken in der Sui- und Tang-Zeit beliebt war". Die Zeilen aus der Regierungszeit von Songxizong, dass „die Sterne und der Mond schlafen, während Tausende von Familien trinken", spiegeln die rasante Entwicklung des Brauereigewerbes zu dieser Zeit wider. Baijiu-Marken aus Suqian wurden während der Qing-Dynastie als Tribut dargeboten und wegen ihres guten Geschmacks als beste Marke im Jianghuai-Gebiet gepriesen. Bis Ende 2015 gab es in Suqian über 150 Baijiu-

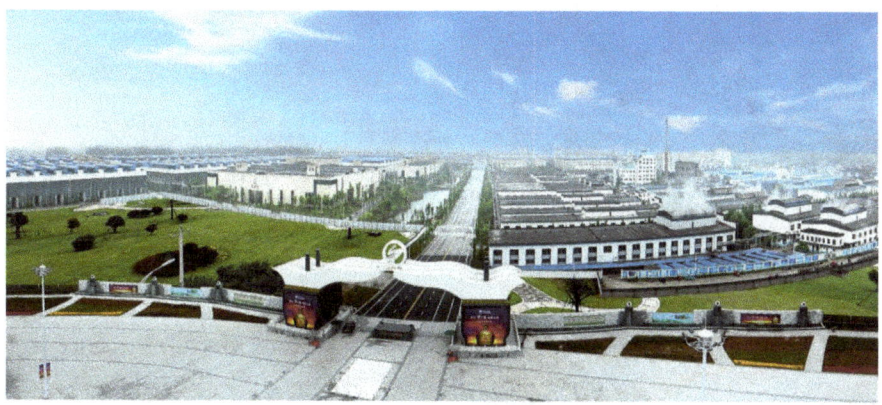

Abb. 3.10 Suqian, „Hauptstadt des chinesischen Baijiu"

Betriebe. „Yanghe-Daqu" und „Shuanggou-Daqu" sind zwei berühmte Baijiu-Marken aus Suqian.

3.10 Die Stadt des Baijiu

Luzhou, die einzige Baijiu-Stadt Chinas, liegt im Südosten des Sichuan-Beckens an der Schnittstelle der Provinzen Sichuan, Yunnan, Guizhou und Chongqing, dem Hinterland des Goldenen Dreiecks des chinesischen Baijiu, und gehört zur Provinz Sichuan. Die vier klar ausgeprägten Jahreszeiten, das warmfeuchte sowie das subtropische Monsunklima machen Luzhou zu einem geeigneten Ort für die Herstellung von qualitativ hochwertigem Baijiu (siehe Abb. 3.11).

Luzhou blickt auf eine lange Geschichte der Baijiu-Herstellung zurück, die in der Qin- und Han-Zeit begann, in der Tang- und Song-Zeit boomte und in der Ming- und Qing-Zeit ihre Blütezeit erlebte. Der „Baxiangqing-Baijiu" aus Luzhou, das in der Zhou-Dynastie unter der Gerichtsbarkeit von Ba stand, wurde als Tribut an die Zhou-Dynastie abgeführt. Den Antiquitäten aus dem Luzhou-Museum zufolge wurden die in Luzhou ausgegrabenen Hornbecher vor 2000 Jahren in der Qin- und Han-Periode hergestellt. Das 1986 im Naxi-Bezirk in Luzhou ausgegrabene Bronzegefäß mit Kylin-Mustern zum Erwärmen von Alkohol war ein Hilfsgefäß beim Trinken in der Han-Dynastie. Mehr als 200 Alkoholgefäße, die 1999 in Yinggoutou, Luzhou, ausgegraben wurden, wurden von den Einheimischen in der Zeit der Sui- und Tang-Dynastie bis zu den Fünf Dynastien verwendet. In der Song-Dynastie lernten die Menschen in Luzhou, wie man Alkohol herstellt,

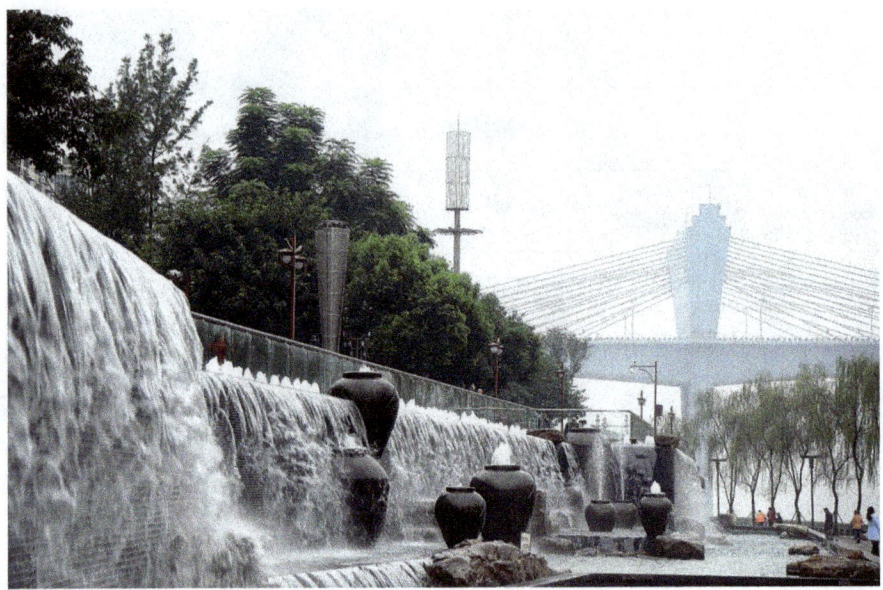

Abb. 3.11 Der Danwan-Platz in Luzhou

und sie produzierten „Xiaojiu" und „Dajiu", die die noch nicht ausgreifte Form des Luzhou-Baijiu darstellen. Im Jahr Taiding (1324) während der Yuan-Dynastie wurde Guo Huaiyu aus Luzhou als „Vorfahre der chinesischen Daqu-Alkohole" oder „Vater des Qu" bezeichnet, weil er den „Ganchun-Qu" zur Herstellung von Alkohol entwickelte. Im Jahr Wanli (1573) während der Ming-Dynastie gründete Chengzong Shu, der als „Stammvater des Baijiu mit Starkaroma" gilt, eine Baijiu-Werkstatt für „Shujuyuan" und entwickelte Baijiu-Herstellungstechniken für die Zubereitung von Baijiu mit Starkaroma, wie z. B. „die Schlammgrube, die das Aroma erzeugt" und „das gemischte Jiuzao mit Getreide als Ausgangsmaterial". Seitdem hat sich das Herstellungverfahren von Luzhou-Daqu-Baijiu schrittweise verbessert. In der Qing-Dynastie entstanden in Luzhou Betriebe zur Herstellung von Baijiu mit einem Verkaufsgeschäft im vorderen und einer Werkstatt im hinteren Teil. Nach den *Aufzeichnungen von Luzhou* „gab es am Ende der Qing-Dynastie über 600 Werkstätten zur Herstellung von Baijiu. Die Produkte wurden nach Yongning und an andere Orte an der Grenze zur Provinz Guizhou verkauft. Es gab mehr als 10 Betriebe, die Daqu-Baijiu herstellten. Je älter der Keller ist, desto geschmackvoller wird der Baijiu. Wenyongsheng und Tianchengsheng waren berühmt für ihre alten Keller".

Der Titel „Stadt des Baijiu" wurde von De Zhu verliehen. Im Jahr 1916 begann De Zhu [einer der Gründer des neuen China und vertrauter Kollege von

Mao Zedong] mit Er Cai [bekannt als herausragender bürgerlicher Revolutionär, der sich gegen die Qing-Dynastie stellte, gegen die Yuan kämpfte und die Sun unterstützte] den Krieg gegen Yuan Shikai von Yunnan bis Sichuan. Ihre Truppen waren in Luzhou stationiert. An Silvester desselben Jahres schrieb Zhu De ein Gedicht, um seine Gefühle auszudrücken, nachdem er Luzhou-Daqu-Baijiu getrunken hatte. In diesem Gedicht nannte er Luzhou die Stadt des Baijiu, und dieser Titel wurde dann an Luzhou vergeben. Einer der Autoren dieses Buches schrieb in seinem Werk *Gefühlsäußerungen in Yan'an*, das am 22. Oktober 2015 auf der offiziellen Website der *China Executive Leadership Academy* in Yan'an veröffentlicht wurde: „Bestimmt von De Zhu ist Luzhou die Stadt des Baijiu. Die hohe Qualität und große Mengen machen den Baijiu berühmt". Die berühmten Baijiu-Marken in China „Guojiao 1573", „Luzhou Laojiao" und „Lang" werden alle in Luzhou, der „Stadt des Baijiu", hergestellt.

3.11 Die Heimatstadt des Baijiu

China ist die Heimat des Baijiu. Es gibt viele Heimatstädte von Baijiu in China, darunter die Städte Moutai, Renhuai, Provinz Guizhou; Xinghuacun, Fenyang, Provinz Shanxi; Tuopai, Suining, Provinz Sichuan; Gujing, Qiaocheng-Distrikt, Bozhou, Provinz Anhui; Jingzhi, Anqiu, Provinz Shandong.

Die im Tal des Chishui-Flusses gelegene Stadt Moutai (siehe Abb. 3.12) untersteht der Gerichtsbarkeit von Renhuai in der Provinz Guizhou. Der Erfolg der Baijiu-Herstellung in der Stadt Moutai war mit der Entwicklung der Schifffahrt auf dem Chishui-Fluss in der mittleren und späten Qing-Dynastie verbunden. Als wichtigster Hafen in Nord-Guizhou war die Stadt Moutai damals eine wichtige Station, über die Salz von Sichuan nach Guizhou und Blei von Guizhou nach Peking geliefert wurde, was das Wirtschaftswachstum und

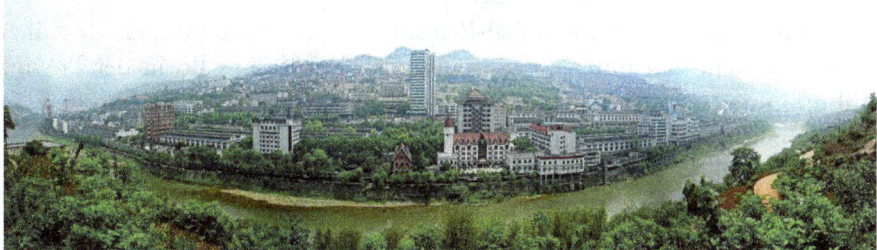

Abb. 3.12 Panorama der Stadt Moutai. (Abdruck mit freundlicher Genehmigung von Yulong Luo)

den Erfolg der Baijiu-Industrie förderte. Gegenwärtig ist die Stadt Moutai der führende Hersteller von chinesischem Baijiu mit Soßenaroma mit über 300 Baijiu-Herstellern und über 4000 Baijiu-Handelsunternehmen, wobei die Moutai-Gruppe das repräsentativste Unternehmen ist.

Die Stadt Xinghuacun liegt im Zixia-Gebirge, östlich des Lüliang-Gebirges, und untersteht der Gerichtsbarkeit der Stadt Fenyang in der Provinz Shanxi. Die lange Geschichte der Baijiu-Herstellung in Xinghuacun wird durch die dort ausgegrabenen Trinkgefäße aus der Zeit der Yangshao, Longshan, Xia und Shang belegt, unter denen die kleine Urne mit spitzem Boden am typischsten ist. Das weitverbreitete Wissen über Baijiu-Herstellungsverfahren in der Stadt Xinghuacun steht in engem Zusammenhang mit zwei historischen Ereignissen. Zum einen wanderten aufgrund der Einwanderungs- und Landgewinnungspolitik ab dem 2. Jahr der Hongwu-Ming-Dynastie zahlreiche Baijiu-Meister in andere Orte des Landes ab. Zum anderen wurden mit dem Aufstieg der Kaufleute aus Shanxi in der mittleren und späten Ming-Dynastie die Baijiu-Marken aus Xinghuacun im ganzen Land verkauft, was der Baijiu-Industrie zu Reichtum verhalf. Die Stadt Xinghuacun ist heute der führende Hersteller von Baijiu mit Leichtaroma und die Produktionsbasis der Fenjiu-Xinghuacun-Gruppe.

Die Stadt Tuopai liegt am Westufer des Fujiang-Flusses, eines Nebenflusses des Jangtsekiang, und untersteht der Gerichtsbarkeit der Stadt Suining in der Provinz Sichuan. Nach den *Aufzeichnungen von Sichuan* geht der Ursprung der Produktion von Tuopai-Qu-Baijiu bis in die Tang-Dynastie zurück, als dieser „Shehongchun-Baijiu" genannt wurde. Die Zeile „Shehongchun-Baijiu ist auch im Winter noch grün" von Fu Du ist eine Lobshymne darauf. Im 35. Jahr der Republik China (1946) änderte Tianqu Ma, ein Gewinner der kaiserlichen Prüfungen auf Provinzebene, den Namen „Shehongchun-Baijiu" in „Tuopai-Qu-Baijiu", basierend auf den Worten in einem Gewölbe: „Die Tuo-Quelle braut exzellenten Baijiu; Die Marke wird für lange Zeit gepriesen werden". Tuopai ist der führende Hersteller von Baijiu mit Starkaroma und die Produktionsbasis der Shede-Gruppe.

Die im Süden des Huanghuihai-Plateaus gelegene Stadt Gujing, die früher Jiandianji hieß, fällt unter die Zuständigkeit des Kreises Bo in der Provinz Anhui. In der späten Östlichen Han-Dynastie verschenkte Cao Cao in Jiandianji hergestellten „Jiuyunchun-Baijiu" an den Kaiser Xian der Han-Dynastie. Während der Wanli-Ära der Ming-Dynastie schenkte Shen Li, ein älterer Beamter, Kaiser Wanli „Jiandianji-Baijiu". Daher ist das Hauptmerkmal des in Gujing hergestellten Baijiu, dass er als Tribut verwendet wird. Bislang befindet sich in Gujing die größte Industrieansiedlung für Baijiu in der

Provinz Anhui. Unter den mehr als 100 Baijiu-Unternehmen ist die Gujinggong-Gruppe führend.

Die Stadt Jingzhi liegt im Zentrum der Halbinsel Shandong und untersteht der Gerichtsbarkeit von Anqiu, Provinz Shandong. Die Städte Jingzhi, Yanshen und Zhangqiu sind die „Drei alten Städte" in der Provinz Shandong. Den *Aufzeichnungen von Anqiu* zufolge entwickelte sich in der Hongwu-Ära der Ming-Dynastie in Jingzhi die Baijiu-Industrie. Während der Qing-Dynastie florierte die Baijiu-Industrie in Jingzhi. Der dort hergestellte Baijiu war nach den *Aufzeichnungen von Anqiu* in der Guangxu-Zeit der mildeste in Anqiu. In den *Allgemeinen Aufzeichnungen von Shandong* wurde schriftlich niedergelegt, dass Baijiu in der Stadt Jingzhi in Anqiu floriert. Jingzhi wurde 2012 vom Chinesischen Rat für Leichtindustrie und der Chinesischen Vereinigung für alkoholische Getränke als „Erste Stadt für Baijiu mit Sesamaroma" ausgezeichnet. Die Jingzhi-Gruppe ist das führende Unternehmen in Anqiu.

3.12 Die Geschichte des Erguotou-Baijiu

Erguotou, ein Baijiu mit starkem Beijing-Charakter, ist der einzige Baijiu, der nach seinem Herstellungsverfahren benannt wurde und in ganz China, besonders in der Region Peking, wegen seines erfrischenden Geschmacks beliebt ist (siehe Abb. 3.13 und 3.14).

Die Baijiu-Herstellung in Peking hat ihren Ursprung in der Yuan-Dynastie und prosperierte während der Qing-Dynastie. Die Baijiu-Dämpfe aus der Destillation werden mithilfe von kaltem Wasser am Boden des Kühlers zu Flüssigkeiten kondensiert, die über Rohre in den Baijiu-Behälter eingeleitet werden. Das traditionelle Herstellungsverfahren von Erguotou beruht auf dem einzigartigen Können, die beiden „Enden" des Destillats abzuschneiden und den Mittellauf zu verwenden. Es wurde von den drei Brüdern Cunren Zhao, Cunyi Zhao und Cunli Zhao aus der Baijiu-Brauerei „Yuanshenghao" in Qianmenwai, Peking, im 19. Jahr von Kaiser Kangxi (1680) während der Qing-Dynastie erfunden. Während der Destillation wurde das kalte Wasser im Gefäß dem Umfang des Destillatschaums entsprechend gesteuert, und die kondensierten Flüssigkeiten aus den verschiedenen Kühlern wurden getrennt aufgefangen. Die Flüssigkeit aus dem ersten Kühler wird als „Ausgangsdestillat" bezeichnet, das aufgrund von vielen Verunreinigungen mit niedrigem Siedepunkt einen scharfen Geschmack hat. Die Flüssigkeit aus dem dritten Kühler wird „letztes Destillat" genannt und es schmeckt ebenfalls nicht gut, weil es einen niedrigen Alkoholgehalt und Verunreinigungen mit hohem Siedepunkt aufweist. Die Flüssigkeit aus dem zweiten Kühler schmeckt erfri-

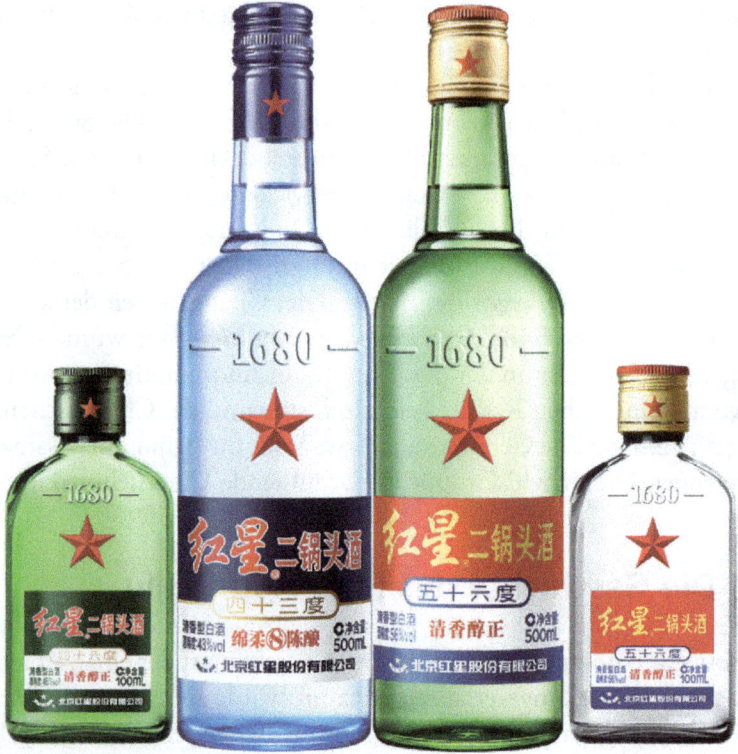

Abb. 3.13 Red Star Erguotou-Baijiu-Produkte aus Peking

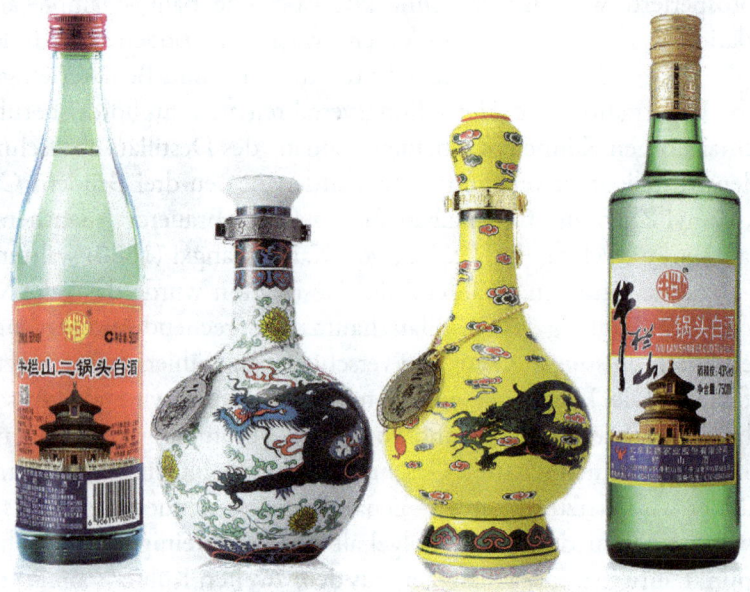

Abb. 3.14 Niulanshan-Erguotou-Baijiu-Produkte aus Peking

schend, hat weniger Verunreinigungen und einen angemessenen Alkoholgehalt. Traditioneller Erguotou wird aus dem Destillat des zweiten Kühlers mit der besten Qualität hergestellt und heißt daher „Erguotou". Heutzutage folgt die Baijiu-Destillation in heimischen Fabriken dem Erguotou-Herstellungsverfahren nach den Regeln des „Abschneidens beider Enden des Destillats" und des „Herausnehmens der Flüssigkeiten nach der Qualität", die dem Wesen der Erguotou Baijiu-Dampfmethode entsprechen.

Zu den führenden Marken von Erguotou-Baijiu gehören Red Star-Erguotou, Niulanshan-Erguotou und Huadu-Erguotou sowie Beijing-Erguotou.

3.13 Shibajiufang-Baijiu

Abgeleitet vom früheren Namen der Brennerei „Shibajiufang" (18 Baijiu-Betriebe), ist Shibajiufang(SBJF)-Baijiu eine der beiden berühmten Baijiu-Marken der Hebei Hengshui Laobaigan Liquor Co., Ltd. (siehe Abb. 3.15). „SBJF" ist der gemeinsame Name der 18 Baijiu-Brauereien, die Hengshui-Laobaigan-Baijiu an beiden Ufern des Fuyang-Flusses in Hengshui produzieren.

Hengshui, in der Vergangenheit Stadt Tao genannt, hat eine lange Baijiu-Tradition. Man sagt, dass „die Stadt Tao nicht groß ist, aber 18 Werkstätten zur Baijiu-Herstellung hat". Bis Mitte der Qing-Dynastie war Hengshui landesweit das berühmte Zentrum der Baijiu-Herstellung. Die meisten der

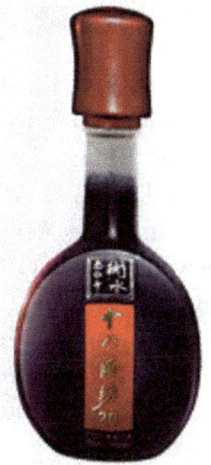

Abb. 3.15 Shibajiufang-Baijiu aus der Pronvinz Hebei

„18 Baijiu-Herstellungsbetriebe" wurden während der Qing-Dynastie gegründet, einige während der Ming-Dynastie. Die Herstellungsmethoden der Werkstätten stammten aus demselben ursprünglichen Verfahren und waren zwar ähnlich, aber doch unterschiedlich. Laut Dokumenten aus den 1930er-Jahren beziehen sich die 18 Baijiu-Herstellungsbetriebe auf Deju, Guangju, Tiancheng, Xinda, Dechang und Jixing in der Tongshang-Straße, Fuxinglong, Xingyuanxiang und Hengjucheng in der Muchang-Straße, Chengxinghao und Qingshezeng in Bizishi, Hengdecheng und Tianfenghao in der Caishi-Straße, Yixinglong und Fujuxing in der Wenjin-Straße sowie Henghenghao, Yuanshenghao und Deyuanyong in der Hexi-Straße.

Hengshui wurde am 16. Dezember 1945 [von Japan] befreit. Im Frühjahr 1946 kaufte die Regierung der Stadt Hengshui auf Anweisung des Verwaltungsbüros von Ji'nan (das in der Pronvinz Hebei liegt) die 18 in Privatbesitz befindlichen Baijiu-Herstellungsbetriebe und gründete die Hengshui Baijiu Distillery of Ji'nan (Vorgänger der Hengshui Laobaigan Liquor Co., Ltd.), die erste staatliche Destillerie vor Gründung der Volksrepublik China. Mit ihrer 70-jährigen Entwicklung war sie das größte und das führende Unternehmen für Baijiu mit Laobaigan-Aroma in China.

3.14 Alkoholgefäße und China

Alkoholgefäße werden für den Ausschank von Alkohol verwendet. Die Ausprägung und Entwicklung von Alkoholgefäßen steht in engem Zusammenhang mit dem Produktivitätsniveau und dem Stand von Wissenschaft und Technik. Es werden auch die Werte und ästhetischen Normen der Bevölkerung widergespiegelt. Die einzigartige Kultur der Alkoholgefäße hat sich allmählich herausgebildet.

Ausgehend von den Materialien hat die Entwicklung chinesischer Alkoholgefäße die Perioden von Töpferei, Bronze, Porzellan, Glas etc. durchlaufen. Die frühesten Alkoholgefäße wurden aus Keramik hergestellt und haben eine über 9000-jährige Geschichte. Einige Alkoholgefäße aus Töpferware werden heute noch verwendet. So bewahrt die Jingzhi-Destillerie noch immer das ehemalige Pfirsichblüten-Tongefäß (Weng) auf, das jedes Jahr, wenn die Pfirsichbäume in voller Blüte stehen, zum Baijiu-Brauen verwendet wird. Die Schalen, die die Angehörigen der Tujia-Nationalität zum Trinken von Baijiu verwenden, werden in Enshi in der Provinz Hubei aus Keramik hergestellt.

Alkoholgefäße aus Bronze wie jue, jiao, gu, zhi, jia, zun, hu, you, fangyi, dou, shao und jin erreichten einen Höhepunkt während der Shang-Dynastie, sind aber heute außer als Kunstwerke nur noch von geringem Nutzen.

3 Kultur 73

Porzellan ist eine chinesische Erfindung und basiert auf Methoden der Töpferei. Die weiße Töpferei der Shang-Dynastie legte den Grundstein für altertümliches Porzellan. Blau glasiertes Porzellan aus der Shang-Dynastie und der westlichen Zhou-Dynastie wird als das altertümliche Porzellan angesehen. Porzellan von der Östlichen Han-Dynastie bis zur Wei-Jin-Periode ist hauptsächlich Seladon-Porzellan. Weiß glasiertes Porzellan entstand in den Nördlichen und Südlichen Dynastien und erlebte seine Blütezeit während der Sui-Dynastie. In der Tang-Dynastie hatte Porzellan fast den heutigen Standard für hochentwickeltes Feinporzellan erreicht. Das Herstellungsverfahren für Porzellan war während der Song-Dynastie bereits ausgereift.

Die Entwicklung des Porzellans hat nicht nur die Evolution der Alkoholgefäße bewirkt, sondern auch der Brauerei-Industrie in China den Wohlstand gebracht. Noch heute werden chinesische Alkoholgefäße aus Porzellan in großem Umfang für die Herstellung, die Reifung, den Verkauf und das Trinken von chinesischem Baijiu und Huangjiu verwendet. Fen-Baijiu, der Vorläufer des chinesischen Baijiu, wird in unterirdisch vergrabenen Porzellankrügen (Digang), fermentiert. Hengshui-Laobaigan-Baijiu wird ebenfalls im Digang fermentiert.

Die Forschung hat gezeigt, dass die Luftdurchlässigkeit von Porzellan den Geschmack des Baijiu während des Reifeprozesses verbessert. Berühmte Huangjiu-Marken wie „Nüerhong" und „Zhuangyuanhong" werden hergestellt, indem der frische Huangjiu in Porzellangefäße gefüllt und für 18 Jahre unterirdisch aufbewahrt wird. Heutzutage wird Porzellan für die Reifung von jeder Art von berühmtem und ausgezeichnetem Baijiu in China bevorzugt.

Übereinstimmenderweise steht das englische Wort „*china*" sowohl für Porzellan als auch für das Land China. Chinesen verwenden Porzellangefäße, um Baijiu und Huangjiu zu lagern, Porzellanflaschen für Baijiu und Huangjiu (siehe Abb. 3.16) und Porzellantassen, um Baijiu und Huangjiu zu trinken

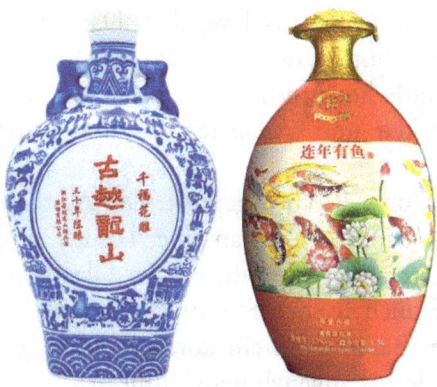

Abb. 3.16 Porzellanflaschen für Huangjiu (*links*) und Baijiu (*rechts*)

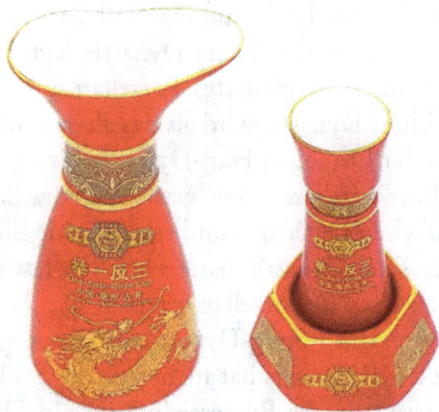

Abb. 3.17 Porzellantassen zum Trinken von Baijiu

(siehe Abb. 3.17). Die Speisen, die zu Baijiu passen, werden auf Tellern und Platten aus Porzellan angerichtet, auch die Schüsseln für den Reis sind aus Porzellan gefertigt. Das ist typisch für die chinesische Kultur.

3.15 Verkostung und Bewertung von Baijiu

Im Altertum hieß es: „Singe, während du Alkohol genießt, wenn du es noch kannst", und heute sagt man: „Eine Kanne Baijiu tröstet mich über alle Anstrengungen des Lebens". Im Alltag ist die Beurteilung des Geschmacks von Baijiu nicht nur eine Fertigkeit, sondern auch eine Wissenschaft, die Vergügen bereitet und Gesundheit bringt (siehe Abb. 3.18).

Die Farbe wird mit den Augen wahrgenommen. Ein Glas wird zu 1/3 bis 3/5 (v/v) mit Baijiu gefüllt, untersucht werden Farbe, Transparenz und das Vorhandensein von Schwebstoffpartikeln oder Sedimenten aus verschiedenen Blickwinkeln, z. B. horizontal und vertikal. Dann wird das Anhaften am Gefäß durch leichtes Schütteln des Glases untersucht. Dies ist leicht zu erkennen, denn ein qualitativ hochwertiger Baijiu zeichnet sich durch eine seidige Flüssigkeit aus, die klar und transparent ist und keine Verunreinigungen aufweist.

Das Aroma wird durch Riechen geprüft. Der Abstand zwischen der Nase und dem Glas sollte beim Riechen an einer Baijiu-Probe 1–3 cm betragen, wobei eingeatmet wird, ohne in Richtung des Glases auszuatmen. Das Glas sollte vor der Nase auch leicht geschüttelt werden, um das überfließende Aroma zu genießen. Baijiu kann ein körniges, blumiges und süßes Aroma haben, was ein wunderbar angenehmes Gefühl ist.

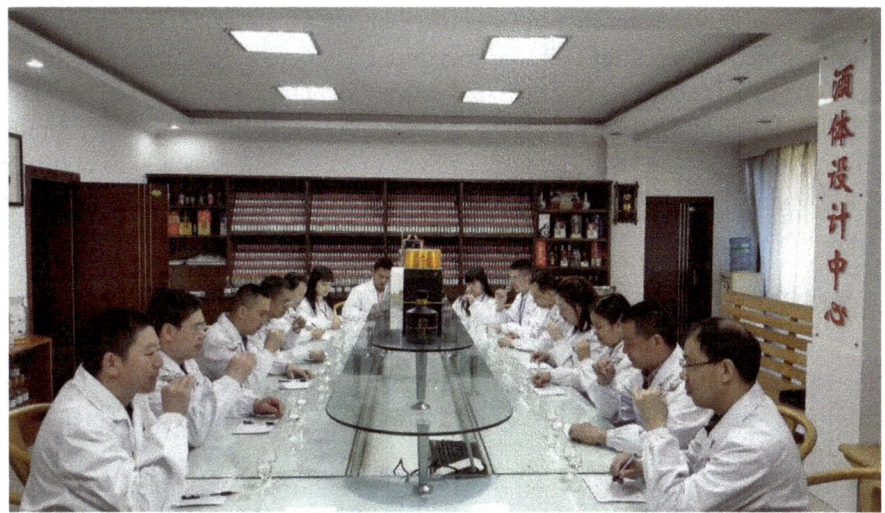

Abb. 3.18 Szene einer Verkostung und Bewertung von Shede-Baijiu aus der Provinz Sichuan

Der Geschmack wird durch Trinken geprüft. Der Baijiu sollte langsam und gleichmäßig aufgenommen werden, um die gesamte Zunge zu bedecken, da die Zungenspitze und der Zungenrand sensitiv für salzigen Geschmack sind. Der vordere Teil der Zunge ist empfindlicher für Süße und die seitlichen Zungenareale in der Nähe des Kiefers reagieren auf sauren Geschmack. Der hintere Teil der Zunge ist empfindlich für bittere und scharfe Geschmacksqualitäten. Es ist wichtig, die Flüssigkeit im Mund zu behalten, langsam zu schmecken und zu schlucken und den Nachgeschmack zu genießen, der auf den süßen und starken Geschmack folgt. Es ist wie das Leben, reich an Aromen und Geschmack, wobei es keine Worte gibt, dies zu beschreiben.

Egal wie gut ein Baijiu schmeckt, man sollte nicht zu viel davon trinken. In den vom US-Gesundheitsministerium und dem US-Landwirtschaftsministerium veröffentlichten *2015–2020 Dietary Guidelines for Americans* heißt es, dass Frauen jeweils nicht mehr als 1 Portionseinheit und Männer nicht mehr als 2 Portionseinheiten zu sich nehmen sollten. Pro Tag sollten eine Frau nicht mehr als 3 Portionseinheiten und ein Mann nicht mehr als als 4 Portionseinheiten trinken. 1 Portionseinheit entspricht 0,6 Unzen einer ethanolhaltigen Spirituose (nahezu 18 ml). Im Allgemeinen entspricht 1 Portionseinheit 355 ml Bier (5 Vol.-%) oder 150 ml Wein (12 Vol.-%) oder 45 ml Baijiu (40 Vol.-%) oder 30 ml Baijiu (60 Vol.-%).

Ein Sprichwort sagt: „Das Trinken sollte am besten mit einem leichten Rausch beendet werden, während Blumen am schönsten sind, wenn sie halb erblüht sind". Die Menschen müssen sich an den Grundsatz halten, dass mäßiges Trinken zur rechten Zeit und mit guten Manieren erforderlich ist. Einer der Autoren dieses Buches sagte in seinem Gedicht *Gesundes Trinken*, dass „100 ml Baijiu die Kommunikation fördern; 250 ml Baijiu lassen einen prahlen; mehr als 250 ml Baijiu würden einen in Verlegenheit bringen; mäßiger Alkoholkonsum ist also für die Gesundheit notwendig".

3.16 Die Trinktraditionen des Huangjiu

Teetrinken folgt eigenen Regeln, ebenso wie das Trinken von Alkohol. Huangjiu ist mild, und wenn er langsam getrunken wird, entfaltet er seinen besten Geschmack.

In den Jahreszeiten, in denen die Temperatur unter 10 °C liegt, wird Huangjiu normalerweise vor dem Trinken erwärmt. Die Art und Weise, wie Huangjiu in Shaoxing erwärmt wird, ist „Chuantong in kochendem Wasser" und sehr interessant. Huangjiu wird in Chuantong [Behälter zum Erwärmen des Huangjiu] gegossen und dann in kochendes Wasser gegeben. Die Temperatur des Huangjiu steigt allmählich an. Wenn er aromatisch ist, ist er servierfertig und hat einen milden Geschmack. Es ist wichtig, ihn nicht zu überhitzen. Man gieße den Huangjiu nach dem Erhitzen zurück in die Flasche(n) und serviere ihn dann in den Bechern. Die bernsteinfarbene Flüssigkeit plätschert im Becher und hat ein angenehmes Aroma. Warmer Huangjiu wärmt den Magen und regt den Blutkreislauf an. Seine Stärke verschwindet schnell, und man fühlt sich dann wohler. Yuanpei Cai, ein Lehrer im modernen China, pflegte Huangjiu zu Hause in Thermosflaschen aufzuwärmen und ihn mit Freunden zu genießen. Sie tranken bei jeder Mahlzeit oft 200 ml pro Person und wurden nie betrunken.

Im Hochsommer empfiehlt es sich, Huangjiu bei einer Temperatur von etwa 3 °C im Kühlschrank zu lagern und ihn dann direkt oder mit Eiswürfeln zu trinken. Die Mischung aus bernsteinfarbenem Huangjiu und glitzernden Eiswürfeln sieht bezaubernd aus und schmeckt erfrischend, und man wird davon nicht leicht betrunken.

Das anschaulichste Verb zur Beschreibung des Huangjiu-Trinkens ist „mi", die Kombination aus Riechen, Nippen und Schmecken, die Huangjiu schmackhafter macht und Freude bringt, während man die Augen schließt. Durch „mi" lassen sich die verschiedenen Aromaelemente besser schmecken, die allmählich in Nase und Mund freigesetzt werden, während Huangjiu mit einem reichen Nachgeschmack und Beigeschmack getrunken wird.

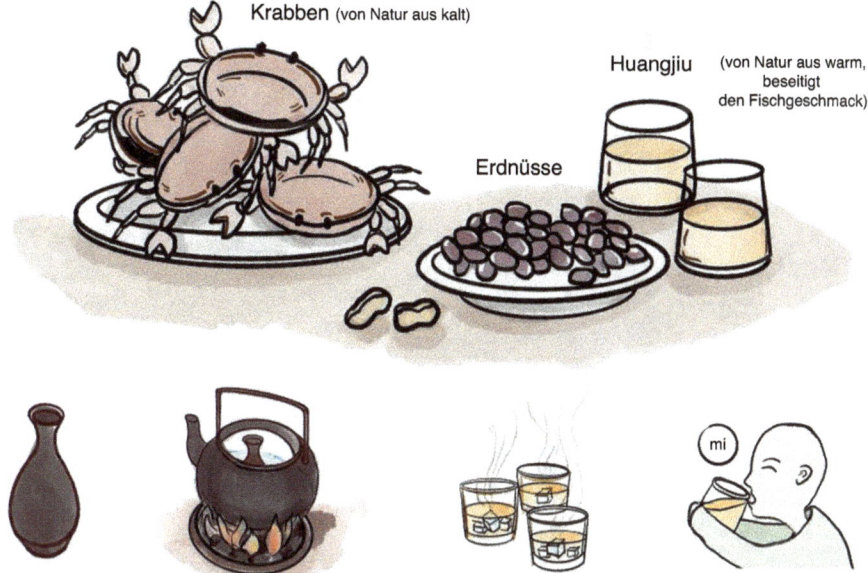

Abb. 3.19 Handgezeichnete Darstellung der Trinktraditionen für Huangjiu. (Mit freundlicher Genehmigung von Zimei Zhao, BTBU)

Huangjiu eignet sich zum langsamen Trinken, und die besten Gerichte, die man dazu essen kann, sind zäh und geschmacksintensiv, wie z. B. gewürzte gekochte Erdnüsse, Fenchelbohnen und getrockneter Tofu. Huangjiu passt perfekt zu chinesischen Wollhandkrabben, wie es die Redensart besagt: „Krabben essen und Huangjiu trinken". Chinesische Wollhandkrabben sind wohlschmeckend, aber nach der traditionellen chinesischen Medizin von Natur aus „kalt", während Huangjiu von Natur aus „warm" ist; somit gibt es weniger gesundheitliche Bedenken, wenn man Krabben zusammen mit Huangjiu verzehrt. Auch der Fischgeruch wird durch Huangjiu neutralisiert, sodass die Krabben noch köstlicher schmecken (siehe Abb. 3.19).

Es ist ein großes Vergnügen, Huangjiu zusammen mit ein paar vertrauten Freunden zu mehreren schönen Gerichten langsam zu trinken. Die leichte Trunkenheit schafft eine entspannende Atmosphäre, den Wunsch, sich einander anzuvertrauen, den Impuls, Gefühle auszudrücken, den Mut, mehr über den anderen zu erfahren, die Erwartung, etwas zu erkunden, was die gegenseitige Distanz verkürzt und den eigenen Geist Stück für Stück öffnet.

4

Brauen

4.1 Brauen von Baijiu mit Starkaroma

Der Baijiu mit Starkaroma (Nong) wurde ursprünglich als Baijiu vom Luzhou-Geschmackstyp bezeichnet. Er wurde nach den Eigenschaften von Luzhou-Laojiao-Baijiu benannt, und seit den 1980er-Jahren ist er als der Baijiu mit Starkaroma bekannt. Er zeichnet sich durch einen kräftigen Geschmack, eine weiche Süße in Kombination mit einer milden Spur von adstringierendem Geschmack, ein harmonisches und ausgewogenes Aroma, einen süßen Hauch am Anfang, ein weiches und klares Mundgefühl und einen lang anhaltenden Nachgeschmack aus.

Nach dem nationalen Standard ist Baijiu mit Starkaroma definiert als eine Spirituose, die aus Getreide durch traditionelle Feststoff-Fermentation mit anschließender Destillation, Reifung und Verschneiden hergestellt wird, ohne den Zusatz von Trinkalkohol oder Aromastoffen aus nichtalkoholischer Gärung, und die Ethylhexanoat als primäre Geschmackskomponente enthält.

Baijiu mit Starkaroma kann gebraut werden unter Verwendung der Ausgangsstoffe Sorghum, Reis (Langkornreis, Klebreis), Weizen und Mais, von Jiuqu (Daqu oder Fuqu bei mittlerer Temperatur) als Starter der Verzuckerung und Fermentation und mit einem als „Hunzheng Xucha (HZ-XCA)" gekennzeichneten Feststoff-Fermentationsprozess. „HZ-XCA" bedeutet, dass die Mischung der geschroteten neuen Getreidebestandteile mit dem Jiupei aus der letzten Fermentation vermischt und einem Dampfdestillationsverfahren im Fass namens Zengtong unterzogen wird. Dieser Vorgang wird auch „Hunzheng Hunshao (HZ-HS, gemeinsames Dämpfen von Ausgangsstoffen und fermentierten Körnern)" genannt. Nach Entnahme aus dem Zengtong wird die Mischung abgekühlt, Qiu hinzugefügt, und das Ganze wird erneut in der Grube fermentiert. Der beschriebene Prozess wird wiederholt durchgeführt. Die meisten Baijiu mit Starkaroma werden nach dieser Methode hergestellt. Dieses Brauverfahren ist dadurch charakterisiert, dass die in verschiedenen Getreidesorten enthaltenen Aromastoffe wie Ester, Phenole oder Vanillin während des Misch- und Dämpfungsprozesses in den Baijiu eingebracht werden können, was den Geschmack des Baijiu verstärkt. Diese Aromen werden als „Getreidearoma" bezeichnet, z. B. Sorghum-Aroma. Beim Mischen und Dämpfen beschleunigen die im Jiupei enthaltene Säure und das Wasser die Verkleisterung der Stärke im Getreide und erleichtern den Gärungsprozess. Durch Zugabe von neuen Körnern kann die Menge an Hilfsstoffen (Spelzen von Reis, Sorghum etc.) verringert und die Qualität des Baijiu verbessert werden. Die Ausgangskörner können mehr als 3-mal fermentiert werden, sodass die Nutzung der Rohmaterialien effizient ist. Die fermentierten Körner und die Brennereikörner werden von den Brennereien im Süden kollektiv als Destillierertreber [Jiuzao] bezeichnet. Da die fermentierten Körner viele Male wieder in Umlauf gebracht und fermentiert werden können, scheint es, als würden sie niemals weggeworfen, weshalb diese Art von Körnern oft als „tausendjähriger Destillierertreber" angesehen wird. Je länger die Gärung des Jiupei dauert, desto mehr Bedingungen kommen zusammen, die eine wichtige Rolle bei der Verbesserung der Qualität und des Geschmacks des Baijiu spielen. Die verbreitete Redewendung „Tausend Jahre Keller und zehntausend Jahre Destillierertreber" veranschaulicht, wie eng die Qualität des Baijiu mit Starkaroma mit dem Keller und dem Destillierertreber zusammenhängt. Die folgende Abbildung zeigt einen Keller, wie er beim Brauprozess von Luzhou-Laojiao-Baijiu, einem typischen Vertreter des Baijiu-Typs mit Starkaroma, genutzt wird (siehe Abb. 4.1).

Baijiu mit Starkaroma ist ein wertvolles historisches und kulturelles Erbe Chinas. Weltweit einzigartig, wird er derzeit am häufigsten produziert und verkauft. Mehr als 70 % der chinesischen Baijiu-Produkte sind vom Starkaroma-Typ.

Je nach den Ausgangskörnern kann der Baijiu mit Starkaroma in 2 Typen unterteilt werden, den Einkorn- und den Mehrkorn-Baijiu. Einkorn-Baijiu mit Starkaroma wird mit Sorghum, einem Einzelrohstoff, gebraut. Typischer Vertreter ist der Luzhou-Laojiao-Baijiu aus der Provinz Sichuan. Mehrkorn-Baijiu mit Starkaroma wird aus einer Mischung aus Weizen, Reis, Mais, Sorghum und Klebreis gebraut und durch Wuliangye-Baijiu aus der Provinz Sichuan repräsentiert. Sorghum ist das vorherrschende Rohmaterial für die Baijiu-Herstellung, gefolgt von Reis, Weizen, Klebreis, Mais, Gerste, Hoch-

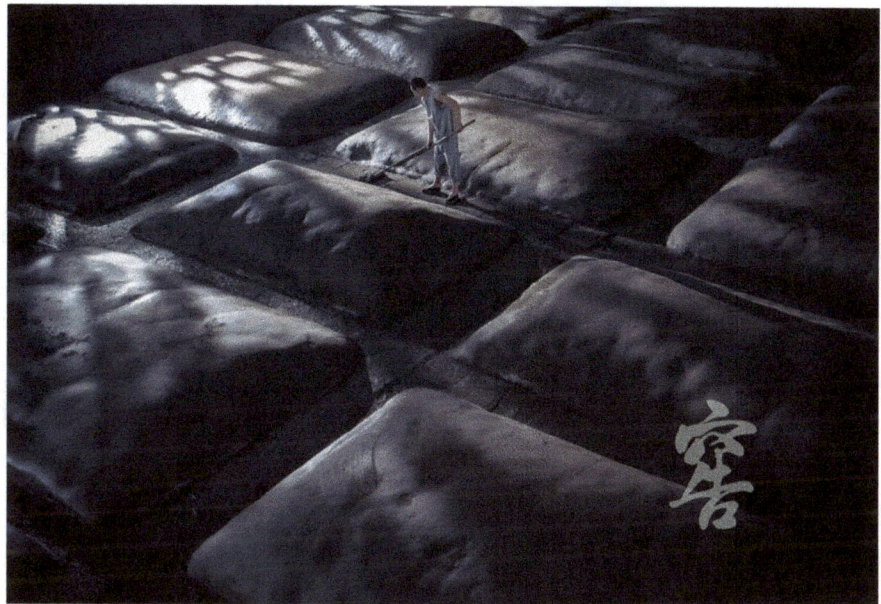

Abb. 4.1 Keller, der beim Brauprozess von Baijiu mit Starkaroma verwendet wird

landgerste etc. Getreide für die Baijiu-Herstellung muss in der Regel folgende Eigenschaften aufweisen: hoher Kohlenhydratgehalt, angemessener Eiweiß- und Tanningehalt, Eignung für die Aufnahme und Verwertung durch Mikroorganismen, leichte Lagerfähigkeit, streng kontrollierter Wassergehalt, um Schimmel und Fäulnis zu vermeiden.

Baijiu mit Starkaroma kann, je nach Verzuckerungs- und Fermentationsstarter, auch in die Geschmackstypen Daqu und Fuqu unterteilt werden. In Südchina dominiert der Daqu-Typ mit Starkaroma, z. B. in den Provinzen Sichuan, Anhui und Jiangsu. Repräsentative Marken sind Wuliangye-Baijiu, Luzhou-Laojiao-Baijiu, Yanghe-Daqu-Baijiu, Jiannanchun-Baijiu, Gujinggong-Baijiu, Quanxing-Daqu-Baijiu und Shuanggou-Daqu-Baijiu. Zu den Produktionsgebieten von Daqu-Baijiu mit Starkaroma in Nordchina gehören Bancheng-Shaoguo-Baijiu in Chengde, Provinz Hebei, und Taoerhe-Baijiu in Baicheng, Provinz Jilin. In Nordchina ist Fuqu-Baijiu mit Starkaroma der wichtigste Geschmackstyp, z. B. in den Provinzen Liaoning, Jilin, Innere Mongolei und Hebei. Repräsentative Marken sind Jinzhou-Qu-Baijiu aus Liaoning, Dehui-Daqu-Baijiu und Longquanchun-Baijiu aus Jilin sowie Ningcheng-Keller-Baijiu und Chifeng-Chenqu aus der Inneren Mongolei. Darüber hinaus verwenden viele Brennereien in der Provinz Shandong, wie Bandaojing, Jingzhi und einige andere andere Marken, Daqu und Fuqu zusammen, um Baijiu mit Starkaroma herzustellen.

4.2 Brauen von Baijiu mit Leichtaroma

Der Baijiu mit Leichtaroma (mildem Aroma) hat eine lange Geschichte, eine einzigartige Verfahrenstechnik, einen milden und süßen Geschmack sowie ein reines Aroma und ist in Nordchina und in Teilen des Südchinas sehr beliebt. Baijiu mit Leichtaroma ist aufgrund seines reinen Aromas auch der beste Basisalkohol für die Herstellung von Likör und von alkoholischen Getränken zu Heilzwecken.

Nach dem nationalen Standard ist Baijiu mit Leichtaroma definiert als eine Spirituose, die aus Getreide durch einen traditionellen Feststoff-Fermentationsprozess, Destillation, Reifung und Verschneiden hergestellt wird, ohne Zusatz von Trinkalkohol oder Aromastoffen aus nichtalkoholischer Gärung, und die Ethylacetat als primäre Geschmackskomponente enthält.

Baijiu mit Leichtaroma wird gebraut mit Sorghum und anderem Getreide als Ausgangsmaterial, und Jiuqu (Mitteltemperatur-Daqu, Niedrigtemperatur-Daqu, Xiaoqu oder Fuqu) dient als Starter für die Verzuckerung und Fermentation. Der Feststoff-Fermentationsprozess wird „Qingzheng QCA (QZ-QCA)" genannt. „QZ-QCA" bedeutet, dass die Ausgangsmaterialien und die Hilfsstoffe getrennt gedämpft und proportional gemischt werden. Dann wird zum Gemisch der Starter für die erste Fermentation hinzugefügt. Nachdem die vergorenen Körner dampfdestilliert wurden, werden keine neuen Körner zugegeben, sondern der Starter wird vor der 2. Gärung hinzugefügt. Schließlich werden die nochmals vergorenen Körner gedämpft. Der Rückstand wird verworfen. Als Hilfsstoffe können Reisspelzen, Reiskleie, Sorghumspelzen, Maiskolben, frische Brennereikörner und Erdnussschalen verwendet werden. Diese können die Stärkekonzentration in den Körnern regulieren, den Säuregehalt verringern oder verbessern, den Alkohol absorbieren, den Gehalt an Huangshui (der serösen gelben Flüssigkeit, die während des Fermentationsprozesses entsteht) und die Porosität sowie den Sauerstoffgehalt des Jiupei aufrechterhalten und Grenzflächeneffekte erhöhen, um so die Umwandlung von Stärke in Zucker während des Dämpfens der Körner zu fördern. Die Zuckerung stellt auch sicher, dass Fermentation und Destillation von Baijiu reibungslos ablaufen. Bei der Brautechnik für Baijiu mit Leichtaroma wird Wert gelegt auf „separates Dämpfen, das Verwerfen von Verunreinigungen, Sauberkeit und Hygiene". Der kritische Punkt ist die Gewährleistung von Klarheit und Reinheit vom Anfang bis zum Ende des Prozesses, einschließlich des getrennten Dämpfens von Rohmaterialien und Hilfsstoffen, einer „klaren und reinen" Fermentierung und einer „klaren und reinen" Destillation. Vorteile dieses Brauprozesses sind eine kurze Fermentationszeit, niedrige Produktionskosten, eine hohe Baijiu-Ausbeute aus den Rohstoffen, ein gerin-

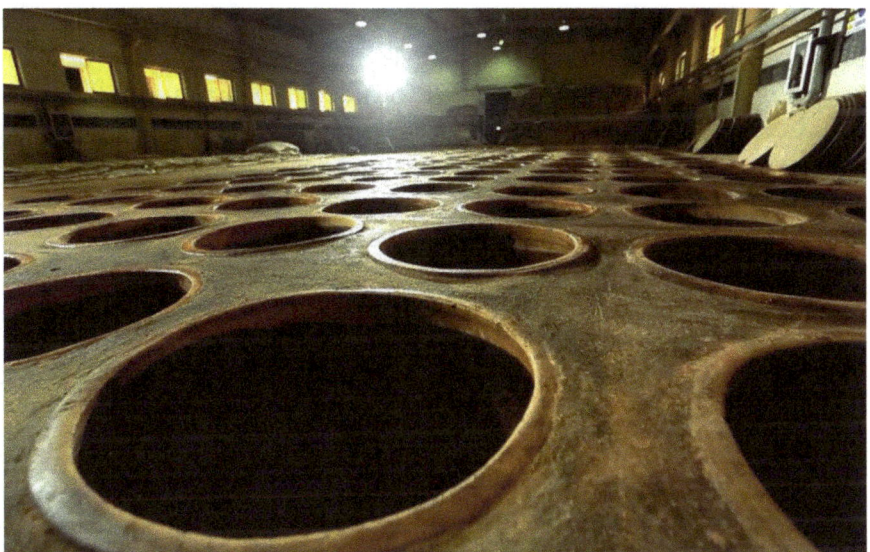

Abb. 4.2 Digang für den Brauprozess von Baijiu mit Leichtaroma

gerer Getreideverbrauch, die Verwendung von Digang [unterirdische Gärbehälter] und eine niedrige Fermentationstemperatur, eine gut gewartete Verarbeitungsanlage und relativ wenige Bestandteile im Baijiu. Die folgende Abbildung zeigt Digang, wie sie im Brauprozess von Fen-Baijiu, einem typischen Vertreter des Baijiu mit Leichtaroma, verwendet werden (siehe Abb. 4.2).

Baijiu-Produkte mit Leichtaroma werden in vielen Gegenden Chinas hergestellt und weisen die meisten Geschmacksvariationen auf. Je nach Jiuqu kann der Baijiu mit Leichtaroma Daqu-Baijiu mit Leichtaroma, Xiaoqu-Baijiu mit Leichtaroma und Baijiu vom Fuqu-Geschmackstyp ergeben. Das Xiaoqu-Aroma ist in Südchina vorherrschend, Daqu- und Fuqu-Geschmack dominieren in Nordchina.

Ein typischer Vertreter des Baijiu vom Typ Daqu-Leichtaroma ist der Fen-Baijiu der Shanxi Xinghuacun Fen Liquor Factory Co., Ltd. Er wird aus Sorghum als Rohstoff und Daqu als Starter der Verzuckerung und Fermentation hergestellt. Das kommerzielle Produkt weist die Charakteristika „weiches Mundgefühl zu Beginn, eine süße Geschmacksnote, ein reines, leichtes Aroma und einen lang anhaltenden Nachgeschmack" auf. Huanghelou-Baijiu, hergestellt von der Wuhan Tianlong Huanghelou Liquor Co., Ltd, Guose-Light-Baijiu aus der Henan Baofeng Liquor Co., Ltd und Erguotou-Baijiu aus Peking sind allesamt Daqu-Baijiu-Typen mit Leichtaroma und haben ihren eigenen einzigartigen Brautechniken.

Xiaoqu-Baijiu mit Leichtaroma wird durch Feststoff-Fermentation aus den Rohmaterialien Sorghum, Mais und Reis und Xiaoqu als Starter der Verzuckerung und Fermentation hergestellt. Seine Herstellung hat eine lange Geschichte und er wird in der Regel in großen Mengen produziert. Es ist beliebt in der Provinz Sichuan, der Stadt Chongqing, der Provinz Yunnan, der Provinz Guizhou, der Provinz Hubei und an ein paar anderen Orten. Jedes Produkt hat seinen eigenen einzigartigen Stil. Typische Vertreter sind Jiangjin-Laobaigan-Baijiu und Yongchuan-Sorghum-Baijiu aus der Stadt Chongqing, Yulin-Baijiu aus der Yunnan-Provinz und Jinpai-Xiaoqu-Baijiu aus der Provinz Hubei.

Fuqu-Baijiu mit Leichtaroma wird mithilfe eines Feststoff-Fermentationsverfahrens mit den Rohmaterialien Sorghum und Mais und Fuqu als Verzuckerungs- und Fermentationsmittel hergestellt. Der Prozess weist einen kurzen Produktionszyklus und eine hohe Baijiu-Ausbeute auf. Typische Vertreter dieser Art von Baijiu sind Liuquxiang-Baijiu aus der Provinz Shanxi, Lingta-Baijiu aus der Provinz Liaoning, Laobaigan-Baijiu aus der Stadt Harbin und Caoyuanwang-Baijiu aus der Autonomen Region Innere Mongolei.

4.3 Brauen von Baijiu mit Soßenaroma

Baijiu mit Soßenaroma (Jiang), auch Moutai-Baijiu, ist bekannt für sein elegantes und anmutiges Aroma, seine Zartheit, seinen weichen, reichen und vollen Körper und seinen anhaltenden Nachgeschmack. Er wird von Verbrauchern zutiefst geliebt.

In der nationalen Norm wird Baijiu mit Soßenaroma als eine Baijiu-Art mit Soßengeschmacksnote definiert, die aus Sorghum, Weizen und Wasser durch traditionelle Feststoff-Fermentation, Destillation, Reifung und Verschneiden hergestellt wird, ohne Zugabe von Trinkalkohol oder Aromastoffen aus nichtalkoholischer Gärung.

Baijiu mit Soßenaroma kann unterteilt werden in Daqu und Fuqu entsprechend den verschiedenen Startern der Verzuckerung und Fermentation.

Moutai-Baijiu aus der Provinz Guizhou und Lang-Baijiu aus der Provinz Sichuan sind typische Vertreter des Typs Daqu-Baijiu mit Soßenaroma. Die Braumethode für Daqu-Baijiu mit Soßenaroma ist sehr charakteristisch. Als Ausgangsmaterial wird Sorghum verwendet, und als Starter der Verzuckerung und Fermentation wird Hochtemperatur-Daqu aus Weizen eingesetzt. Der Prozess umfasst die 2-malige Beschickung mit Rohmaterialien, die 8-malige Wiederholung der Fermentation und die 7-malige Baijiu-Entnahme. Anschließend werden nach langer Lagerzeit 3 typische Baijiu-Basisansätze mit Soßen-,

Mild- und Kellergeschmack mit den verschiedenen Durchläufen des fermentierten Baijiu verschnitten. „2-malige Beschickung" bezieht sich auf den Prozess, bei dem das Rohmaterial Sorghum zuerst mit etwa der Hälfte des Gesamtvolumens eingegeben wird, woraufhin gedämpft, der Starter zugegeben sowie fermentiert wird. Die verbleibende Hälfte wird nach der ersten Fermentation zu den vergorenen Körnern gegeben, und die Fermentation wird nach der Destillation und Zugabe des Starters fortgesetzt. „Fermentation in 8 Durchläufen" bezieht sich auf den Prozess des Verwerfens des Destilliertrebers nach 8-facher Fermentation und Destillation ab der ersten Beschickung. Nach der 1. und 2. Runde der Zugabe von Rohmaterialien wird ab dem 3. Durchlauf nur noch Daqu hinzugefügt. „7-malige Baijiu-Entnahme" bezieht sich auf den destillierten Baijiu, der nach den letzten 7 Fermentationsrunden entnommen und getrennt nach Aromaeigenschaften und Durchlauf gelagert wird, während die Destillation des Baijiu nach der ersten Fermentation direkt wieder zu den fermentierten Körnern für die kontinuierliche Fermentation gegeben wird.

Die technologischen Merkmale des Daqu-Baijiu mit Soßenaroma lassen sich wie folgt zusammenfassen: „4 hoch, 2 lang, 1 groß und 1 angemessen".

„4 hoch" erklärt sich wie folgt: (1) Hochtemperatur-Daqu wird als Starter für die Verzuckerung und Fermentation verwendet und bei einer Temperatur > 60 °C hergestellt; (2) Hochtemperatur-Anreicherung bedeutet, dass die vergorenen Körner an der Luft gehalten werden, bis sie 45–50 °C erreichen, bevor sie zur weiteren Fermentation in Gruben verbracht werden; (3) Hochtemperatur-Fermentation heisst, die Temperatur in den Gärgruben kann 42–45 °C erreichen; (4) Hochtemperatur-Destillation bedeutet, dass die Destillationstemperatur für Baijiu mit Soßenaroma höher ist als für die anderen Geschmacksrichtungen von Baijiu.

Eines der beiden „2 lang" bezieht sich auf einen langen Produktionszyklus. Dieser dauert etwa 1 Jahr vom Beginn der Beschickung mit Getreide bis zum Ende der Baijiu-Produktion. Das andere meint eine lange Lagerzeit, im Allgemeinen mehr als 3 Jahre. Eine Langzeit-Lagerung ist wichtig, um die Stabilität der Geschmacksqualität von Baijiu mit Soßenaroma zu gewährleisten (siehe Abb. 4.3).

„1 groß" bezieht sich auf die große Menge an Startermaterial, die beim Brauprozess von Baijiu mit Soßenaroma verwendet wird. Unter allen Geschmacksrichtungen von Baijiu ist sie am größten, und das Verhältnis Starter:Rohmaterialien beträgt 1:0,85–0,95.

„1 angemessen" bezieht sich auf die mehrfachen Fermentations- und Destillationszyklen, in der Regel 8 Fermentations- und 7 Destillationsrunden.

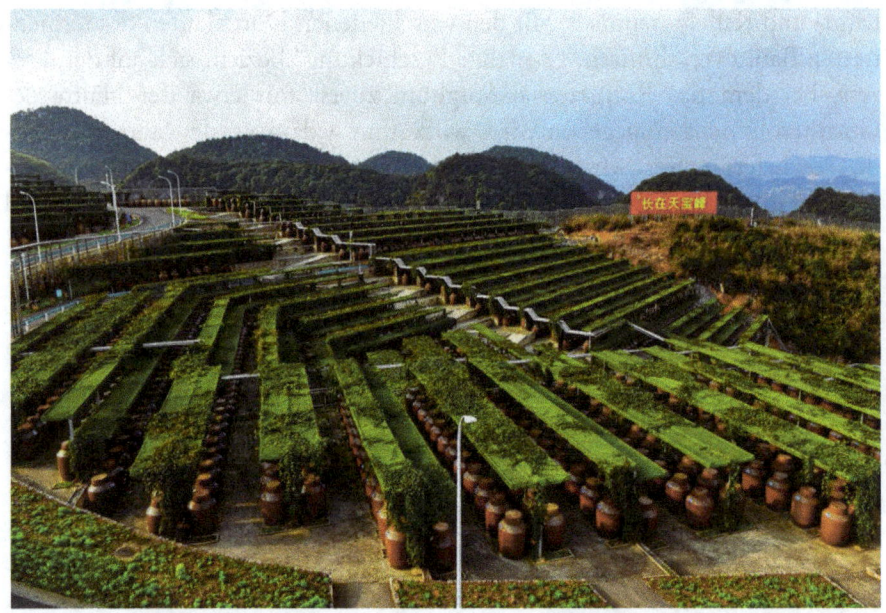

Abb. 4.3 Langzeitlagerung von Baijiu mit Soßenaroma (Lang-Baijiu)

Der Typ Daqu-Baijiu mit Soßenaroma wurde basierend auf der Imitation von Moutai-Baijiu in den 1950er-Jahren entwickelt. Er wurde unter Verwendung von Fuqu als Starter zur Verzuckerung und Fermentation und mithilfe der „QingzhengXCA"-Brautechnik (QZ-XCA) hergestellt, wobei die technologischen Merkmale Hochtemperatur-Anreicherung, Fermentation und Destillation beibehalten wurden. „QZ-XCA" bezieht sich auf das Verfahren, bei dem die getrennt gedämpften Ausgangskörner mit den verbliebenen vergorenen Körnern aus dem vorherigen Fermentationszyklus gemischt werden, bevor ein Fuqu-Starter zur weiteren Fermentation zugegeben wird. Typische Vertreter von Fuqu-Baijiu mit Soßenaroma sind Yingchun-Baijiu von Hebei Langfang Yingchun Liquor Co, Ltd, Lingchuan-Baijiu aus der Liaoning Jinzhou Lingchuan Liquor Factory und Qianchun-Baijiu von Guizhou Qianchun Liquor Co. Ltd. Der Fuqu-Baijiu mit Soßenaroma hat die Vorteile einer hohen Ausbeute und kurzer Fermentations- und Lagerzeiten.

Guotai-Baijiu, Xi-Baijiu, Diaoyutai-Baijiu, Tiananmen-Baijiu, Chengtianmen-Baijiu, Wuling-Baijiu, gealterter Yunmen-Baijiu, Jinsha Huisha-Baijiu, Zhenjiu, etc. sind alle Daqu-Baijiu mit Moutai-Geschmack.

4.4 Brauen von Baijiu mit Reisaroma

Baijiu mit Reisaroma (Mi) ist eine Art Xiaoqu-Baijiu, der sich von Reisalkohol und Huangjiu ableitet. Er hat die Eigenschaften farblos, klar und transparent, mit einem eleganten und anmutigen Honigaroma, einem süßem Anfangsgeschmack und einem erfrischendem und lang anhaltend angenehmen Geschmack.

Baijiu mit Reisaroma ist nach nationalem Standard definiert als eine Art Spirituose, die aus Reis und anderem Getreide durch traditionelle halbfeste Fermentation, Destillation, Reifung und Verschneiden hergestellt wird, ohne Zusatz von Trinkalkohol oder durch nichtalkoholische Gärung entstandene Aromastoffe. Er hat den primären Mischgeschmack von Ethyllactat und β-Phenylethanol.

Baijiu mit Reisaroma wird hergestellt mit Reis als Ausgangsgetreide, Xiaoqu als Starter der Verzuckerung und Fermentation, Feststoff-Fermentation im Anfangsstadium, gefolgt von Flüssig-Fermentation im späteren Stadium und Destillation in flüssigem Zustand. Aufgrund der Verzuckerung im festen Zustand und der Bakterienkulturen ist der Anteil an Jiuqu sehr gering, er umfasst in der Regel 0,8–1,0 % des Getreides, was einer der Hauptunterschiede zum Baijiu-Herstellungsverfahren anderer Geschmacksrichtungen ist. Seit den 1980er-Jahren wurden die Prozesse des Dämpfens, der Verzuckerung, der Fermentation und der Destillation von Baijiu mit Reisaroma mechanisiert, wodurch der Arbeitsaufwand verringert, die Produktionseffizienz verbessert und die Produktqualität stabilisiert wurde.

Das wesentliche Merkmal der Produktion von Baijiu mit Reisaroma ist die halbfeste Fermentation, eine Methode zwischen der traditionellen Feststoff- und der modernen Flüssig-Fermentation und einer der größten Unterschiede zu anderen Baijiu-Arten. Je nach Zustand der Materialien während des Fermentations- und Destillationsprozesses können die Brautechniken für chinesischen Baijiu in Feststoff-, halbfeste und Flüssig-Verfahren unterteilt werden. Das Feststoff-Brauverfahren ist die traditionelle Technik in der chinesischen Baijiu-Produktion, die eine hohe Qualität und einen guten Geschmack, aber einen geringen Ertrag und einen hohen Arbeitsaufwand aufweist. Das Flüssig-Brauverfahren ist eine neue Technik, die in den 1960er-Jahren aufkam und deren Hauptvorteile in der hohen Mechanisierung, der geringen Arbeitsintensität, der hohen Baijiu-Ausbeute und der hohen Produktionseffizienz liegen. Allerdings ist der Geschmack von mit dem Flüssig-Brauverfahren hergestelltem Baijiu schlechter als mit dem Feststoff-

Brauprozess. Das halbfeste Verfahren liegt dazwischen und ist ebenfalls ein traditionelles Brauverfahren für chinesischen Baijiu.

Die wichtigsten Produktionsgebiete für Baijiu mit Reisaroma liegen in den Provinzen Guangxi, Guangdong, Hunan, Hubei, Jiangxi, Fujian, Guizhou, Yunnan und Sichuan. Typische Vertreter sind Guilin-Xiangshan- und Sanhua-Baijiu in der Provinz Guangxi, Liuyang-Xiaoqu-Baijiu in der Provinz Hunan sowie Changle- und Conghua-Sanhua-Baijiu in der Provinz Guangdong.

4.5 Brauen von Baijiu mit Feng-Aroma

Der Baijiu-Typ mit Feng-Aroma hat eine lange Geschichte in China und wurde erstmals 1993 eingeführt. Er hat die Charakteristika des leichten und des starken Baijiu-Geschmackstyps mit den Merkmalen eines weichen und reichen Geschmacks, süßer, erfrischender und harmonischer Aromen mit einem langanhaltenden Nachgeschmack.

Baijiu mit Feng-Aroma wird nach dem nationalen Standard definiert als Spirituose mit zusammengesetztem Ethylacetat- und Ethylhexanoat-Aroma, ohne Zusatz von Alkohol oder Aromastoffen aus nichtalkoholischer Gärung, und wird aus Getreide durch traditionelle Feststoff-Fermentation, Destillation, Reifung durch Jiuhai und Verschneiden hergestellt.

Baijiu mit Feng-Aroma wird mit Daqu als Starter der Verzuckerung und Fermentation und mit Sorghum als Ausgangsmaterial nach dem „QZ-XCA"-Verfahren gebraut, wie im Abschnitt „Brauen von Baijiu mit Soßenaroma" beschrieben (Abschn. 4.3). Die technologischen Merkmale sind: (1) Anstatt aus Weizen wird Daqu aus Gerste und Erbsen hergestellt, und es handelt sich um einen Daqu mit mittlerer bis hoher Temperatur. (2) Die Fermentationszeit ist kurz. Sie betrug früher 11–14 Tage, wurde jedoch auf 18–23 Tage verlängert und ist damit die kürzeste Fermentationszeit unter den berühmten nationalen Baijiu-Marken. (3) Die Fermentation erfolgt in neuen Lehmgruben, die jedes Jahr erneut eingeschlämmt werden. (4) Er wird, anders als andere Baijiu-Arten, die normalerweise in Porzellankrügen aufbewahrt werden, in Jiuhai gelagert. Der frische Baijiu muss 3 Jahre lang gelagert werden, bevor er zum Verschneiden und zur Herstellung von kommerziellem Baijiu verwendet werden kann. Derzeit wird die Brautechnik für Feng-Baijiu in mehrfacher Hinsicht verbessert. Zum einen wird den Rohstoffen für die Daqu-Produktion Weizen hinzugefügt; zum zweiten wird die Fermentationszeit auf 30 Tage verlängert; zum dritten wurden die Geschmackstypen in Richtung Feng-Stark, Feng-Stark-Soße und diverse weitere Geschmacksrichtungen weiterentwickelt.

Baijiu mit Feng-Aroma wird hauptsächlich im Nordwesten und Nordosten Chinas hergestellt. Typische Vertreter sind Xifeng-Baijiu aus der Shanxi Xifeng Liquor Co., Ltd. und Taibai-Baijiu aus der Shanxi Taibai Liquor Co., Ltd.

4.6 Brauen von Baijiu mit gemischtem Aroma

Basierend auf der Erfahrung bei der Produktion von berühmtem Baijiu wurde der Baijiu mit gemischtem Aroma (Jian oder Nongjiang) in den frühen 1970er-Jahren durch eine innovative Kombination der Methoden für die Baijiu-Typen mit Stark- und mit Soßenaroma entwickelt. Gegenwärtig dominiert der Baijiu mit gemischtem Aroma vom Typ Stark-Soße mit wohligem Geschmack und einzigartigem Stil, der sowohl die Eleganz und Zartheit eines Baijiu mit Soßenaroma als auch die Süße und Erfrischung eines Baijiu mit Starkaroma aufweist.

Laut nationaler Norm ist ein Baijiu mit gemischtem Aroma definiert als Spirituose mit einem einzigartigen Stark-Soße-Mischgeschmack, der durch traditionelle Feststoff-Fermentation, Destillation, Reifung und Verschneiden aus Getreide hergestellt wird, ohne Zugabe von Trinkalkohol oder Aromastoffen aus nichtalkoholischer Gärung.

Baiyunbian-Baijiu aus der Hubei Baiyunbian Liquor Co., Ltd. und Yuquan-Baijiu aus der Heilongjiang Yuquan Liquor Co., Ltd. sind typische Vertreter des Biajiu mit Stark-Soße-Mischgeschmack. Die Geschmackscharakteristika dieser beiden Arten unterscheiden sich aufgrund ihrer Zubereitungstechniken.

Baiyunbian-Baijiu aus der Provinz Hubei zeichnet sich durch ein starkes Aroma in Kombination mit Soßengeschmack aus. Er wird mit Sorghum als Ausgangsmaterial und einer Konbination der Braumethode für den Baijiu-Typ mit Starkarmoa basierend auf dem Verfahren für den Baijiu-Typ mit Soßenaroma hergestellt. Im Allgemeinen ist das Vorgehen wie folgt: 3- bis 4-malige Beschickung, 6-maliges Aufhäufen, Dämpfen, eine Kombination aus „Qingzheng Qingshao" (QZ-QS, d. h. getrenntes Dämpfen von rohem Getreide und Jiupei) und „HZ-HS", Kellergärung, 9 Verfahrensdurchläufe, 7-malige Baijiu-Entnahme und langfristige Lagerung und Verschneiden. Verglichen mit der Braumethode für Baijiu mit Soßenaroma umfasst das Herstellungsverfahren von Baiyunbian-Baijiu eine weitere Runde von Fermentation und Dämpfen, insgesamt also 9 Durchgänge. Neben der 1. und 2. Beschickungsrunde, wie beim Baijiu mit Soßengeschmack, sind im 7. und 8. Durchgang 1–2, insgesamt also 3–4, Beschickungen erforderlich. Außerdem wird Hochtemperatur- und Mitteltemperatur-Daqu in Kombination verwendet. Während einiger der ersten Durchgänge findet eine Daqu-Fermentation bei Hochtemperatur statt, eine Daqu-Fermentation bei mittlerer Temperatur folgt während der letzten 2–3 Runden oder im 8. Durchgang. Hochtemperatur-Akkumulation und -Fermentation werden in wenigen der ersten Runden angewandt, gefolgt von 2–3 oder 8 Runden mit der Methode für den Baijiu-Typ mit Starkaroma und Niedrigtemperatur-Fermentation.

Charakteristisch für Yuquan-Baijiu aus der Provinz Heilongjiang ist der starke Geschmack, der Soßenaroma enthält; dieser wird in einem bestimmten Verhältnis aus den Baijiu-Geschmackstypen Soße und Stark gemischt. Der Basis-Baijiu mit den beiden genannten Geschmacksrichtungen wird mit verschiedenen Braumethoden hergestellt und dann nach der Reifung separat verwendet. Dieser Prozess wird auch als „typabhängige Fermentation, typabhängige Reifung und Verschneiden auf wissenschaftlicher Grundlage" bezeichnet. Der Baijiu-Typ mit Starkaroma wird mit Sorghum als Ausgangsmaterial und einem Mitteltemperatur-Daqu als Starter der Verzuckerung und Fermentation milhilfe des Festkörper-Brauverfahrens „HZ-XCA" produziert. Der Baijiu mit Soßenaroma wird nach der typischen Methode mit einer Beschickung und 6 Durchläufen der fermentierten Körner hergestellt. Die Körner werden nach 6 Fermentationsrunden gemäß dem „HZ-HS"-Verfahren weiterverwendet.

4.7 Brauen von Baijiu mit Dong-Aroma

Baijiu mit Dong-Aroma, auch bekannt als Baijiu mit Kräutergeschmack, ist eine neue Gattung und ein neuer Geschmackstyp von chinesischem Baijiu. Der Körper des Baijiu ist klar und transparent mit elegantem, angenehmem und weichem Aroma und einem langanhaltenden Nachgeschmack. „Ester-, Alkohol- und Kräuteraroma" sind 3 wichtige Merkmale des Baijiu mit Dong-Aroma.

Baijiu mit Dong-Aroma wird nach lokalem Standard der Provinz Guizhou als Spirituose mit den Getreidesorten Sorghum, Weizen und Reis definiert. Daqu und Xiaoqu werden nach einzigartigen traditionellen Verfahren hergestellt und in großen und kleinen Kellern nach einem Feststoffverfahren fermentiert, dann gemeinsam destilliert und schließlich lange gelagert und, ohne Zusatz von Trinkalkohol oder Aromastoffen aus nichtalkoholischer Gärung verschnitten.

Baijiu mit Dong-Aroma wird mit Sorghum gebraut mithilfe der Feststoff-Fermentation von aus Reis hergestelltem Xiaoqu (auch als Reis-Starter bekannt) und Daqu aus der Feststoff-Fermentation von Weizen, um aromafermentierte Getreide (eine Art fermentierter Körner) zu produzieren.

Anschließend wird das die fermentierte Getreide zur Feststoff-Destillation unter die geschmacksfermentierten Körner gelegt. Ein technologisches Merkmal ist, dass Daqu und Xiaoqu gleichzeitig verwendet werden und dass bei der Zubereitung von Daqu und Xiaoqu chinesische Heilkräuter hinzugefügt werden; insgesamt kommen mehr als 130 Arten chinesischer Heilkräuter gemeinsam zum Einsatz. Ein weiteres Merkmal ist das abwechselnde Dämpfen von doppelt fermentierten Körnern, bei dem beiden Arten von fermentiertem Getreide zusammen destilliert werden. Diese Art der geschmacksübergreifenden Destillation hat einen wichtigen Einfluss auf die Entwicklung der Baijiu-Industrie und ist in der Produktion vieler Baijiu-Typen weit verbreitet.

Typischer Vertreter des Baijiu-Typs mit Dong-Aroma ist der Dong-Baijiu aus der Guizhou Dong Jiu Co., Ltd. Es gibt ähnliche Baijiu-Geschmacksrichtungen in den Provinzen Sichuan, Jiangxi, Shandong, Hubei, Yunnan, Henan etc.

4.8 Brauen von Baijiu mit Chi-Aaroma

Baijiu mit Chi-Aroma, auch bekannt als fermentierter Yubingshao-Baijiu und Roubingshao-Baijiu mit Sojageschmack, ist eine Art Xiaoqu-Baijiu. Er ist klar und durchsichtig, farblos bis hellgelb, kristallklar, hat einen einzigartigen Geschmack von fermentierten Sojabohnen, ist weich und sanft und hat einen erfrischenden Nachgeschmack.

Der nationale Standard definiert den Baijiu mit Chi-Aroma als Spirituose mit den Charakteristika fermentierter Sojabohnen, die unter Verwendung von Reis oder vorzerkleinertem Reis als Ausgangsmaterial und durch Kochen hergestellt wird, wobei große Jiuqu-Kuchen als primärer Starter für die Verzuckerung und Fermentation verwendet werden; während der Verzuckerung wird fermentiert, destilliert, mit abgestandenem Fleisch gereift und verschnitten, ohne Zusatz von Trinkalkohol oder nicht selbstfermentierenden Farb-, Aroma- und Geschmacksstoffen.

Der Baijiu mit Chi-Aroma wurde 1984 vom Baijiu mit Reisaroma separiert und als neuer Geschmackstyp definiert, die Brautechnik war ein typischer Vertreter der gleichzeitigen Fermentation und Verzuckerung. Da es keinen separaten Verzuckerungsprozess gibt, ist die Menge des verwendeten Jiuqu größer als beim Baijiu mit Reisaroma (18–20 % der Körner), und es wird ein traditioneller Flüssig-Fermentaionsprozess angewandt. Das „Eintauchen von gealtertem Fleisch", bei dem ein Stück fettes Schweinefleisch für einen bestimmten Zeitraum in den frisch destillierten Baijiu eingelegt wird, ist ein weiterer einzigartiger Verarbeitungsschritt im Brauprozess für Baijiu mit Chi-

Aroma. Die Herstellung von Baijiu mit Chi-Aroma ist inzwischen mechanisiert worden, was die Produktionseffizienz erheblich verbessert, den Arbeitsaufwand verringert und die Produktqualität stabilisiert.

Baijiu mit Chi-Aroma wird hauptsächlich in der Provinz Guangdong, China, hergestellt. Typischer Vertreter ist der Shiwan-Yubingshao-Baijiu aus der Guangdong Shiwan Winery Group Co., Ltd.

4.9 Brauen von Baijiu mit Te-Aroma

Baijiu mit Te-Geschmack ist eine Art von kristallklarem Daqu-Baijiu mit elegantem Aroma, reinem Geschmack und weichem Körper. Sein Aroma ist leicht und reichhaltig, elegant und wohlig, mit einem weichen, süßen, runden und harmlosen Mundgefühl. Der Gesamtstil des Baijiu mit Te-Aroma wird zusammengefasst als „alle drei Typen, aber nicht wirklich einer von ihnen", d. h. mit den Eigenschaften der Baijiu-Typen mit Soßen-, Stark- und Leichtaroma, aber auch mit erkennbaren eigenen Eigenschaften.

Der nationale Standard definiert Baijiu mit Te-Aroma als Spirituose mit Reis als Haupt-Rohmaterial, einem Daqu aus Mehl, Weizenkleie und Destilliertreber als Verzuckerungs- und Fermentationsmittel, der durch Feststoff-Fermentation in einem rotgestreiften Steinkeller, Feststoff-Destillation, Reifung und Verschneiden vergoren wird, ohne direkte oder indirekte Zugabe von Trinkalkohol oder nicht selbstfermentierenden Substanzen.

Baijiu mit Te-Aroma wird mit der Feststoffmethode „HZ-XCA" mit den Merkmalen „Vollkornreis als Rohmaterial; Mehl, Weizenkleie und Destilliertreber zur Herstellung von Daqu und rotgestreifter Steinkeller" gebraut. „Mehl, Weizenkleie und Destilliertreber zur Daqu-Herstellung" verweist auf die Tatsache, dass Daqu bei Baijiu mit Te-Aroma ein Starter für die Verzuckerung und Fermentation ist und durch die Mischung von Mehl (35–40 %), Weizenkleie (40–50 %) und Destilliertreber (20–15 %) in einem bestimmten Verhältnis hergestellt wird, was bei der Produktion von Baijiu einzigartig ist. Die Bezeichnung „rotgestreifter Steinkeller" bezieht sich darauf, dass der Gärkeller für Baijiu mit Te-Aroma mit rot gepolsterten Stein- und Zementfugen ausgestaltet ist und Lehm nur am Boden und beim Verschließen des Kellers verwendet wird. Die lockere Beschaffenheit, die große Anzahl von Poren und die starke Wasseraufnahme der rotgestreiften Steine begünstigen das Wachstum und die Vermehrung der Brauereimikroorganismen, was einer der Gründe für die Entstehung des Stils von Baijiu mit Te-Aroma ist.

Baijiu mit Te-Aroma ist ein besonderes Produkt der Provinz Jiangxi in China. Typische Vertreter sind Si'te-Baijiu aus der Jiangxi Si'te Liquor Co.,

Ltd., Jiangxi-Tequ-Baijiu aus der Jiangxi Winery Co., Ltd., Lidu-Baijiu aus der Jiangxi Lidu Liquor Co., Ltd. und Fuyun-Tequ-Baijiu aus der Jiangxi Fuyun Liquor Co., Ltd.

4.10 Brauen von Baijiu mit Laobaigan-Aroma

„Laobaigan" bedeutet: lange Geschichte (lao), klare und transparente Farbe (bai) und hoher Alkoholgehalt (gan). Der Laobaigan-Baijiu wurde im Jahr 2007 offiziell anerkannt. Er zeichnet sich durch einen reinen, eleganten und milden Geschmack sowie einen reichen und weichen Baijiu-Körper aus.

Der nationale Standard definiert den Baijiu mit Laobaigan-Aroma als Spirituose, die aus Getreide durch traditionelle Feststoff-Fermentation, Destillation, Reifung und Verschneiden ohne Zusatz von Trinkalkohol oder nicht aus einer Gärung abgeleiteten Substanzen hergestellt wird und den zusammengesetzten Geschmack von Ethylacetat und Ethyllaktat aufweist.

Für Baijiu mit Laobaigan-Aroma wird Sorghum als Ausgangsmaterial und Mitteltemperatur-Daqu als Starter der Verzuckerung- und Fermentation verwendet. Er wird nach der „Lao Wu Zeng"-Methode (LWZ) hergestellt, einem traditionellen Verfahren zur Herstellung vieler Baijiu-Geschmacksrichtungen in China. Der Kern dieser Methode besteht darin, fermentierte Körner zu dämpfen und 5-mal mit neuen Getreidematerialien zu verschneiden. Unter Normalbedingungen gibt es 4 Schichten fermentierter Getreide im Keller und 5 Zyklen des Dämpfens von Getreide und des Verschneidens mit neuen Getreidematerialien. Außerdem wird der Fermentationsprozess in unterirdischen Behältern durchgeführt (siehe Abb. 4.4), und die Fermentationszeit ist relativ kurz (12–14 Tage), während die Ausbeute an Baijiu hoch ist (bis zu 50 %). Darüber hinaus ist die Lagerungszeit von Laobaigan-Baijiu kurz, im Allgemeinen 3–6 Monate. Zurzeit wird die Brautechnologie mechanisiert.

Baijiu mit Laobaigan-Aroma wird hauptsächlich im Norden und Nordosten Chinas produziert; typischer Vertreter ist Laobaigan-Baijiu und SBJF-Baijiu aus Hengshui in der Provinz Hebei.

4.11 Brauen von Baijiu mit Sesamaroma

Baijiu mit Sesamaroma ist einer der beiden Baijiu-Geschmackstypen, die nach Gründung der Volksrepublik China entstanden sind. Er ist im Allgemeinen farblos bis gelblich, kristallklar, mit elegantem und ausgeprägtem Sesamgeschmack, weichem und zartem, harmonischem Aroma und lang-

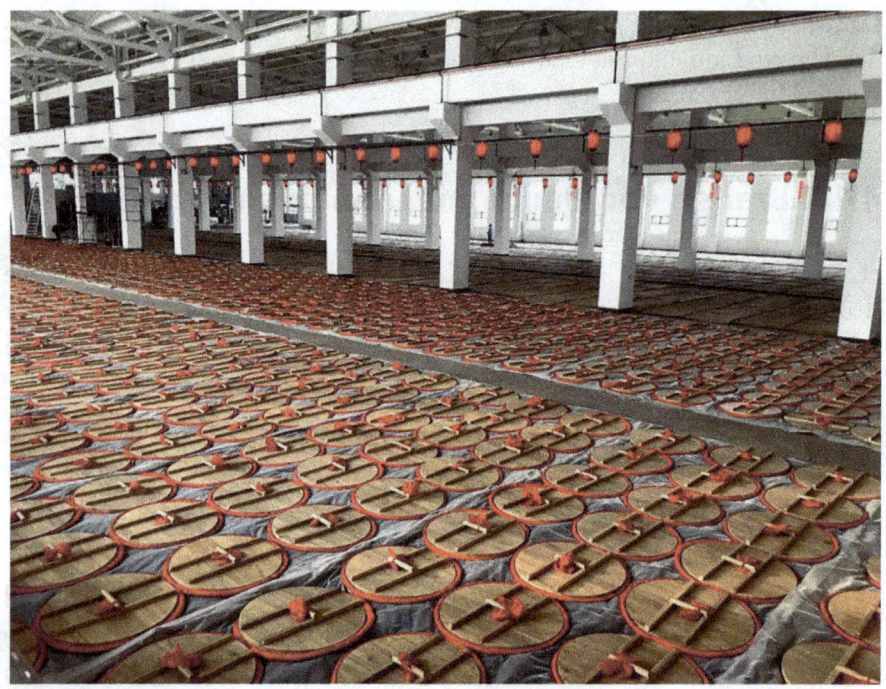

Abb. 4.4 Fermentation in Digang beim Brauprozess von Baijiu mit Laobaigan-Aroma

anhaltendem Nachgeschmack. Er hat die Geschmacksrichtungen Stark, Leicht und Soße.

Nach nationalem Standard wird Baijiu mit Sesamaroma aus Sorghum, Weizen (Kleie) und anderen Getreiden durch traditionelle Feststoff-Fermentation, Destillation, Reifung und Verschneiden ohne Zugabe von Trinkalkohol oder nicht selbstfermentierenden Substanzen hergestellt, und er hat einen Sesamgeschmack.

Baijiu mit Sesamaroma wird mit der Feststoff-Methode „HZ-XCA" oder „QZ-XCA" gebraut, die die Merkmale „Kombination von Duaqu und Fuqu und 3 hoch und 1 lang" aufweist. „Kombination von Duaqu und Fuqu" bezieht sich auf die Verwendung von gemischtem Mittel- und Hochtemperatur-Daqu und Fuqu als Starter der Verzuckerung und der Fermentation. „3 hoch und 1 lang" bezieht sich auf stickstoffreiche Inhaltsstoffe, Hochtemperatur-Akkumulation, Hochtemperatur-Fermentation und eine lange Reifezeit. Beim Brauen von Baijiu mit Sesam-Aroma ist Sorghum neben Weizen und Kleie die wichtigste Zutat. Da Kleie reich an Proteinen ist, kann durch ihre Zugabe das Stickstoff-Kohlenstoff-Verhältnis der Rohmaterialien für die Fermentation verbessert werden. „Hochtemperatur-Akkumulation" bezieht sich auf das Anhäufen der fermentierten Körner vor der Fermentation im Keller, wobei die Temperatur bis zu 40–45 °C betragen kann. „Hochtemperatur-Fermentation" bedeutet, dass die Fermentationstemperatur der Körner in den Kellern höher ist als bei den Baijiu-Typen mit Leicht- und Starkaroma. Im Allgemeinen kann die Fermentationstemperatur mehr als 3 Tage lang über 40 °C liegen. Baijiu mit Sesamaroma wird in der Regel 2–3 Jahre gelagert, um stabile Sesam-Geschmackseigenschaften zu erhalten.

Baijiu mit Sesamaroma wird in den Provinzen Shandong, Jiangsu, Heilongjiang und Jilin sowie an einigen anderen Orten hergestellt. Typische Vertreter sind Guojing-Baijiu aus der Shandong Guojing Holding Group Co., Ltd., Jingzhi-Baijiu aus der Shandong Jingzhi Liquor Co., Ltd., Meilanchun-Baijiu aus der Taizhou Meilanchun Liquor Factory Co., Ltd., Baotuquan-Baijiu aus der Jinan Baotuquan Liquor-Making Co., Ltd. und Wuyue-Duzun-Baijiu aus der Taishan Liquor Group Co., Ltd.

4.12 Brauen von Baijiu mit Fuyu-Aroma

Baijiu mit Fuyu-Aroma, auch bekannt als Baijiu mit Jiugui-Aroma, ist einer der beiden wichtigsten Geschmackstypen, die nach Gründung der Volksrepublik China entwickelt wurden. Er zeichnet sich durch eine klare und transparente Farbe, reiches Aroma, einen süßen und sanften Anfangsgeschmack, einen weichen und reichen Körper, einen harmonischen Geschmack und einen langen Nachgeschmack aus.

Baijiu mit Fuyu-Aroma ist definiert als Baijiu mit einzigartigem Stil und starkem Anfangsgeschmack, mittel-leichtem Aroma und soßigem Nachgeschmack.

Baijiu mit Fuyu-Aroma wird hergestellt aus den 4 Ausgangszutaten Sorghum, Reis (Indica-Reis, polierter Rundkornreis, Klebreis), Weizen und Mais gebraut, wobei die Körner bei hoher Temperatur eingeweicht und separat gedämpft werden, sowie durch Xiaoqu-Verzuckerung, Daqu-Fermentation, Niedrigtemperatur-Kellereintrag, Geschmacksverbesserung im Kellerschlamm, Höhlenlagerung und sorgfältige Verschneideprozeduren. Produziert wird dieser Geschmackstyp mit einem Feststoff-Brauverfahren durch „QZ-QS", das Xiaoqu und Daqu, die Starter für die Verzuckerung und die Fermentantion, kombiniert. Sorghum stellt das hauptsächliche Getreidematerial und macht 40 % der gesamten Getreidebestandteile aus. Xiaoqu wird aus Reismehl hergestellt, Hauptmikroorganismus ist reiner *Rhizopus*. Der Daqu wird aus Weizen bei einer Temperatur von 57–60 °C hergestellt und gehört zu den Mittel- bis Hochtemperatur-Produkten.

Baijiu mit Fuyu-Aroma wird hauptsächlich in der westlichenProvinz Hunan in China hergestellt. Typische Vertreter sind Xiangquan-Baijiu, Jiugui-Baijiu und Neican-Baijiu aus der Jiugui Liquor Co., Ltd.

4.13 Huangjiu-Herstellung in den Provinzen Jiangsu und Zhejiang

Die Provinzen Jiangsu und Zhejiang sind die wichtigsten Gebiete für die Herstellung und den Verzehr von Huangjiu in China, was mehr als 70 % der Gesamtmenge beträgt.

Huangjiu aus den Provinzen Jiangsu und Zhejiang wird aus Reis (Japonica-Reis, Klebreis und Indica-Reis) durch Hefegärung mit Maiqu als Verzuckerungs- und Fermentationsmittel hergestellt, nachdem dieser gepresst, ausgefällt, gefiltert, sterilisiert, in Krüge abgefüllt und gelagert wurde. Huangjiu kann mit traditionellen und maschinellen Methoden hergestellt werden. Durch Fortschritte in der Alkoholproduktion wird die Huangjiu-Herstellung umweltfreundlicher, qualitativ hochwertiger und effizienter, und sie nutzt künstliche Intelligenz (zum Fermentationsprozess bei der traditionellen Huangjiu-Produktion und zu den Apparaturen für den Vorab- und den Anschluss-Fermentationsprozess bei der mechanisierten Huangjiu-Produktion siehe Abb. 4.5, 4.6 und 4.7).

Der Großteil des in der Provinz Zhejiang hergestellten Huangjiu gehört zum traditionellen Typ, während in Jiangsu der leichte (erfrischende) Typ hergestellt wird. Das Aroma des leichten Typs kommt von den Hefen und Enzymen für die Verzuckerung und weniger vom Maiqu; der Geschmack ist erfrischend.

Es gibt viele Huangjiu-Marken in den Provinzen Jiangsu und Zhejiang und jede hat ihre eigene Herstellungstechnik. Je nach Art des bei der Huangjiu-Produktion verwendeten Qu werden die Huangjiu-Typen in Maiqu und Miqu unterteilt.

4.13.1 Mit Maiqu fermentierter Huangjiu

Im nationalen Standard *Huangjiu (GB/T 13662-2008)* wird der Hangjiu nach dem Zuckergehalt in trockenen, halbtrockenen, halbsüßen und süßen Huangjiu eingeteilt.

4 Brauen 97

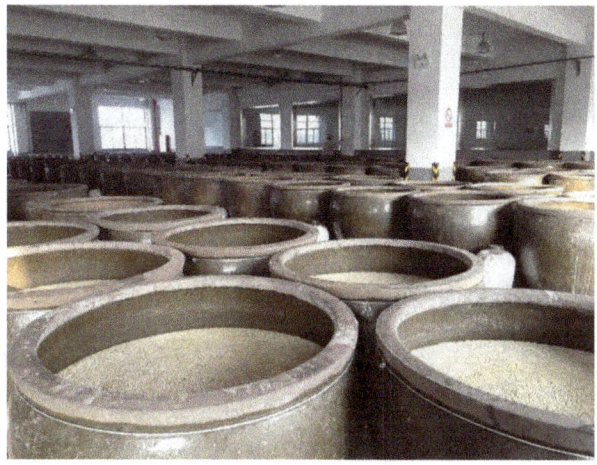

Abb. 4.5 Fermentationsprozess bei der traditionellen Huangjiu-Produktion

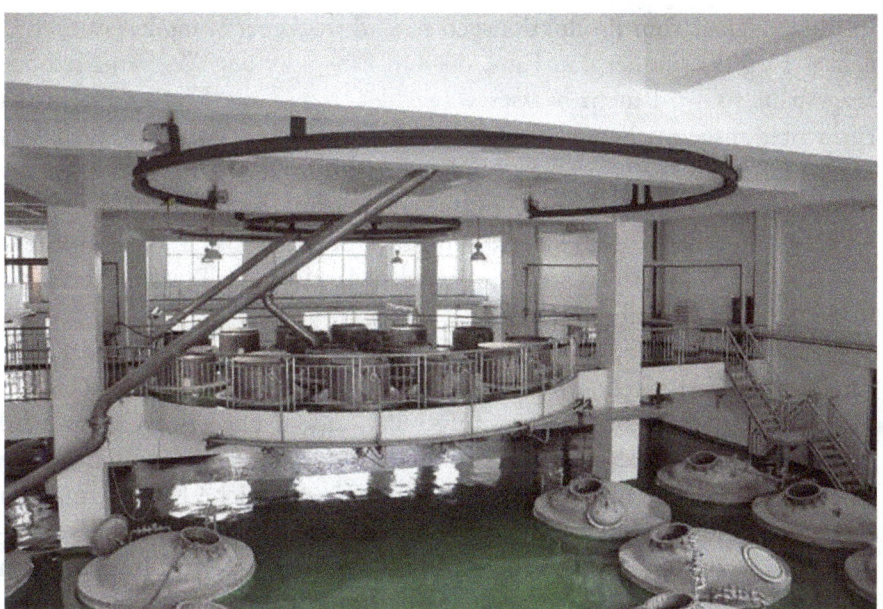

Abb. 4.6 Vorab-Fermentationsprozess bei der mechanisierten Huangjiu-Produktion

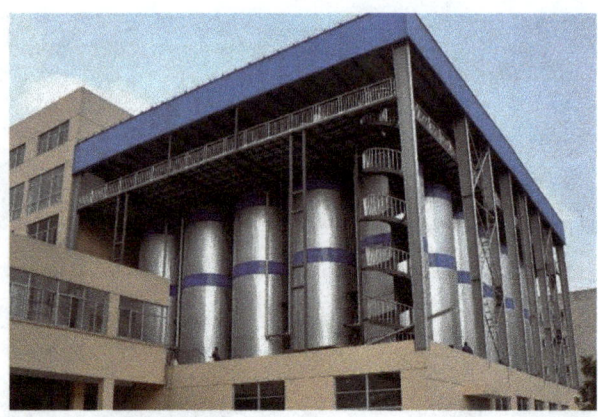

Abb. 4.7 Anschluss-Fermentationsprozess bei der mechanisierten Huangjiu-Produktion

Trockener Hangjiu

In Abhängigkeit vom Produktionsgebiet wird trockener Hangjiu (Zuckergehalt $\leq$ 15 g/l) nach der Tan-Fan-, der Lin-Fan- oder der Wei-Fan-Methode hergestellt. Es wird mehr Wasser verwendet, sodass die Konzentration des Fermentationsgemisches verringert wird. Zusammen mit der niedrigen Fermentationstemperatur und den kurzen Rühr- und Kühlintervallen beschleunigt das die Hefegärung der Rohmaterialien und sorgt dafür, dass weniger Reststärke, Dextrin und Zucker in den Produkten sind und der trockene Geschmack gewährleistet wird. Die typische Marke für das Tan-Fan-Verfahren ist der Shaoxing-Yuanhong-Huangjiu.

Huangjiu aus Jiaxing ist die typische Art von Huangjiu, die nach der Wei-Fan-Methode hergestellt wird. „Wei-Fan-Methode" bedeutet, dass die Rohmaterialien in mehrere Chargen aufgeteilt werden. Die erste Charge wird nach der Lin-Fan-Methode zur Mutterhefe, und die anderen Zutaten werden in mehreren Chargen zugegeben, um eine kontinuierliche Kultivierung der Hefe und eine kontinuierliche Fermentation zu gewährleisten. Diese moderne, nach den Gesetzen der mikrobiellen Reproduktion und Fermentation entworfene Fermentationsmethode arbeitet im Prinzip genauso wie das Verfahren der „9-maligen Zugabe" von Alkohol, das von Cao Cao in der Östlichen Han-Dynastie angewandt wurde, und wie die 3-, 5- und 7-malige Zugabe, die in *Qi Min Yao Shu (Die wichtigsten Techniken für die allgemeine Wohlfahrt des Volkes)* beschrieben sind.

Halbtrockener Huangjiu

Halbtrockener Huangjiu (Zuckergehalt > 15 g/l und ≤ 40 g/l) wird auch Jiafan-Huangjiu genannt, weil die verwendete Wassermenge geringer und der relative Reisanteil größer ist. Jiafan-Huangjiu wird in einfachen und doppelten Jiafan unterteilt, je nach der Menge des zugesetzten Reises. Jiafan-Huangjiu ist gut gemacht und von hoher Qualität, insbesondere der Shaoxing-Jiafan-Huangjiu. Die bernsteinfarbene Flüssigkeit glänzt und hat ein starkes Aroma und einem frischen und reinen Geschmack.

Halbsüßer Huangjiu

Halbsüßer Huangjiu (Zuckergehalt > 40 g/l und ≤ 100 g/l) geht darauf zurück, dass bei der Herstellung Wasser durch Alkohol ersetzt wird. Ähnlich wie bei der „Mutter-Sohn"-Verarbeitung, bei der Wasser durch Sojasoße ersetzt wird, wird bei der Herstellung von Shaoxing-Shanniang-Huangjiu Wasser durch Yuanhong-Alkohol ersetzt. Die Zugabe von Alkohol anstelle von Wasser zu Beginn der Fermentation kann das Wachstum der Hefe bis zu einem gewissen Grad hemmen und zu einer unvollständigen Gärung führen. Der hohe Zuckergehalt und andere zugesetzte Elemente mit dem Originalaroma von Huangjiu erbringen für halbsüßen Huangjiu einen mäßigen Alkoholgehalt, einen süßen Geschmack und ein besonderes Aroma.

Süßer Huangjiu

Süßer Huangjiu (Zuckergehalt > 100 g/l) wird nach der Lin-Fan-Methode hergestellt. Verzuckerungs- und Fermentationsmittel werden dem kalt gegarten Reis zugegeben. Dann wird Baijiu mit einer Alkoholkonzentration von 40–50 Vol.-% hinzugefügt, um die Gärung der Hefe zu hemmen und einen hohen Zuckergehalt zu behalten. Süßer Huangjiu wird immer im Sommer hergestellt, weil der anfängliche Alkoholgehalt vor einer Kontamination durch andere unerwünschte Mikroorganismen schützen kann. Süße Huangjiu-Produkte aus verschiedenen Regionen schmecken aufgrund der verschiedenen Inhaltsstoffe und Herstellungsverfahren unterschiedlich. Repräsentative Vertreter von süßem Huangjiu sind Xiangxue-Huangjiu aus Shaoxing in der Provinz Zhejiang und Fenggang-Huangjiu aus Danyang in der Provinz Jiangsu.

4.13.2 Mit Miqu fermentierter Huangjiu

Miqu umfasst roten Qu, schwarz-roten Qu und gelb ummantelten roten Qu, die entsprechend den roten Qu-Huangjiu, den schwarz-roten Qu-Huangjiu und den gelb-roten Qu-Huangjiu ergeben. Durch Miqu fermentierter Huangjiu wird in den Provinzen Jiangsu und Zhejiang hauptsächlich zu schwarz-rotem Qu-Huangjiu verarbeitet.

Der aus Indica-Reis hergestellte schwarz ummantelte rote Qu, der *Monascus*, *Aspergillus niger* und Hefe enthält, ist ein spezielles Verzuckerungs- und Fermentationsmittel aus der chinesischen Huangjiu-Produktion. Schwarz ummantelter roter Qu Huangjiu hat seinen Ursprung in Wenzhou, Provinz Zhejiang, und wurde in den frühen 1970er-Jahren in die südlichen Regionen von Zhejiang wie Yiwu, Lishui, Quzhou und einige andere Gebiete der nahe gelegenen Provinz Fujian transferiert.

Der Rohstoff für schwarz ummantelten roten Qu Huangjiu ist Indica-Reis, der sich nur schwer durch und durch dämpfen lässt. Daher wird das Kochverfahren „zweimal dämpfen und zweimal ausgießen" angewandt. Mit der Entwicklung von Dämpfungsverfahren für Indica-Reis haben einige Destillerien in den letzten Jahren den eingeweichten Indica-Reis zerstoßen, um ihn leichter dämpfen, auflockern und zur Kühlung ausbreiten zu können.

Bevor er in den Krug gefüllt wird, wird der schwarz ummantelte rote Qu eingeweicht, um eine bessere Freisetzung der Enzyme und anderer löslicher Stoffe zu ermöglichen, was die Vermehrung der Hefezellen beschleunigt. Das Einweichen von Qu ist ein wichtiger Schritt, der die Produktivität und die Qualität des Huangjiu-Produkts beeinflusst.

Der eingeweichte Qu wird mit Reis oder gemahlenem Reis vermischt und 10–15 Tage lang in Krügen fermentiert, bevor er weiter gepresst, sterilisiert und gelagert wird.

4.14 Huangjiu-Produktion in der Provinz Fujian

Fujian-Huangjiu, auch bekannt als alter Fujian-Huangjiu oder roter Qu-Huangjiu, wird nach einem einzigartigen, traditionellen Verfahren aus erstklassigem Klebereis hergestellt; verwendet wird Baiqu aus rotem Qu aus der Gutian-Region mit einer Rezeptur aus chinesischen Heilkräutern als Verzuckerungs- und Fermentationsmittel. Erforderlich ist eine langdauernde Fermentation bei niedriger Temperatur in natürlichem Klima, um das Aroma des Huangjiu zu verbessern, gefolgt von einer Lagerung in Krügen über 3—5

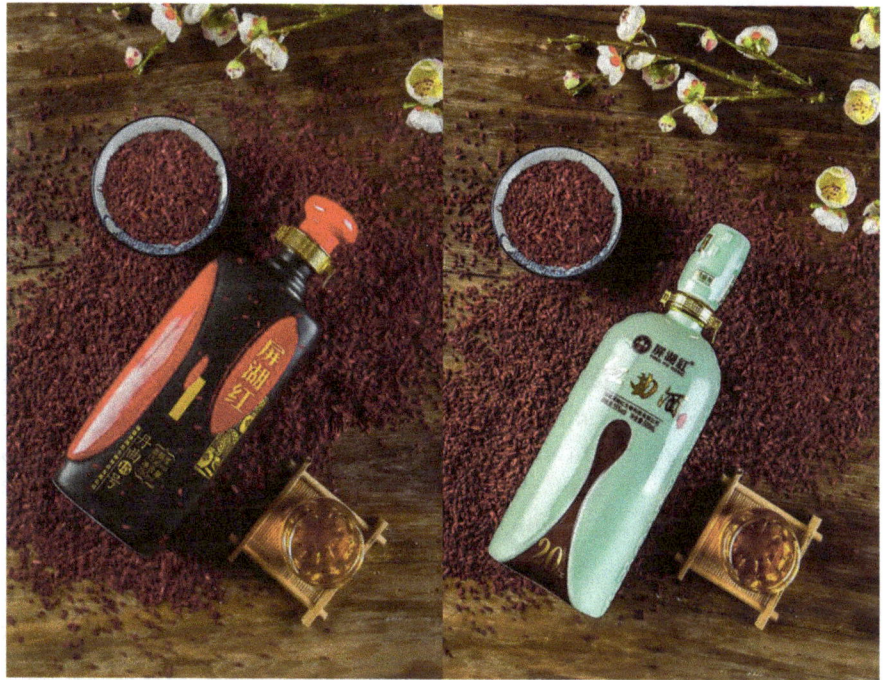

Abb. 4.8 Zwei unterschiedliche Produkte von rotem Qu-Huangjiu aus der Provinz Fujian

Jahre nach Pressung und Sterilisation. Die Verarbeitungstechnik trägt zu seinen einzigartigen sensorischen Eigenschaften und seiner Qualität bei (siehe Abb. 4.8).

Der Ursprung des roten Qu-Huangjiu kann kaum bestätigt werden, doch die frühesten schriftlichen Aufzeichnungen haben ihn bis zu einem gewissen Grad beschrieben. In der 12. Schrift von Band 26 der *Primären Lehren* von Xu Jianji in der Tang-Dynastie wurde festgehalten: „Wang Can schrieb in den *Sieben Interpretationen*, dass ich westwärts nach Liang reiste und in Sucan rastete. Der rote Qu-Huangjiu in Guazhou schmeckte weich, reichhaltig, sanft und erfrischend". Dieses 2000 Jahre alte Dokument zeigt, dass der rote Qu-Huangjiu in der östlichen Han-Dynastie populär war.

Huangjiu kann aufgrund der unterschiedlichen Inhaltsstoffe in 3 Gruppen eingeteilt werden: würziger Jiupei (trocken), süßer Jiupei (süß) und halbsüßer Jiupei (zwischen trockenem und süßem Geschmack). Alter Fujian-Huangjiu, ein halbsüßer roter Qu-Huangjiu, ist berühmt für seine leuchtend braunrote Farbe, sein kräftiges und reiches Aroma und seinen reinen und erfrischenden Geschmack. Der Herstellungsprozess umfasst in der Regel die folgenden Schritte:

- Einweichen des Reises: Der Klebreis wird im Frühjahr und im Winter für 8–12 h und im Sommer für 5–6 h eingeweicht.
- Waschen des Reises: Der eingeweichte Reis wird gewaschen, bis das Wasser nicht mehr trübe ist, und dann wird es abgegossen.
- Dämpfen oder Kochen des Reises: Der Reis wird gedämpft oder gekocht, bis er gut gegart, aber nicht übergart ist.
- Schnelles Abkühlen: Der Reis wird zum Abkühlen ausgebreitet. Die Temperatur richtet sich nach der Temperatur, die zum Mischen mit Qu im Krug erforderlich ist.
- Mischen mit Qu im Krug: Das Gefäß wird durch Dampf sterilisiert. Nach Herunterkühlen der Temperatur mit Wasser wird roter Qu in den Krug gegeben und 7–8 h lang eingeweicht. Reis und Baiqu-Pulver werden hinzugefügt und gut vermischt, dann wird der rote Qu auf die Oberfläche gelegt, und schließlich wird das Gefäß mit Papier verschlossen. Generell wird die Temperatur der Mischung im Glas zwischen 24 und 26 °C gehalten.
- Verzuckerung und Fermentation: Im Allgemeinen beginnt die Gärtemperatur im Gefäß nach 24 h zu steigen. Nach 72 h steigt die Temperatur weiter an, und es ist notwendig, Wasser in das Gefäß zu geben, um eine Temperatur von 35–36 °C zu halten. Danach fällt die Temperatur allmählich und nähert sich nach 7–8 Tagen der Umgebungstemperatur an. Dies ist die Zeit der Vorab-Fermentation (Hauptgärung).
- Rühren: Das Rühren erfolgt, wenn es aufgrund der Beobachtung der fermentierten Flüssigkeiten erforderlich ist. Umrühren ist erforderlich, wenn die Oberfläche der Fermentationsmischung dünn und weich ist oder wenn ein beißendes Aroma aus der Mischung aufsteigt oder wenn die Flüssigkeiten etwas würzig oder süß schmecken oder die Oberfläche der Flüssigkeit absinkt und Risse bekommt. Die Flüssigkeiten sind nach einer Fermentation von 90–120 Tagen reif.
- Filtration mit einem Rahmenfilter: Die reifen Fermentationsflüssigkeiten werden durch einen Rahmenfilter unter Pressen filtriert, um frischen Huangjiu zu erhalten.
- Klärung, Sterilisierung und Abfüllung: Die gefilterte Flüssigkeit wird abgesetzt, bis sie klar ist, dann sterilisiert und in Flaschen abgefüllt.

4.15 Huangjiu-Brauen in Daizhou

Für den in Daizhou (Kreis Dai) hergestellten Huangjiu (siehe Abb. 4.9) wird die für den Norden Chinas typische Herstellungstechnik verwendet. Die Huangjiu-Braumethoden hatten ihren Ursprung und ihre Reife in und um Yangmingbao, Kreis Dai, in der Zeit der Ming- und Qing-Dynastie.

Abb. 4.9 Daizhou-Huangjiu aus der Provinz Shanxi

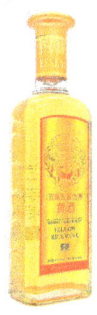

Für die Herstellung von Huangjiu in Daizhou werden als Zutaten Hirse, Sorghum, Mungbohnen, Weinbohnen, rote Datteln und chinesische Wolfsbeeren verwendet sowie Daqu als Verzuckerungs- und Fermentationsmittel. Die wichtigsten Produktionsabläufe sind wie folgt:

- Auswahl der Zutaten: Erstklassige lokale Hirse wird zu gelber Hirse geschält und mit Mungbohnen, Kristallzucker, hochwertigen roten Datteln und Schnapsbohnen gemischt.
- Zubereitung des Qu: Die Zutaten werden eingeweicht und gedämpft. Nachdem die entstandene Mischung bis zu einem bestimmten Grad abgekühlt ist, wird der Qu untergemischt. Der Qu wird durch Fermentation unter bestimmten Temperatur- und Feuchtigkeitsbedingungen hergestellt.
- Fermentation: Die gelbe Hirse wird eingeweicht und in einem Topf mit einer angemessenen Menge Wasser gekocht. Nach Abkühlen auf Umgebungstemperatur werden die gekochten Hirsekörner ausgebreitet, mit dem Jiuqu-Starter vermischt und in ein Gefäß gefüllt, das für die Fermentation verschlossen wird. Die Fermentationstemperatur wird überprüft, und es wird zu den richtigen Zeitpunkten Wasser in das Gefäß gegeben, um sicherzustellen, dass die Fermentation voranschreitet. Nach der Fermentation wird die Mischung mithilfe von Sandsäcken gefiltert, um den ursprünglichen Huangjiu aufzufangen, der versiegelt und zur weiteren Reifung gelagert wird.
- Finale Huangjiu-Produktion: Die ursprüngliche Huangjiu-Flüssigkeit wird mit Karamellsirup (hergestellt durch Erhitzen von Kristallzucker), Datteln und Schnapsbohnen in einem bestimmten Verhältnis gemischt. Die Mischung wird mit Wasser aufgekocht und anschließend folgt eine Verschneideprozedur. Nach einer gewissen Reifezeit werden die Produkte für den Handel in Flaschen abgefüllt. Je länger die Reifezeit dauert, desto reiner sind die Flüssigkeiten, die ein tiefgelbes, transparentes Aussehen ohne Verunreinigungen und einen süßen und milden Geschmack haben.

4.16 Alter Huangjiu aus der Region Jimo in der Provinz Shandong

Alter Jimo-Huangjiu (siehe Abb. 4.10) aus Shandong wird aus Hirse, Chenfu Maiqu und Laoshan-Bergquellwasser gemäß den 6 alten kritischen Kontrollpunkten bei der Spirituosenproduktion hergestellt: „Ausreichende Menge an Hirse, rechtzeitige Zugabe von Qu, Quellwasser, hochwertige Töpferware, sauberes Dämpfen und vollständige Reifung". Der alte Huangjiu von Jimo wird durch natürliche Fermentation und anschließende Pressfiltration gewonnen. Er hat eine leuchtend rötliche Farbe, ein starkes Aroma, einen einzigartigen Geschmack, ein mildes Mundgefühl und einen reinen Geschmack.

Alter Huangjiu aus Jimo wird aus geschälten Hirsekörnern hergestellt. Im Vergleich zum Huangjiu aus Reis sind die Herstellungsmethoden anders. So werden die Hirsekörner beispielsweise gekocht statt gedämpft, und durch die Zugabe von Qu und Hefe ähnelt der Prozess dem von mit Fuqu fermentierten Baijiu.

Hirse → Waschen der Hirse → Kochen der Hirse (abgekochtes Wasser) → Abkühlen → Einweichen → Kochen, bis die Hirse weich ist → Abkühlen → Mischen mit Qu zur Verzuckerung → Hinzufügen der Hefe → Fermentation in Krügen → Pressen → Klären → Sterilisieren → Gewinnung der Endprodukte.

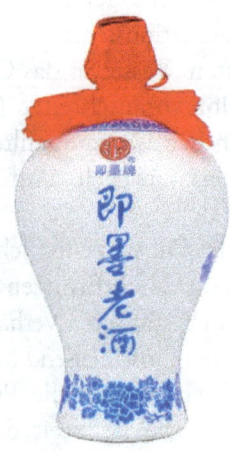

Abb. 4.10 Alter Jimo-Huangjiu aus der Provinz Shandong

5

Aromen

5.1 Geschmacksrichtungen von Baijiu-Produkten

Unterschiedliche Rohmaterialien, Verzuckerungs- und Fermentationsmittel, Fermentationsanlagen, Fermentations- und Destillationsverfahren, Produktions- und Lagerungsbedingungen sowie Verschnitte führen zu sehr unterschiedlichen Geschmacksrichtungen des chinesischen Baijiu. Aus verschiedenen Getreidesorten hergestellte Baijius unterscheiden sich deutlich im Geschmack. Es ist allgemein anerkannt, dass „Sorghum für den Duft, Mais für die Süße, Reis für die Reinheit, Klebreis für die Weichheit und Weizen für den würzigen Geschmack und das Mundgefühl von Baijiu-Produkten sorgen". Darüber hinaus haben die verschiedenen mikrobiellen Komponenten in den zahlreichen Verzuckerungs- und Fermentationsmitteln nicht nur Auswirkungen auf den Geschmack, sondern auch auf die Alkoholausbeute im Baijiu.

Auf der Grundlage der Gesamt-Geschmackscharakteristika kann chinesischer Baijiu in 12 Geschmackstypen eingeteilt werden: Stark (Nong), Leicht (Mild), Soße (Jiang), Reis (Mi), Feng, Gemischt (Jian oder Nongjiang), Dong-, Chi-, Te-, Laobaigan-, Sesam- und Fuyu. Stark-, Leicht-, Soßen- und Reisaroma sind die 4 Hauptgeschmacksrichtungen des chinesischen Baijiu. Die Kombination aus Stark- und Soßenaroma ergibt den gemischten Geschmack, die Kombination aus Stark- und Leichtaroma den Feng-Geschmack. Die Geschmacksrichtungen Te und Fuyu ergeben sich aus der Kombination von Stark-, Leicht- und Soßenaroma. Soßen-, Reis- und Stark-Soße-Reis-Aroma bringen die Geschmacksrichtungen Sesam, Chi bzw. Dong hervor.

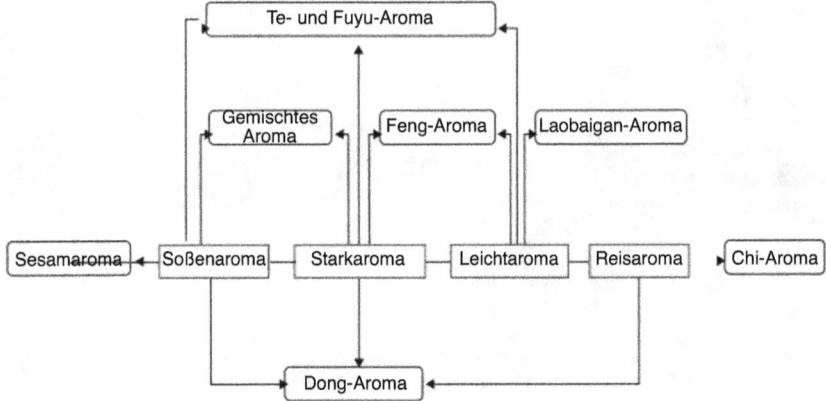

Abb. 5.1 Beziehungen innerhalb der verschiedenen Baijiu-Geschmacksrichtungen

Laobaigan-Baijiu leitet sich vom Baijiu mit Leichtaroma ab. Die Verwandtschaft der verschiedenen Geschmacksrichtungen von Baijiu ist in der folgenden Übersicht graphisch dargestellt (siehe Abb. 5.1).

Obwohl es viele Beschreibungen von Baijiu-Geschmacksmerkmalen gibt, lässt sich das wahre Aroma- und Geschmacksprofil von Baijiu nur nach der Verkostung erkennen.

5.2 Geschmacksrichtungen von Baijiu mit Starkaroma

Der typische Baijiu mit Starkaroma (siehe Abb. 5.2) ist reich an harmonischem Kelleraroma und -geschmack, gekennzeichnet durch Ethylhexanoat als primäre flüchtige Komponente, ein weiches Mundgefühl und einen süßen Geschmack sowie einen süßen Anfangsgeschmack und einen langen Nachgeschmack.

Es gibt zwei typische Klassen von Aroma- und Geschmacksprofilen bei Baijiu mit Starkaroma: die Jianghuai-Schule mit einem eleganten, starken Geschmack, die häufig in den Provinzen Jiangsu, Shandong, Henan und Anhui hergestellt wird, und die Sichuan-Schule mit einem starken Geschmack. Die Jianghuai-Schule wird typischerweise durch die Produkte Yanghe-Daqu-Baijiu, Shuanggou-Daqu-Baijiu und Gujinggong-Baijiu repräsentiert, die ein charakteristisches Aroma von Ethylhexanoat und einen reinen Geschmack haben, weshalb diese als die „reine Starkaroma-Schule" bezeichnet wird. Die Sichuan-Schule wird durch Luzhou-Laojiao-Baijiu, Wuliangye-Baijiu und Jiannanchun-Baijiu mit einen ausgewogenen, starken Kelleraroma und einem gut entwickelten Geschmack vertreten.

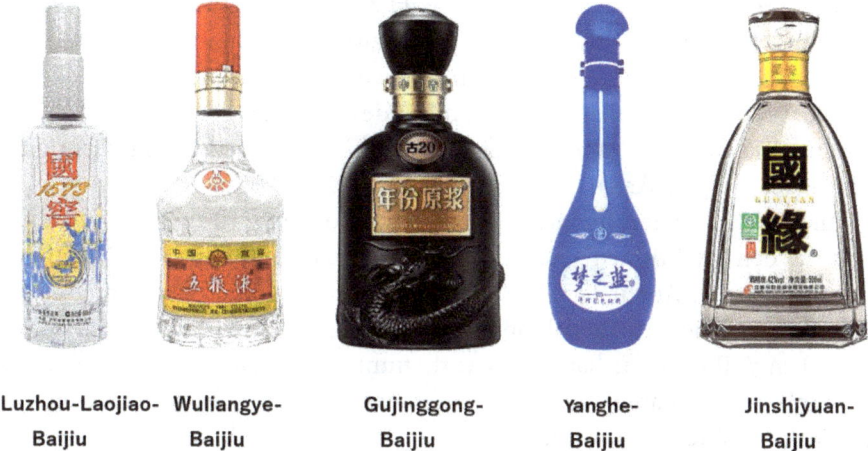

| Luzhou-Laojiao-Baijiu | Wuliangye-Baijiu | Gujinggong-Baijiu | Yanghe-Baijiu | Jinshiyuan-Baijiu |

Abb. 5.2 5 berühmte Baijiu-Produkte mit Starkaroma

Berichten zufolge wurden insgesamt 861 flüchtige Verbindungen im Baijiu-Typ mit Starkaroma identifiziert, darunter 248 Ester, 13 Lactone, 122 Alkohole, 65 Säuren, 53 Aldehyde, 83 Ketone, 35 Acetale und Ketale, 63 Alkane, 24 Phenole, 16 Ether, 29 schwefelhaltige Verbindungen, 71 stickstoffhaltige Verbindungen, 35 Furane und 4 andere Verbindungen. Ethylacetat, Ethylbutyrat, Ethyllactat, Ethylhexanoat, 1-Propanol, Isobutanol, Isoamylalkohol, Phenylethanol, Essigsäure, Buttersäure, Milchsäure, Hexansäure, Acetaldehyd, Acetal, Furfural, 2,6-Dimethylpyrazin und Tetramethylpyrazin sind die häufigsten organischen Verbindungen in Baijiu-Produkten mit mit Starkaroma.

Ester sind im Vergleich zu anderen Aromastoffen die am häufigsten vorkommenden Aromakomponenten im Baijiu-Typ mit Starkaroma, wobei der Anteil an Ethylhexanoat neben Ethanol und Wasser oft am höchsten ist. Die Geruchsschwelle von Ethylhexanoat liegt bei 0,76 mg/l. Diese Verbindung hat auch einen süßen und erfrischenden Geschmack. Kurz gesagt, Ethylhexanoat bestimmt beim Starkaroma das primäre Geschmacksmerkmal und steuert zusammen mit den 3 anderen Haupt-Estern Ethyllactat, Ethylacetat und Ethylbutyrat etwa 10–200 mg zu 100 ml Baijiu mit Starkaroma bei. Das Verhältnis zwischen den übrigen Estern und Ethylhexanoat ist sehr wichtig für den Starkaroma-Typ des Baijiu, insbesondere das Verhältnis von Ethyllactat, Ethylacetat und Ethylbutyrat zu Ethylhexanoat, das teilweise das Aroma und die Güte des Geschmacks von Baijiu mit Starkaroma bestimmt.

Organische Säuren sind wichtige Geschmackskomponenten im Baijiu mit Starkaroma; ihr absoluter Gehalt liegt in der Nähe der Ester bei etwa 140 mg/100 ml, was etwa 25 % aller Ester entspricht. Bei den organischen

Säuren liegen die Gehalte an Essigsäure, Hexansäure, Buttersäure und Milchsäure bei > 10 mg/100 ml. Das Verhältnis zwischen Gesamt-Säureanteil und Estern muss in einem angemessenen Bereich liegen, um ein ausgezeichnetes Aroma und einen exzellenten Geschmack des Baijiu zu gewährleisten. Darüber hinaus sind die organischen Säuren mit höherem Siedepunkt wichtig für die Dauer und das Aroma des Nachgeschmacks des Baijiu.

Alkohole gehören mit einem Gesamtgehalt von etwa 103 mg/100 ml ebenfalls zu den wichtigsten geschmacksgebenden Verbindungen in Baijiu mit Starkaroma. Der Anteil der einzelnen Alkoholverbindungen kann unterschiedlich sein, wobei Isoamylalkohol mit einem Konzentrationsbereich von 30–50 mg/100 ml am häufigsten vorkommt. Sekundärer Butylalkohol, Isobutanol und *n*-Butanol schmecken bitter, und wenn der Gehalt an diesen Verbindungen höher wird, kann eine Baijiu-Probe bitter schmecken. Es ist auch zu beachten, dass Baijiu-Produkte einen schlechten Geschmack haben können, wenn die Konzentration von Isoamylalkohol steigt. Die Konzentrationen von Alkoholen mit einer langen Kohlenstoffkette und von mehrwertigen Alkoholen sind in Baijiu im Allgemeinen niedrig, da sie eine geringe Flüchtigkeit und einen süßen Geschmack aufweisen. Diese Verbindungen verleihen den Baijiu-Produkten weichere, süßere und vollmundigere sensorische Eigenschaften.

Der Gehalt an Carbonylverbindungen, Acetalen und Ketalen ist in Baijiu mit Starkaroma gering. Acetaldehyd und Acetale kommen in dieser Gruppe von Komponenten mit einem Gehalt von > 10 mg/100 ml am häufigsten vor, gefolgt von Butandion, 3-Hydroxy-2-Butanon und Isovaleraldehyd mit Konzentrationen von 4–9 mg/100 ml. Die Propionaldehyd- und Isobutyraldehyd-Konzentrationen sind niedriger und liegen bei 1–2 mg/100 ml. Butandion und 3-Hydroxy-2-Butanon sind flüchtig und haben einen besonderen Geschmack. Ihre Interaktionen mit Estern verleihen den Baijiu-Produkten ein reiches Aroma. Je höher die Gehalte an Butandion und 3-Hydroxy-2-Butanon in bestimmten Konzentrationsbereichen sind, desto besser ist die Geschmacksqualität eines Baijiu-Produkts mit Starkaroma.

5.3 Geschmacksrichtungen von Baijiu mit Leichtaroma

Charakteristisch für den Baijiu-Typ mit Leichtaroma (siehe Abb. 5.3) ist ein reiner, eleganter und harmonischer Geschmack, bei dem Ethylacetat die Hauptrolle spielt, mit einem leicht süßen Einstieg, einem langen Nachgeschmack, einem trockenen und erfrischenden Mundgefühl und einem leicht bitteren Geschmack.

5 Aromen 109

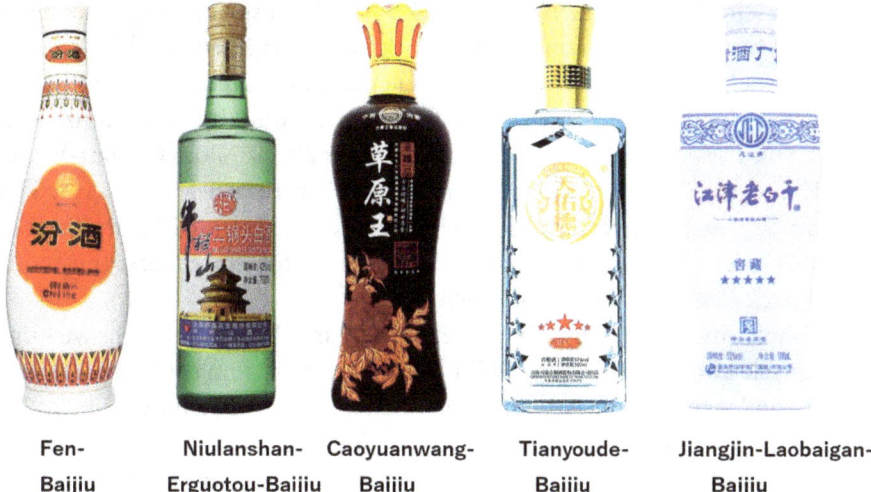

Abb. 5.3 5 berühmte Baijiu-Produkte mit Leichtaroma

Berichten zufolge wurden insgesamt 663 flüchtige Verbindungen im Baijiu-Typ mit Leichtaroma identifiziert, darunter 162 Ester, 12 Lactone, 93 Alkohole, 45 Säuren, 49 Aldehyde, 67 Ketone, 32 Acetale und Ketale, 76 Alkane, 21 Phenole, 13 Ether, 22 schwefelhaltige Verbindungen, 24 Furane, 39 stickstoffhaltige Verbindungen und 8 weitere Komponenten. Ethylacetat, Ethylbutyrat, Ethyllactat, Ethylvalerat, Diethylsuccinat, 1-Propanol, Isobutanol, Isoamylalkohol, Phenylethanol, Essigsäure, Buttersäure, Milchsäure, Bernsteinsäure, Acetaldehyd, Acetal, Furfural und Tetramethylpyrazin sind die häufigsten organischen Verbindungen in Baijiu mit Leichtaroma. Die Ester-Konzentrationen sind dabei am höchsten, gefolgt von Alkoholen, Säuren, Aldehyden, Ketonen und heterozyklischen Verbindungen. Die Gesamtkonzentration der Aromakomponenten im Baijiu-Typ mit Leichtaroma ist generell niedriger als die im Baijiu mit Starkaroma.

Der Anteil an Ethylacetat ist mit einer Konzentration von > 200 mg/100 ml innerhalb der Ester am größten. Ethyllactat macht mit einer Konzentration von > 100 mg/100 ml den zweithöchsten Anteil unter den Estern aus. Die Konzentration von Ethylacetat und Ethyllactat und das Verhältnis dieser beiden Verbindungen (im Allgemeinen 1:0,6–0,8) sind wichtig für das gesamte Geschmacksprofil des Baijiu-Tpys mit Leichtaroma. Außerdem ist Diethylsuccinat eine weitere sehr wichtige Aromastoffverbindung unter den Estern, es kann mit β-Phenylethanol interagieren und zu einem süßen Geschmack der Baijiu-Produkte führen.

Organische Säuren haben einen wichtigen Einfluss auf den Geschmack und das Mundgefühl des Baijiu-Typs mit Leichtaroma. Essig- und Milchsäure sind die wichtigsten Säuren mit einem Gehalt von > 20 mg/100 ml. Ferner liegt das Verhältnis von Essig- zu Milchsäure bei etwa 1:0,8. Die Konzentrationen von Essig- und Milchsäure machen mehr als 90 % des Gesamt-Säureanteils aus; die übrigen Säuren kommen nur in geringen Mengen vor. Der Gesamt-Säuregehalt liegt im Allgemeinen zwischen 20 und 120 mg/ml. Ein zu hoher oder zu niedriger Gesamt-Säuranteil ist für einen hervorragenden Geschmack des Baijiu nicht förderlich.

Alkohole sind mit einem Gehalt von etwa 67 mg/100 ml ebenfalls wichtige Geschmackskomponenten im Baijiu-Typ mit Leichtaroma. Die Konzentrationen von Isoamylalkohol, 1-Propanol und Isobutanol sind innerhalb der Alkohole am höchsten. Die Alkohole haben einen relativ hohen Gesamtanteil an flüchtigen Verbindungen, was ein Merkmal des Baijiu mit Leichtaroma ist. Geschmacksmerkmal des Baijiu-Typs mit Leichtaroma ist eine leichte Süße zu Beginn und eine kräftige Adstringenz; außerdem ist er erfrischend. Dieses charakteristische Geschmacksmerkmal hängt größtenteils mit den Alkoholverbindungen zusammen.

Die Mengen an Carbonylverbindungen, Acetalen und Ketalen sind im Baijiu-Tpy mit Leichtaroma nicht hoch, wobei Acetaldehyd und Acetal mit 90 % der Gesamtmenge am häufigsten vorkommen. Acetaldehyd und Acetale besitzen einen stark stechenden Geruch, insbesondere Acetale mit einem erfrischenden Geschmack; sie geben dem Baijiu eine erfrischende und bittere Empfindung, wenn sie mit 1-Propanol interagieren.

5.4 Geschmacksrichtungen von Baijiu mit Soßenaroma

Der klassische Baijiu-Typ mit Soßenaroma (siehe Abb. 5.4) wird wie folgt beschrieben: eleganter Soßengeschmack, Geruch im leeren Becher, anhaltender, sanfter und süßer Einstieg, weich mit deutlicher Säure, zarter Geschmack und langer Nachgeschmack.

Berichten zufolge wurden insgesamt 623 flüchtige Komponenten in Baijiu mit Soßengeschmack identifiziert, darunter 163 Ester, 11 Lactone, 66 Alkohole, 47 Säuren, 34 Aldehyde, 54 Ketone, 23 Acetale und Ketale, 62 Alkane, 29 Phenole, 8 Ether, 17 schwefelhaltige Verbindungen, 38 Furane, 67 stickstoffhaltige Verbindungen und 4 weitere Verbindungen. Ethylacetat, Ethylbutyrat, Ethyllactat, Ethylhexanoat, Ethylpalmitat, 1-Propanol, Isobutanol,

5 Aromen

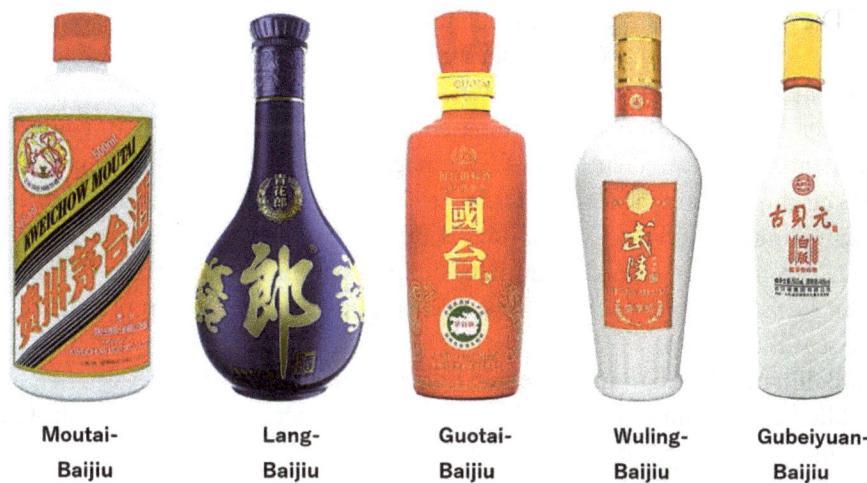

Abb. 5.4 5 berühmte Baijiu-Produkte mit Soßenaroma

Isoamylalkohol, β-Phenylethanol, Essigsäure, Buttersäure, Milchsäure, Hexansäure, Acetaldehyd, Acetal, Furfural, Tetra- und Trimethylpyrazin sind die häufigsten organischen Verbindungen im Baijiu mit Soßenaroma.

Im Vergleich zu anderen Baijiu-Geschmacksrichtungen lassen sich die Geschmackskomponenten des Baijiu-Typs mit Soßenaroma charakterisieren als „3 hoch, 1 niedrig und 2 mehr", was sich auf einen hohen Gehalt an Säuren, Alkoholen, Aldehyden und Ketonen, einen niedrigen Gehalt an Estern und einen Reichtum an Verbindungen mit hohem Siedepunkt und heterozyklischen Verbindungen bezieht.

Die Gesamtkonzentration von organischen Säuren im Baijiu-Typ mit Soßenaroma beträgt etwa 300 mg/100 ml und ist damit wesentlich höher als den bei Baijiu-Typen mit Stark- oder Leichtaroma. Unter allen organischen Säuren sind die Gehalte an Essig- und Milchsäure mit > 100 mg/100 ml höher als die der anderen Säuren und bei allen Baijiu-Geschmacksrichtungen die höchsten.

Der Alkoholgehalt beträgt etwa 270 mg/100 ml, wobei Propanol mit etwa 140 mg/100 ml den höchsten Wert aufweist. Die hohe Konzentration der Alkohole kann den Geschmack anderer flüchtiger Verbindungen verstärken.

Die Konzentration von Estern in Baijiu mit Soßenaroma ist geringer als bei anderen Baijiu-Geschmackstypen und beträgt etwa 40–50 mg/100 ml. Die häufigsten Ester sind Ethylacetat und Ethyllactat.

Die Gesamtgehalte an Aldehyden und Ketonen im Baijiu mit Soßenaroma sind unter allen Baijiu-Geschmackstypen am höchsten, das gilt insbesondere für Furfural mit einer Konzentration von 29,4 mg/100 ml.

Der Baijiu-Typ mit Soßenaroma enthält viele Verbindungen mit hohem Siedepunkt. Unter allen Baijiu-Geschmackstypen sind die Gehalte an diesen Verbindungen am höchsten. Dazu gehören organische Säuren mit hohem Siedepunkt, Alkohole, Ester, aromatische Säuren und Aminosäuren. Sie können den Soßengeschmack dämpfen, den Geruch im leeren Becher für lange Zeit bewahren und sind daher die wichtigsten Geschmackskomponenten in diesem Baijiu-Typ.

Baijiu mit Soßenaroma hat einen hohen Anteil an stickstoffhaltigen heterozyklischen Verbindungen (6,43 mg/100 ml), der unter allen Baijiu-Geschmacksrichtungen der höchste ist. Diese Verbindungen haben unterschiedliche chemische Strukturen. Pyrazinverbindungen kommen in der Gruppe am häufigsten vor. Die Konzentration von Tetramethylpyrazin kann bis zu 5,30 mg/100 ml betragen.

5.5 Geschmacksrichtungen von Baijiu mit Reisaroma

Der klassische Baijiu-Typ mit Reisaroma (siehe Abb. 5.5) hat einen auf einer Mischung von Ethylacetat und β-Phenylethanol basierenden eleganten kombinierten Geschmack. Der Baijiu schmeckt süß und weich und hat ein angenehmes und erfrischendes Mundgefühl. Die Baijiu-Proben können ein wenig bitter schmecken, und der Geschmack hält nicht lange an.

Baijiu mit Reisaroma wird durch einen relativ einfachen Brauprozess und eine kürzere Fermentationsdauer unter Verwendung einer halbfesten Fermentationstechnik hergestellt, was zu weniger Geschmackskomponenten mit einem milden Geschmack führt. In Baijiu mit Reisaroma wurden insgesamt 109 flüchtige Verbindungen identifiziert, darunter 34 Ester, 21 Alkohole, 19 Säuren, 10 Aldehyde, 9 Ketone, 6 Phenole und 10 weitere Verbindungen. Ethylacetat, Ethyllactat, Ethylpalmitat, Ethyloleat, 1-Propanol, Isoamylalkohol, Isobutanol, Essigsäure, Milchsäure, Heptansäure, Acetaldehyd, Acetal und Furfural sind die häufigsten organischen Verbindungen in Baijiu mit Reisaroma.

Der Menge an Ethyllactat beträgt bis zu 100 mg/100 ml, was die Konzentration von Ethylacetat (ca. 25 mg/100 ml) übersteigt; daher hat der Baijiu einen leicht bitteren Geschmack. Dies ist auch ein entscheidender Faktor für den eleganten Geschmack.

5 Aromen

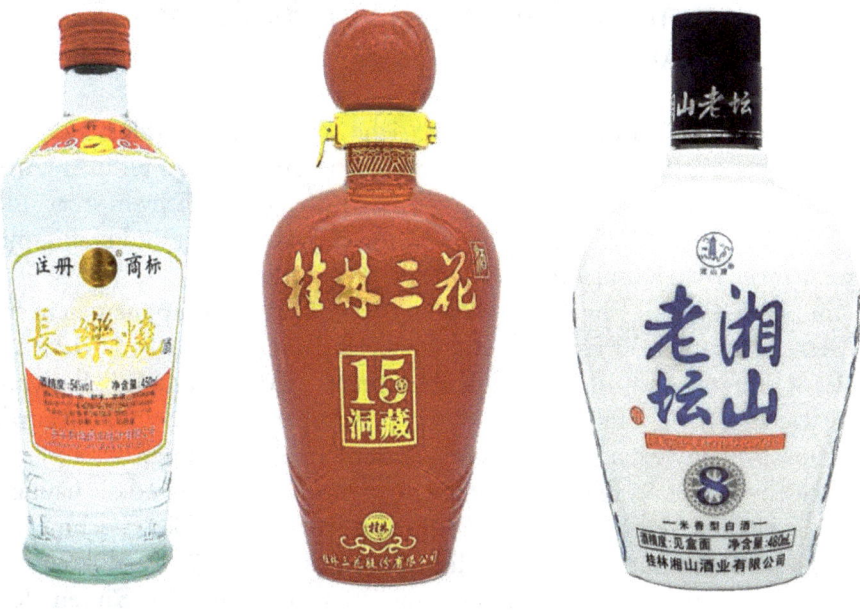

Changleshao-Baijiu   Guilin-Sanhua-Baijiu   Xiangshan-Baijiu

Abb. 5.5 3 berühmte Baijiu-Produkte mit Reisaroma

Der Gesamtalkoholgehalt (ca. 170 mg/100 ml) im Baijiu-Typ mit Reisaroma liegt über dem Gesamtgehalt an Estern (ca. 134 mg/100 ml) und führt zu dem milden und bitteren Geschmack des Baijiu. Der Gehalt an β-Phenylethanol (ca. 3,3 mg/100 ml) in Baijiu mit Reisaroma übersteigt die entsprechenden Anteile in Baijiu mit Leicht- oder Starkaroma. Der Anteil an β-Phenylethanol ist aufgrund der geringeren Konzentrationen aller Aromastoffe im Baijiu mit Reisaroma stark erhöht. Darüber hinaus macht der niedrige Schwellenwert von β-Phenylethanol den eleganten und zusammengesetzten Geschmack auf Ethylacetat- und β-Phenylethanol-Basis zu einem typischen Merkmal von Baijiu mit Reisaroma.

Der dichte Geschmack des Baijiu-Typs mit Reisaroma ist wegen des geringeren Gehalts an organischen Säuren nicht stärker als beim Baijiu mit Leicht- oder Starkaroma. Der Geschmack des Baijiu mit Reisaroma kann aus demselben Grund nicht lange anhalten. Milchsäure ist die wichtigste Säure mit einem Gehalt von etwa 100 mg/100 ml, gefolgt von Essigsäure mit einem Gehalt von etwa 22 mg/100 ml. Milch- und Essigsäure machen über 90 % der Gesamtsäuren aus.

5.6 Geschmacksrichtungen von Baijiu mit Feng-Aroma

Der klassische Baijiu mit Feng-Aroma (siehe Abb. 5.6) ist farblos, klar und transparent, mit einem ausgeprägten, weichen Aroma. Die multiplen Aromen, v. a. aus Ethylacetat und einer gewissen Menge von Ethylcaproat und weiteren Estern, sind schwach. Der Geschmack ist vollundig und kräftig mit einem angenehmen und anregenden Abgang.

Im Baijiu-Typ mit Feng-Aroma wurden 109 flüchtige Komponenten nachgewiesen, darunter 36 Ester, 19 Alkohole, 18 Säuren, 6 Aldehyde, 12 Phenole, 8 Furane und 10 weitere Verbindungen. Ethylacetat, Ethylbutyrat, Ethyllactat, Ethylhexanoat, Ethylpalmitat, 1-Propanol, Isobutanol, Isoamylalkohol, β-Phenylethanol, Essigsäure, Buttersäure, Milchsäure, Hexansäure, Acetaldehyd, Acetale, Furfural, Tetramethylpyrazin, p-Kresol sind die häufigsten organischen Verbindungen im Baijiu mit Feng-Aroma. Das Geschmacksprofil von Baijiu mit Feng-Aroma liegt zwischen den Baijiu-Produkten mit Stark- und mit Leichtaroma. Die die Gesamtgehalte an Säuren (ca. 77 mg/100 ml) und Estern (160–280 mg/100 ml) liegen deutlich unter denen von Baijiu mit Stark- und Leichtaroma, während der Gesamtalkoholgehalt (ca. 130 mg/100 ml) deutlich höher ist als bei diesen beiden Baijiu-Typen.

Die Menge an Ethylacetat ist in Baijiu-Typ mit Feng-Aroma mit üblicherweise 80–150 mg/100 ml am höchsten, was aber niedriger ist als in Baijiu mit

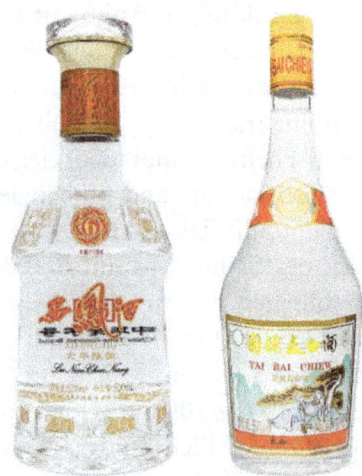

Xifeng-Baijiu   Taibai-Baijiu

Abb. 5.6 2 berühmte Baijiu-Produkte mit Feng-Aroma

Stark- und Leichtaroma. Die Ethylcaproat-Konzentration ist höher als in Baijiu mit Leichtaroma, aber deutlich niedriger als in Baijiu mit Starkaroma. Alkohole sind im Baijiu-Typ mit Feng-Aroma reichlich vorhanden, wobei der Gehalt an Isoamylalkohol mit etwa 52 mg/100 ml am höchsten ist, gefolgt von *n*-Butanol, *n*-Propanol und Isobutanol, die alle bei etwa 21 mg/100 ml liegen. Hohe Alkoholmengen machen das weiche Aroma – ein Merkmal von Feng-Baijiu – deutlich, geben ihm aber einen kräftigen Geschmack. Der Gesamtgehalt an Aldehyden und Ketonen in Feng-Baijiu (ca. 79 mg/100 ml) ist vergleichbar mit seinem Gesamtsäuregehalt; er liegt bei ca. 36 mg/100 ml.

5.7 Geschmacksrichtungen von Baijiu mit gemischtem Aroma

Der sog. Baijiu mit gemischtem Aroma (siehe Abb. 5.7) hat sowohl geschmackliche Eigenschaften von Baijiu mit Starkaroma als auch von Baijiu mit Soßenaroma, und die beiden Aromastile harmonieren miteinander.

Es gibt zwei Geschmacksgruppen bei Baijiu mit gemischtem Aroma: zum einen den Baiyunbian-Baijiu mit einem Geschmack auf Soßenbasis und einem schwachen Ethylhexanoat-Aroma nach dem Trinken und einem langanhaltenden Buquet, zum anderen der Yuquan-Baijiu mit einem Sojasoßen-ähnlichen Geschmack und einem schwachen Ethylhexanoat-Aroma,

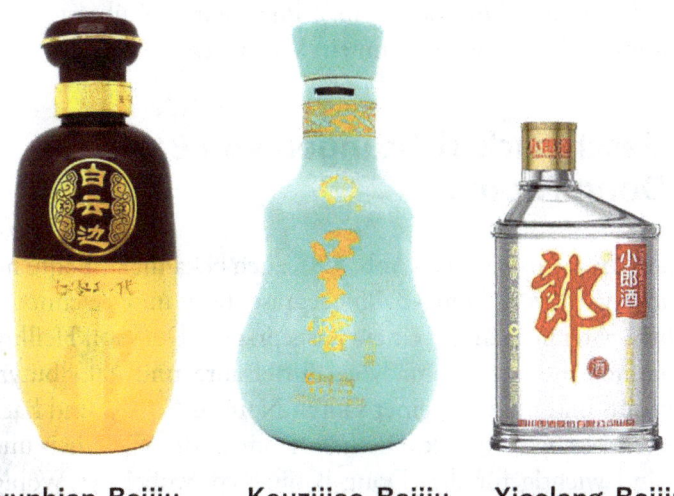

Baiyunbian-Baijiu　　**Kouzijiao-Baijiu**　　**Xiaolang-Baijiu**

Abb. 5.7 2 berühmte Baijiu-Produkte mit gemischtem Aroma

einem wohl kombinierten Soßen- und Starkaroma, einem symbolischen Ethylhexanoat-Aroma zum Einstieg, einem sanften und süßen Mundgefühl und einem soßigen Nachgeschmack.

In Baijiu mit gemischtem Aroma finden sich 171 organische Spurenstoffe, darunter 55 Ester, 23 Alkohole, 15 Säuren, 10 Aldehyde, 4 Ketone, 6 Acetale und Ketale, 9 Phenole, 3 schwefelhaltige Verbindungen, 9 Furane und 37 stickstoffhaltige Verbindungen. Die Konzentrationen vieler Geschmackskomponenten im Baijiu mit gemischtem Aroma, wie Ethylhexanoat, Hexansäure, Furfural, β-Phenylethanol, Ethylpropionat, Ethylisobutyrat, 2,3-Butandiol, Isobutanol, Isovaleriansäure und Pyrazinverbindungen, liegen im gleichen Bereich wie bei den Baijiu-Typen mit Stark- und mit Soßenaroma. Das erklärt, warum Baijiu mit gemischtem Aroma die typischen Merkmale dieser beiden Geschmackstypen aufweist. Der Gehalt an Ethylhexanoat, einem wichtigen Aromabestandteil in Baijiu mit gemischtem Aroma, liegt im Allgemeinen zwischen 60 und 120 mg/100 ml.

Zwischen den beiden Geschmacksgruppen von Baijiu mit gemischtem Aroma besteht ein klarer Unterschied. Die Ethylhexanoat-Konzentration im Yuquan-Baijiu ist in der Regel mehr als doppelt so hoch wie im Baiyunbian-Baijiu. Im Unterschied zum Baiyunbian-Baijiu übersteigt der Hexansäuregehalt im Yuquan-Baijiu den Essigsäuregehalt. Darüber hinaus ist die Furfural-Konzentration im Yuquan-Baijiu üblicherweise um fast 30 % höher als im Baiyunbian-Baijiu, nahezu 10-mal höher als im Baijiu mit Starkaroma und näher am Baijiu mit Soßenaroma; er hat einen um 23 % höheren β-Phenylethanol-Gehalt als Baiyunbian-Baijiu und liegt damit näher am Baijiu mit Soßenaroma. Die Menge an 2-Phenylethanol übersteigt den Gehalt im Baiyunbian-Baijiu ebenfalls um ein Vielfaches.

5.8 Geschmacksrichtungen von Baijiu mit Dong-Aroma

Baijiu mit Dong-Aroma (siehe Abb. 5.8), auch bekannt als Baijiu mit Kräutergeschmack, wird von Dong-Baijiu repräsentiert und zeichnet sich durch reichhaltige Esteraromen mit einem ausgeprägten Duft von Heilkräutern und ein zusammengesetztes Aroma von Buttersäure und Ethylbutyrat aus. Er schmeckt süß und mild mit einer sauren Note zu Beginn und hat einen lang anhaltenden Nachgeschmack. Die Esteraromen, die Weichheit und die Heilkräuter sind wichtig für den Dong-Baijiu-Typ, wobei der Wohlgeruch der Kräuter das Hauptmerkmal darstellt.

Insgesamt wurden 138 flüchtige Stoffe in Baijiu mit Dong-Aroma identifiziert, darunter 28 Ester, 30 Alkohole, 15 Säuren, 9 Aldehyde, 9 Ketone, 29

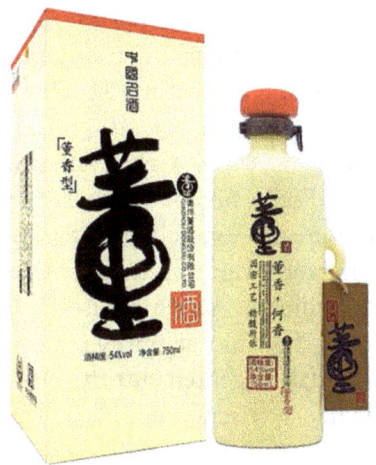

Dong-Baijiu

Abb. 5.8 Typischer Verteter des Baijiu mit Dong-Aroma

Alkane, 6 Phenole und 12 weitere Verbindungen. Die häufigsten Geschmackskomponenten sind Ethylacetat, Ethylbutyrat, Ethyllactat, Ethylhexanoat, 1-Propanol, Isobutanol, Isoamylalkohol, Essigsäure, Buttersäure, Pentansäure, Hexansäure, Milchsäure, Acetaldehyd, Acetale und Butandion.

Die 4 wichtigsten Ester in Baijiu mit Dong-Aroma sind Ethylacetat, Ethylbutyrat, Ethylhexanoat und Ethyllactat, die ein zusammengesetztes Esteraroma liefern, ganz im Gegensatz zu den Baijiu-Typen mit Stark- und mit Soßenaroma, für deren Geschmackstypen bestimmte Ester vorherrschen. Darüber hinaus ist die Ethylbutyrat-Konzentration in Baijiu mit Dong-Aroma 3- bis 4-mal höher als bei anderen Baijiu-Typen, was eng mit dem eleganten Esteraroma und dem vollmundigen Geschmack zusammenhängt. Der Ethyllactat-Gehalt ist relativ niedrig und beträgt ca. ein Drittel bis die Hälfte dessen in Baijiu-Typen mit anderen Geschmacksrichtungen, was zum trockenen und erfrischenden Stil des Baijiu mit Dong-Aroma beiträgt.

Der Gesamt-Alkoholgehalt in Baijiu mit Dong-Aroma übersteigt den Gesamt-Estergehalt, das Verhältnis Alkohol:Ester beträgt > 1. Ähnlich wie bei Baijiu mit Reisaroma spielt die Alkoholkomponente eine wichtige Rolle für den Geschmack des Baijiu mit Dong-Aroma, was ein weiteres Merkmal der dieses Baijiu-Typs ist. Überdies stellen 1-Propanol (147 mg/100 ml), 2-Butanol (133 mg/100 ml) und Isoamylalkohol (93 mg/100 ml) die wesentlichen Alkoholbestandteile dar. Sowohl 1-Propanol als auch 2-Butanol tragen zum angenehmen Geruch und zum geschmackvollen Aroma bei, was in Konbination mit Esteraromen den eleganten Geschmacksstil unterstreicht.

Die Gesamtkonzentration an organischen Säuren ist in Baijiu mit Dong-Aroma höher als der Gesamt-Estergehalt. Die üblichen flüchtigen Säuren sind Essigsäure (132,1 mg/100 ml), Buttersäure (46,2 mg/100 ml), Hexansäure (31,1 mg/100 ml) und Milchsäure (49 mg/100 ml). Im Vergleich zu anderen Baijiu-Geschmacksrichtungen ist der Gehalt an Buttersäure in Baijiu mit Dong-Aroma um das 10-Fache höher, was zusammen mit einer höheren Ethylbutyrat-Konzentration das typische Buttersäure- und Ethylbutyrat-Aroma in Dong-Baijiu hervorbringt und ein wichtiges Merkmal der Aromakomposition von Dong-Baijiu ist. Außerdem ist der Gesamtgehalt an Estern bei anderen aromatischen Spirituosen größer als der Gesamtsäuregehalt, während bei Dong-Baijiu das Gegenteil zutrifft. Der hohe Säuregehalt spielt eine wichtige Rolle für den erfrischenden Nachgeschmack von Baijiu mit Dong-Aroma.

Das Konzentrationsverhältnis zwischen den Aromakomponenten von Dong-Baijiu lässt sich zusammenfassen als „3 hoch und 1 niedrig". „3 hoch" bezieht sich auf die hohen Gehalte an Ethylbutyrat, nichtethanolischen Alkoholen (v. a. n-Propanol und 2-Butanol) und Gesamtsäuren (insbesondere Butterääure). „1 niedrig" meint die geringe Ethyllactat-Konzentration.

5.9 Geschmacksrichtungen von Baijiu mit Chi-Aroma

Das typische Geschmacksprofil von Baijiu mit Chi-Aroma (siehe Abb. 5.9), der durch den Yubingshao-Baijiu aus der Provinz Guangdong repräsentiert wird, ist gekennzeichnet durch ein elegantes Aroma von Ethylacetat und

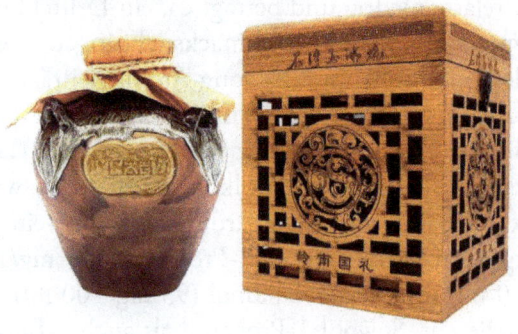

Yubingshao-Baijiu

Abb. 5.9 Typischer Verteter des Baijiu mit Chi-Aroma

β-Phenylethanol, begleitet von einem deutlichen Speckaroma durch Fettoxidation sowie einem weichen, geschmeidigen Geschmack und einem lang anhaltenden Nachgeschmack. Beim Trinken ist er am Gaumen leicht bitter, dies aber nicht langanhaltend, und er hat einem erfrischenden Abgang.

Das sog. „Chi-Aroma" (das entsprechende chinesische Schriftzeichen steht für fermentierte Sojabohnen) meint nicht die Aromen fermentierter Sojabohnen in Lebensmitteln, sondern ein spezielles zusammengesetztes Aroma, das nach Einweichen von fettem Fleisch durch einen Nachreifungsprozess in der Produktion von Baijiu mit Reisaroma entsteht (auch bekannt als Zhaijiu) und das einzigartige Geschmackscharakteristikum von Yubingshao-Baijiu ist.

In Baijiu mit Chi-Aroma finden sich 122 flüchtige Geschmacksstoffe, darunter 30 Ester, 27 Alkohole, 27 Säuren, 9 Aldehyde, 3 Ketone, 16 Phenole und 10 weitere Verbindungen, üblicherweise Ethylacetat, Ethylbutyrat, Ethyllactat, Ethylhexanoat, 1-Propanol, Isobutanol, Isoamylalkohol, Essigsäure, Buttersäure, Penetansäure, Hexansäure, Milchsäure, Acetaldehyd, Acetale und Butandion.

Baijiu mit Chi-Aroma hat im Vergleich zu Baijiu mit Reisaroma eigene Geschmackscharakteristika. Der relative Anteil von β-Phenylethanol ist hoch und reicht von 2,0 bis 12,7 mg/100 ml (im Durchschnitt 6,6 mg/100 ml), was der höchste Wert innerhalb aller Baijiu-Typen und fast doppelt so hoch wie in Baijiu mit Reisaroma ist. Dies ist charakteristisch für die Geschmackskomposition von Chi-Baijiu. Darüber hinaus entsteht aufgrund des Einweichprozesses von fettem Fleisch eine höhere Konzentration von Carbonylverbindungen und Disäureestern mit hohem Siedepunkt, darunter insbesondere Diethylheptandioat (0,578–0,736 mg/l) Diethylacelat (1,61–1,70 mg/l) Diethyloctandioat (1,12–1,94 mg/l).

Die Geschmackscharakteristika von Baijiu mit Chi-Aroma sind zwar ähnlich wie beim Baijiu mit Reisaroma, weisen aber auch Einzigartigkeiten auf. In Bezug auf das Aroma wird wegen des relativ hohen Alkohol- und niedrigen Estergehalts der milde Geschmack mit einem eleganten zusammengesetzten Aroma auf der Basis von Ethylacetat und β-Phenylethanol hervorgehoben. Zusätzlich gibt es auch einen schwachen Duft von gekochtem Reis, der bei beiden Baijiu-Typen ähnlich ist. Der Unterschied besteht darin, dass in Chi-Baijiu das Aroma von β-Phenylethanol mit einem deutlichen, aus der Fettoxidation von gelagertem Fleisch stammenden Geschmack stärker hervortritt. Hinsichtlich des Geschmacks ist Baijiu mit Chi-Aroma aufgrund des Vorhandenseins von Substanzen mit hohem Siedepunkt weicher als Baijiu mit Reisaroma, das Aroma hält länger an und er ist weniger bitter.

5.10 Geschmacksrichtungen von Baijiu mit Te-Aroma

Das typische Geschmacksprofil von Baijiu mit Te-Aroma (siehe Abb. 5.10) wird von einem komplexen Ester-Aroma, basierend auf Ethylacetat und Ethylcaproat und mit einem leichten Verbrennungsgeruch, dominiert. Beim Trinken ist ein ausgeprägtes Aroma von Ethylheptanoat mit einem weichen und anhaltenden Geschmack und einer ausgeprägten Süße festzustellen.

In Baijiu mit Te-Aroma wurden 133 flüchtige Stoffe nachgewiesen: 44 Ester, 21 Alkohole, 25 Säuren, 16 Aldehyde und Ketone, 6 Acetale, 18 stickstoffhaltige Verbindungen, 2 schwefelhaltige Verbindungen und eine weitere Verbindung, darunter Ethylacetat, Ethylbutyrat, Ethyllactat, Ethylhexanoat, Ethylheptanoat, Ethylpalmitat, Ethyloleat, 1-Propanol, Isobutanol, Isoamylalkohol, β-Phenylethanol, Essigsäure, Buttersäure, Pentansäure, Hexansäure, Acetaldehyd, Acetale, Furfural, Tetramethylpyrazin, Trimethylpyrazin.

Ester sind mit einem Gesamtgehalt von ca. 352 mg/100 ml die häufigsten Geschmackskomponenten in Baijiu mit Te-Aroma. Die wichtigsten Ester sind Ethylacetat (135 mg/100 ml), Ethyllactat (112 mg/100 ml) und Ethylhexanoat (32 mg/100 ml). Überdies spielt Ethylhexanoat aufgrund seines niedrigen Schwellenwerts eine entscheidende Rolle für das Ester-Aroma von Te-Baijiu. Ethylhexanoat ist außerdem wichtig für den Geschmack von Baijiu mit Starkaroma. Darüber hinaus ist Te-Baijiu reich an Fettsäure-Ethylestern mit ungeraden Kohlenstoffketten, deren Konzentration innerhalb aller Baijiu-Typen am höchsten ist. Dies ist ein weiteres wichtiges Merkmal von Baijiu

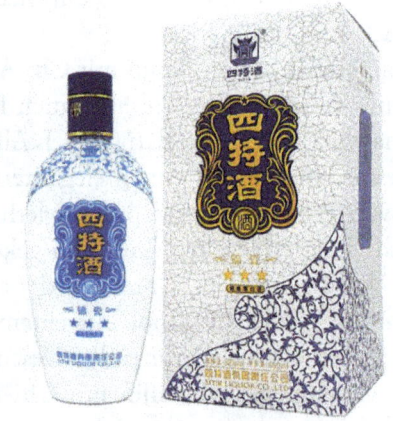

Si ́ te-Baijiu

Abb. 5.10 Typischer Verteter des Baijiu mit Te-Aroma

mit Te-Aroma. Unter den Geschmackskomponenten von Te-Baijiu ist der Alkoholanteil ebenfalls höher und vergleichbar mit dem Ester-Gehalt. Die Konzentration von 1-Propanol ist mit 59–307 mg/100 ml die höchste innerhalb der Baijiu-Premiumprodukte in China und 4- bis 5-mal höher als bei den anderen berühmten und qualtitativ hochwertigen Baijiu-Typen sowie ein weiteres wichtiges Wesensmerkmal für den Geschmack von Te-Baijiu.

Mit etwa 130 mg/100 ml steht die Konzentration von Säuren in Baijiu mit Te-Aroma an dritter Stelle. Essigsäure weist mit etwa 82 mg/100 ml den höchsten Gehalt auf, gefolgt von Hexansäure, Pentansäure, Buttersäure und Propionsäure. Ferner ist der Gehalt an langkettigen Fettsäuren und ihren Ethylestern in Te-Baijiu höher als in den anderen Baijiu-Arten. Palmitinsäure und Ethylpalmitat sind mit 2,46 mg/100 ml bzw. 7,09 mg/100 ml die Hauptbestandteile und spielen eine wichtige Rolle für den weichen und lang anhaltendenGeschmack von Baijiu mit Te-Aroma.

Der Acetaldehyd-Gehalt liegt bei 17 mg/100 ml und ist unter den Carbonylverbindungen der höchste; der Acetal-Gehalt liegt bei 24 mg/100 ml. Der Gesamtgehalt an stickstoffhaltigen heterozyklischen Verbindungen beträgt ca. 0,18 mg/100 ml, wobei Pyrazine mit Tetramethylpyrazin (ca. 0,06 mg/100 ml) die größten Anteile haben.

5.11 Geschmacksrichtungen von Baijiu mit Laobaigan-Aroma

Baijiu mit Laobaigan-Aroma (siehe Abb. 5.11), vertreten durch Hengshui-Laobaigan-Baijiu aus der Provinz Hebei, ist weich und elegant, mit einem harmonischen komplexen Aroma von Ethyllactat und Ethylacetat. Der Geschmack des Endprodukts ist ausgewogen und süß, mit einem lang anhaltenden Nachgeschmack und hat einen einzigartigen Stil.

Berichten zufolge wurden in Baijiu mit Laobaigan-Aroma 554 flüchtige Stoffe identifiziert: 167 Ester, 78 Alkohole, 31 Aldehyde, 54 Ketone, 34 Säuren, 13 Lactone, 36 stickstoffhaltige Verbindungen, 45 schwefelhaltige Verbindungen, 18 Furane, 30 Acetale, 10 Phenole, 13 Ether, 20 Kohlenwasserstoffe und 5 Anhydride, wobei üblicherweise Ethylacetat, Ethyllactat Ethylhexanoat, 1-Propanol, Isobutanol, Isoamylalkohol, Essigsäure, Buttersäure, Isovaleriansäure und Milchsäure enthalten sind.

Die wichtigsten Ester sind Ethylacetat und Ethyllactat, wobei das Verhältnis von Ethylacetat zu Ethyllactat 1:1,5–2,0 beträgt. Weitere gängige Ester sind Ethylhexanoat und Ethylbutyrat sowie längerkettige Fettsäureester wie

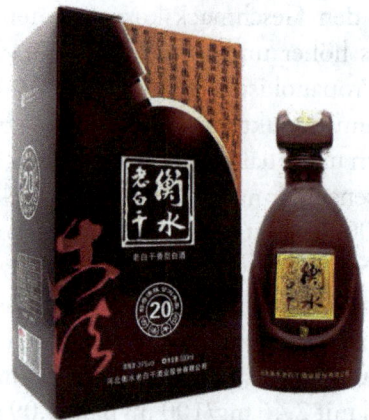

Hengshui-Laobaigan-Baijiu

Abb. 5.11 Typischer Verteter des Baijiu mit Laobaigan-Aroma

Ethylpalmitat. Als organische Säuren sind Essigsäure, Milchsäure, Pentansäure und Hexansäure am häufigsten vertreten. Bei den Alkoholen sind 1-Propanol, Isobutanol und Isoamylalkohol die wichtigsten Vertreter, wobei deren Anteil höher als in Fen-Baijiu, dem repräsentativen Baijiu mit Leichtaroma, ist.

Unter den Geschmacksstoffen in Laobaigan-Baijiu sind 4-Ethylguajacol, 2-Phenylethylacetat, Buttersäure, 3-Methylbutanol, β-Phenylethanol, 2-Acetyl-5-Methylfuran, Ethylphenylpropionat, γ-Nonolid, 3-Methylbuttersäure, Vanillin, Ethylacetat, 1,1-Diethoxy-3-Methylbutan, (2,2-Diethoxyethyl)phenyl die Substanzen, die wesentlich zum Aroma beitragen.

5.12 Geschmacksrichtungen von Baijiu mit Sesamaroma

Baijiu mit Sesamaroma (siehe Abb. 5.12) ist ein innovativer Baijiu-Typ mit den Eigenschaften der Baijiu-Typen mit Stark-, mit Soßen- und mit Leichtaroma, der sich aber auch von diesen unterscheidet. Er weist einen eleganten Geschmack und ein Ethylacetat-Aroma sowie ausgeprägte Röstaromen auf. Zunächst entwickeln sich im Mund Backaromen sowie das Aroma von „gerösteten Sesam". Dieser Baijiu hat, ähnlich dem Laobaigan-Baijiu, einen leicht bitteren Nachgeschmack.

In Baijiu mit Sesamaroma finden sich 299 flüchtige Stoffe: 72 Ester, 46 Alkohole, 36 Säuren, 14 Aldehyde, 29 Ketone, 5 Acetale und Ketale, 16 Phe-

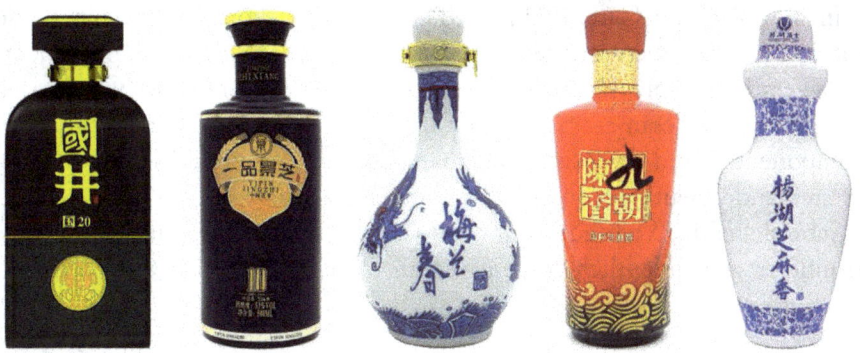

| Guojing-Baijiu | Jingzhi-Baijiu | Meilanchun-Baijiu | Jiuchaochenxiang-Baijiu | Yanghu-Baijiu |

Abb. 5.12 5 berühmte Baijiu-Produkte mit Sesamaroma

nole, 23 schwefelhaltige Verbindungen, 47 stickstoffhaltige Verbindungen, 11 weitere Verbindungen; am häufigsten sind Ethylacetat, Ethylbutyrat, Ethyllactat, Ethylhexanoat, n-Propanol, Isobutylalkohol, Isoamylalkohol, Essigsäure Buttersäure, Pentansäure, Hexansäure, Milchsäure, Acetaldehyd, Acetale, Trimethylpyrazin, Tetramethylpyrazin, Dimethyltrisulfid, Ethyl-3-(methylthio)propionat, 3-(methylthio)propanal.

Baijiu mit Sesamaroma enthält Ethylcaproat (44,0 mg/100 ml) und Hexansäure (26,1 mg/100 ml) in Mengen, die niedriger sind als in den Baijiu-Typen mit Starkaroma und mit gemischtem Aroma. Diese beiden Verbindungen tragen zu den Geschmackscharakteristika von Baijiu mit Starkaroma bei, wobei ihre Anteile allerdings leicht höher sind als in Baijiu mit Soßenaroma und signifikant über denen in Baijiu mit Leichtaroma liegen. Diese Merkmale stimmen mit seinem eleganten Aromastil überein.

Der Gehalt an Ethylacetat (160 mg/100 ml), Diethylsuccinat (0,40 mg/100 ml), n-Propanol (17,1 mg/100 ml) und Isoamylalkohol (33,2 mg/100 ml) ist vergleichbar mit den entsprechenden Bestandteilen in Baijiu mit Leichtaroma; sie verleihen dem Baijiu mit Sesamaroma einige der geschmacklichen Eigenschaften von Baijiu mit Leichtaroma.

Furfural, β-Phenylethanol und Benzaldehyd sind eng mit dem Baijiu-Typ mit Soßenaroma verbunden. Der Furfural-Gehalt (8,94 mg/100 ml) in Baijiu mit Sesamaroma ist niedriger als in Baijiu mit Soßenaroma und mit gemischtem Aroma, aber höher als in Baijiu mit Stark- und mit Leichtaroma. Der Anteil von β-Phenylethanol (1,36 mg/100 ml) ist etwa gleich hoch wie in Baijiu mit gemischtem Aroma und deutlich höher als in Baijiu mit Starkaroma. Der Benzaldehyd-Gehalt (1,7 mg/100 ml) liegt über dem von Baijiu mit Sesamaroma.

Im Großen und Ganzen ähneln die Geschmackskomponenten in Baijiu mit Sesamaroma in etwa denen der Baijiu-Typen mit Starkaroma, mit Leichtaroma und mit Soßenaroma. Allerdings unterscheidet sich der Geschmack von Baijiu mit Sesamaroma aufgrund der verschiedenen charakteristischen Komponenten und des relativen Verhältnisses der Geschmackskomponenten untereinander deutlich von den drei anderen Baijiu-Typen.

Schwefelhaltige Verbindungen wie 3-(Methylthio)propanal und Dimethyltrisulfid tragen wesentlich zu den Geschmackscharakteristika von Baijiu mit Sesamaroma bei.

5.13 Geschmacksrichtungen von Baijiu mit Fuyu-Aroma

Baijiu mit Fuyu-Aroma (siehe Abb. 5.13), repräsentiert von Jiugui-Baijiu aus Xiangxi, sind aromatisch und elegant, weich und süß, sanft und delikat, mit einem angenehmen Nachgeschmack, reichhaltigen Aromen und einem erfrischenden Körper. Es werden die Aromen der Baijiu-Typen mit Soßenaroma, mit Starkaroma und mit Leichtaroma kombiniert. Außerdem handelt es sich um eine innovative Geschmacksvariante aus der chinesischen Baijiu-Industrie.

In Baijiu mit Fuyu-Aroma wurden mehr als 200 flüchtige Stoffe nachgewiesen, wobei die gängigen Geschmackskomponenten Ethylacetat, Ethylbutyrat, Ethyllactat, Ethylhexanoat, n-Propanol, Isobutanol, Isoamylalkohol,

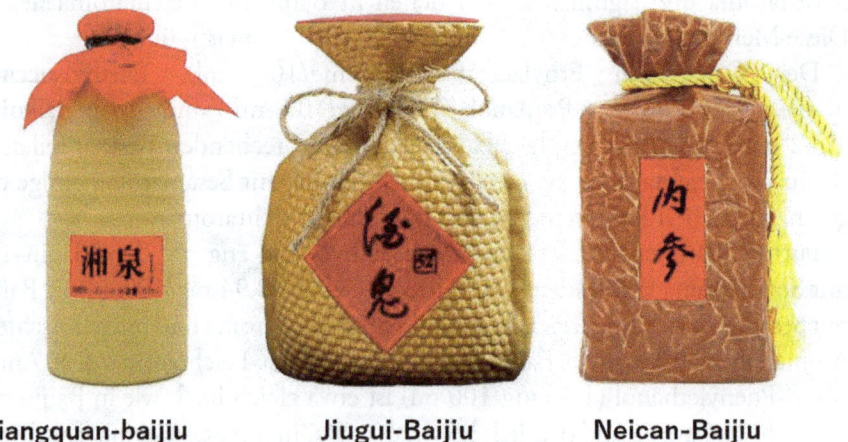

Xiangquan-baijiu   Jiugui-Baijiu   Neican-Baijiu

Abb. 5.13 3 berühmte Baijiu-Produkte mit Fuyu-Aroma

Essigsäure, Buttersäure, Isovaleriansäure, Hexansäure, Milchsäure, Acetaldehyde, Acetale und Furfural sind.

Der Gesamtgehalt an Estern ist in Baijiu mit Fuyu-Aroma ist höher als der der übrigen Aromastoffe. Insbesondere Ethylcaproat und Ethylacetat sind mit > 100–170 mg/100 ml stärker vertreten als die anderen Ester, wobei ihre Anteile zwar vergleichbar sind, der Ethylacetat-Gehalt aber etwas über dem von Ethylcaproat liegt. Dies wird nicht in anderen Baijiu-Typen gefunden und ist ein einzigartiges Merkmal des Baijiu mit Fuyu-Aroma. Ethyllactat liegt generell im Bereich von 53–72 mg/100 ml, Ethylbutyrat bei 16–29 mg/100 ml. Gehalt und Anteile der „4 Ester" in Baijiu mit Fuyu-Aroma unterscheiden sich stark von den Baijiu-Typen mit Starkaroma und mit Leichtaroma und vom Xiaoqu-Baijiu aus der Provinz Sichuan. Dies zeigt, dass Baijiu mit Fuyu-Aroma nach dem Xiaoqu-Verfahren und nicht mithilfe des Produktionsprozesses für Baijiu mit Leichtaroma hergestellt wird und dass die Daqu-Methode genutzt wird, aber nicht genauso wir für die Herstellung von Baijiu mit Starkaroma. Das kreative Herstellungsverfahren bringt einen eigenen, einzigartigen Stil hervor.

Der Gehalt an organischen Säuren ist auch in Baijiu mit Fuyu-Aroma hoch und liegt insgesamt bei > 200 mg/100 ml. Das ist viel mehr als in den Baijiu-Typen mit Starkaroma und mit Leichtaroma und in Xiaoqu-Baijiu aus der Provinz Sichuan, aber weniger als bei Baijiu mit Soßenaroma. Die Anteile von Hexan- und Essigsäure am Gesamtsäuregehalt betragen 70 %, von Milchsäure 19 % und von Buttersäure 7 %. Obwohl der Anteil dieser 4 Säuren in der Abfolge Essigsäure > Hexansäure > Milchsäure > Buttersäure in etwa dem Baijiu mit Starkaroma entspricht, ist der Gehalt an Essig- und Hexansäure ist doppelt so hoch wie im Baijiu mit Starkaroma. Die verschiedenen organischen Säuren in Baijiu mit Leichtaroma und im Xiaoqu-Baijiu aus der Provinz Sichuan sind dagegen individuell und unterscheiden sich deutlich von den reichhaltigen organischen Säuren im Baijiu mit Fuyu-Aroma.

Der Alkoholgehalt in Baijiu mit Fuyu-Aroma ist moderat, reicht von 110–140 mg/100 ml und ist höher als bei den Baijiu-Typen mit Starkaroma und mit Leichtaroma, aber niedriger als bei Xiaoqu-Baijiu. Den höchsten Gehalt weist Isoamylalkohol mit ca. 40 mg/100 ml auf, gefolgt von *n*-Propanol mit 25–50 mg/100 ml, was niedriger ist als bei den Baijiu-Typen mit Soßenaroma, mit Dong- und mit Te-Aroma, aber höher als bei den Baijiu-Typen mit Stark- und mit Leichtaroma und bei Xiaoqu-Baijiu aus Sichuan.

6

Berühmter Baijiu

6.1 Baofeng-Baijiu

Baofeng-Baijiu (siehe Abb. 6.1) ist ein typischer Vertreter des Daqu-Baijiu mit Leichtaroma. Produziert im Kreis Baofeng, Stadt Pingdingshan, Provinz Henan, ist er ein Produkt der Henan Baofeng Liquor Industry Co., Ltd. Die Entwicklungsforschung zu Baofeng-Baijiu lässt sich bis zur Herrschaft von Shenzong aus der Nördlichen Song-Dynastie zurückverfolgen, als laut *Allgemeinem Protokoll der Provinz Henan, Protokoll von Ruzhou und Protokoll vom Kreis Baofeng* der neokonfuzianische Gelehrte Hao Cheng aus der Nördlichen Song-Dynastie das Baijiu-Brauen überwachte und in Baofeng lehrte, wo es mehr als 100 Destillerien gab. Während der Jiaqing-Periode der Qing-Dynastie zahlte der Kreis Baofeng laut der lokalen Urkunde *Zhi Baofeng* im Jahr 1224 n. Chr. die höchsten Alkoholsteuern aller Kreise in China in Höhe von 45.000 Guan. Gegenwärtig ist Baofeng-Baijiu der einzige Baijiu mit Leichtaroma, der von größeren Unternehmen in den Provinzen Jiangsu, Shandong, Henan und Anhui hergestellt wird. Baofeng-Baijiu wird nach dem traditionellen Verfahren namens „Qingzheng Erciqing" (QZ-ECQ) für Baijiu mit Leichtaroma hergestellt (d. h. getrenntes Dämpfen der ersten Körner und des Jiupei, nach Dampfdestillation des fermentierten Getreides keine Zugabe von neuen Körnern, jedoch Zugabe des Starters vor der 2. Fermentantion und schließlich Dämpfen der fermentierten Körner aus der 2. Fermentantion und Verwefen des Rückstands).

Im Allgemeiinen wird Baofeng-Baijiu aus einer Mischung von Sorghum, Gerste, Weizen und Erbsen gebraut, um mithilfe der QZ-QS-Methode Nie-

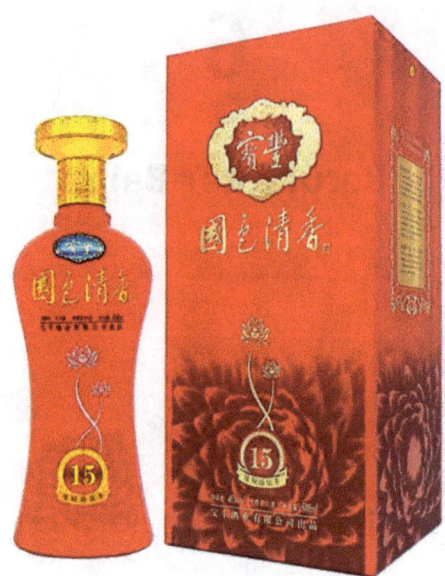

Abb. 6.1 Baofeng-Baijiu aus der Provinz Henan

drigtemperatur-Daqu herzustellen; es folgen die Fermentation in unterirdischen Behältern, die Destillation im Zengtong und eine Verschneideprozedur. Die Spirituose zeichnet sich durch „reines Aroma, zarte Süße, ein trockenes und erfrischendes Mundgefühl sowie einen lang anhaltenden Nachgeschmack" aus. Im Jahr 1989 wurde Baofeng-Baijiu auf der 5. Nationalen Konferenz zur Bewertung von Spirituosen (NAAC) der Titel „Nationaler Berühmter Baijiu" verliehen. 2008 wurde die traditionelle Brautechnik von Baofeng-Baijiu in die 2. Auflage des nationalen Verzeichnisses des immateriellen Kulturerbes aufgenommen. 2010 wurde das eingetragene Warenzeichen „Baofeng-Marke" vom Handelsministerium als „Chinas altehrwürdige Marke" anerkannt.

6.2 Baiyunbian-Baijiu

Baiyunbian-Baijiu (siehe Abb. 6.2) ist ein typischer Vertreter von Baijiu mit gemischtem Aroma vom Typ Stark–Soße, der aus der Stadt Songzi in der Provinz Hubei stammt und ein Produkt der Hubei Baiyunbian Group ist. Baiyunbian-Baijiu wurde nach einem Gedicht von Bai Li, dem „unsterblichen Dichter", benannt. Im Jahr 759 n. Chr. reiste Bai Li zusammen mit seinem

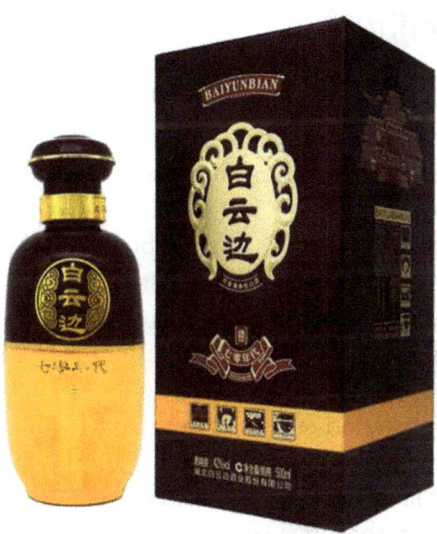

Abb. 6.2 Baiyunbian-Baijiu aus der Provinz Hubei

Bruder Ye Li und seinem Freund Zhi Jia flussaufwärts, sie besuchten den Dongting-See und Hukou (die heutige Stadt Songzi), wo er lokalen Alkohol genoss und schrieb: „Das herbstliche Wasser des Südlichen Sees ist nachts klar und ruhig, sodass ich auf dem fließenden Wasser direkt in den Himmel reiten und das Mondlicht über dem Dongting-See erklimmen kann, während ich die wunderschöne Szene mit Baiyunbian feiere". Der Produktionsprozess von Baiyunbian-Baijiu vereint die Merkmale der beiden Baijiu-Typen mit Stark- und mit Soßenaroma, beginnt jedes Jahr im September und endet im Juni des darauffolgenden Jahres: verwendet wird Sorghum als Rohmaterial, Daqu wird nur aus Weizen bei hoher und mittlerer Temperatur hergestellt; es gibt 3 Beschickungen, 9 Fermentationen, 8 Baijiu-Entnahmen, 10 Arbeitsgänge, 6 Aufhäufungen bei hoher Temperatur; die 3. Beschickung erfolgt im 7. Arbeitsgang unter Zugabe des Daqu mit mittlerer Temperatur; danach geht es zur Fermentation direkt in die Gärgrube, die halb aus Ziegelsteinen und halb aus Lehm besteht; es folgt eine abgestufte Destillation und die Lagerung in Porzellangefäßen. Die Spirituose zeichnet sich aus durch „Aromatik und Eleganz, Harmonie zwischen Soßen- und Stark-Aroma, ein dichtes und reiches Mundgefühl, einen süßen und erfrischenden Geschmack und einen weichen und langen Nachgeschmack". Auf der 3., 4. und 5. NAAC wurde Baiyunbian-Baijiu 3-mal mit dem Titel „Nationaler Qualitäts-Baijiu" ausgezeichnet.

6.3 Dong-Baijiu

Dong-Baijiu (siehe Abb. 6.3) ist ein typischer Vertreter des Baijiu-Geschmacktyps mit kräuterähnlichem Aroma, der aus der Stadt Donggongshi in Zunyi, Provinz Guizhou, stammt und ein Produkt der Guizhou Dong Liquor Industry Co., Ltd. ist. Der früheste Beleg zur Geschichte des Dong-Baijiu stammt aus dem Jahr 1937, als er in örtlichen Destillerien als „Keller-Baijiu" gebraut wurde. Dong-Baijiu wurde auf der 2., 3., 4. und 5. NAAC 4-mal in Folge mit dem Titel „Nationaler Qualitäts-Baijiu" ausgezeichnet. Im Jahr 2006 erklärten das Ministerium für Wissenschaft und Technologie und das Büro für Staatsgeheimnisse das Herstellungsverfahren von Dong-Baijiu zum „wissenschaftlichen und technologischen Geheimnis". Das Verfahren ist gekennzeichnet durch die Verwendung von Daqu und Xiaoqu als Starter der Verzuckerung. Im Xiaoqu sind 95 chinesische Heilkräuter, im Daqu 40 chinesische Heilkräuter enthalten. Der Lehm in der Gärgrube ist wichtig, und die Grube wird mit Kohle versiegelt. Daqu und Xiaoqu werden getrennt fermentiert, die fermentierten Körner werden gemeinsam destilliert. Dieses einzigartige Verfahren hat zu einem Geschmacksstil geführt, der sich auszeichnet durch „3 hoch und 1 niedrig" (hoher Gehalt an Ethylbutyrat, Alkohol und Gesamtsäuren und niedriger Gehalt an Ethyllactat), was der Spirituose ihren Reichtum an Terpen-Aromakomponenten verleiht. Dong-Baijiu hat die sen-

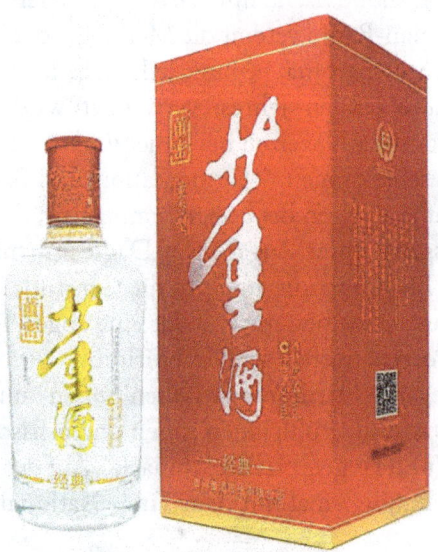

Abb. 6.3 Dong-Baijiu Jiu aus der Provinz Guizhou

sorischen Eigenschaften „eleganter Duft nach Estern, angenehmes leichtes Medizinaroma, weicher und reicher Geschmack zu Beginn, erfirschender und lang anhaltender Nachgeschmack". Im Jahr 2008 wurde Dong-Baijiu durch den lokalen Standard der Provinz Guizhou (DB 52/T550-2008) als neuer Baijiu-Geschmackstyp eingestuft; im Jahr 2010 wurde die eingetragene Marke „Dong" vom chinesischen Handelsministerium als „Chinas altehrwürdige Marke" anerkannt.

6.4 Fen-Baijiu

Fen-Baijiu (siehe Abb. 6.4), auch bekannt als „Xinghuacun" (nach dem Dorf Xinghua), gilt als typischer Vertreter des Baijiu mit Leichtaroma, wird als die „Seele" des chinesischen Baijiu angesehen und in der Stadt Xinghuacun, Fenyang, Provinz Shanxi produziert. Die Geschichte des Fen-Baijiu ist aufgezeichnet in der *Geschichte der Nördlichen Qi-Dynastie*. Während Zeit der Nördlichen und Südlichen Dynastien war Fen-Baijiu der königliche Alkohol und wurde von Kaiser Wucheng aus der Nördlichen Qi-Dynastie gepriesen. Während der Ming- und der Qing-Dynastie verbreitete sich Fen-Baijiu mit den Migrantenströmen aus Shanxi in andere Regionen Chinas und dem Aufstieg der Händler aus Shanxi über das ganze Land. In der Zwischenzeit wurde

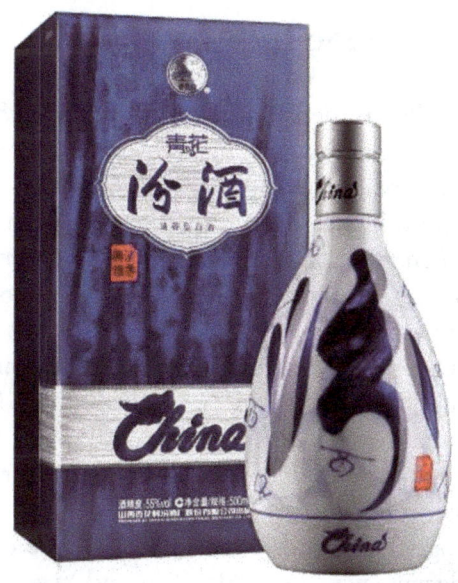

Abb. 6.4 Fen-Baijiu aus der Provinz Shanxi

das traditionelle Brauverfahren entsprechend den örtlichen Gegebenheiten weiterentwickelt und verändert, z. B. wurden unterirdische Krüge durch Gärgruben ersetzt, wodurch die Grundlage für die Schaffung verschiedener Geschmacksrichtungen von chinesischem Baijiu gelegt wurde. In der Zeit der Republik China wurde aus Sorghum hergestellter Fen-Baijiu im Jahr 1915 auf der Weltausstellung in Panama mit der Medaille erster Klasse ausgezeichnet. Nach Gründung der Volksrepublik China startete im Jahr 1964 das Ministerium für Leichtindustrie 3 Pilotprojekte für Baijiu, in denen bei der Forschung zu Fen-Baijiu Ethylacetat als das Hauptaroma identifiziert wurde. Fen-Baijiu wurde in der 1.–5. NAAC von 1952–1989 mit dem Titel „Nationaler Berühmter Baijiu" ausgezeichnet. Fen-Baijiu wird nach dem „QZ-ECQ"-Produktionsverfahren hergestellt: als Getreide dient Sorghum, als Starter wird aus Gerste und Erbsen bei Niedrigtemperatur hergestellter Daqu eingesetzt, diese werden separat gedämpft und anschließend in unterirdischen Krügen fermentiert, im Zengtong destilliert, und schließlich wird verschnitten. Dieser Prozess richtet die Aufmerksamkeit auf das „Klären bis zum Schluss". Dadurch schmeckt die Spritouse klar, mild, rein, weich und süß mit einem lang anhaltenden Nachgeschmack. Im Jahr 2006 wurde die Fenjiu-Brautechnik in das 1. Verzeichnis des nationalen immateriellen Kulturerbes aufgenommen; 2010 wurde die eingetragene Marke „Xinghuacun" vom Handelsministerium als „Chinas altehrwürdige Marke" anerkannt.

6.5 Guojing-Bandaojing-Baijiu

Guojing-Bandaojing-Baijiu (siehe Abb. 6.5) wird von der Shandong Bandaojing Co., Ltd. im Kreis Gaocheng in der Provinz Shandong hergestellt. Das Unternehmen hat die beiden Hauptmarken „Guojing" und „Bandaojing" und produziert Baijiu mit leichtem Starkaroma, mit Mehrkorn-Sesamaroma und mit Sesam-/Soßenaroma. Das Unternehmen ist führend in der Herstellung von Baijiu mit Sesamaroma und ein berühmter Produzent von Baijiu mit Mehrkorn-Sesamaroma.

Gaoqing ist der Ursprung der chinesischen Alkoholkultur und die Heimatstadt von Di Yi, dem Urahn des Alkohols. Die Erzählung „Di Yi hat den Alkohol gemacht" ist ein immaterielles Kulturerbe der Provinz Shandong. Chenzhuang in Gaoqing aus der Westlichen Zhou-Dynastie war die von Jiang Taigong gegründete erste Hauptstadt von Qi und ist seit 2009 eine der 10 nationalen archäologischen Fundstätten in China. Die dort ausgegrabenen bronzenen Alkoholgefäße wie Gong, He, Zun und Yi zeugen von der langen

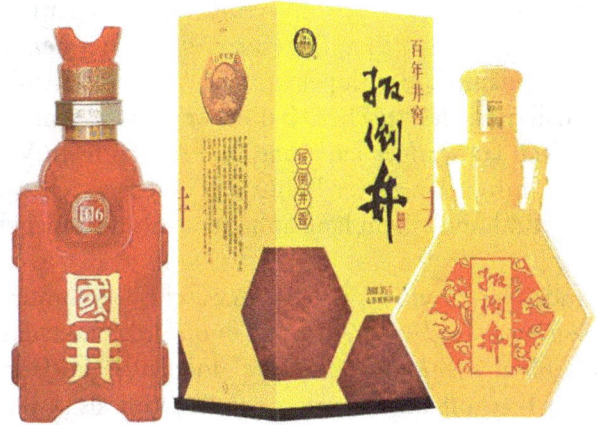

Abb. 6.5 Guojing-Baijiu (*links*) und Bandaojing-Baijiu (*rechts*) aus der Provinz Shandong

Geschichte der Alkoholherstellung in dem Gebiet, in dem Guojing- und Bandaojing-Baijiu produziert werden.

Nach den Aufzeichnungen in *Die Geschichte von Gaoyuan* kam vor 1000 Jahren der erste Song-Kaiser Kuangyin Zhao mit seinen Truppen in Gaoqing an und trank aus der Quelle von Bandaojing (ein eingestürzter Brunnen). Als Anspielung darauf erhielt der Schnaps seinen Namen. Während der Ming- und der frühen Qing-Dynastie gab es in der Gegend von Bandaojing die 7 großen Brauereibetriebe Longzhi, Ruiqi, Hongchang, Dasheng, Guangji, Tianxiang und Jingyi, deren Spirituosen wegen ihres starken Sesamaromas populär waren. Während der Qing-Dynastie fügten die lokalen Brauer als weitere Zutaten Reis und Hirse hinzu, was zusammen mit der verbesserten Produktionsmethode dem ursprünglichen Schnaps einen delikateren und reineren Geschmack verlieh. Nach Gründung der Volksrepublik China wurde ausgehend von den früheren Brunnengruben-Anlagen die staatliche Gaoqing-Destillerie gegründet. 1998 wurde die Shandong Bandaojing Co. Ltd. gegründet.

Die traditionelle Brautechnik von Guojing-Bandaojing, die auch als „Brunnengruben-Verfahren" bekannt ist, wurde in der Song-Dynastie entwickelt und 2009 in die Liste des immateriellen Kulturerbes der Provinz Shandong aufgenommen. 2015 wurde der Standort der Brunnengrube von Bandaojing als Einheit zur Erhaltung kultureller Relikte in der Provinz Shandong anerkannt. Jiuqu, der Starter, wird in einem 5-stufigen Prozess hergestellt. Daqu and Fuqu werden ordnungsgemäß verwendet. Die Rohmaterialien beinhalten 6 verschiedene Getreidearten, die bei hoher Temperatur aufgehäuft werden. Die Feststoff-Fermentation findet bei hoher Temperatur in der Brunnengrube statt. Die rohen und die fermentierten Körner werden getrennt gedämpft, der Jiupei wird schichtweise destilliert. Die verschiedenen Qualitäten des frischen Baijiu werden getrennt entnommen und gelagert. Nach jahrelanger Lagerung und sorgfältigem Verschnitt entsteht ein elegant duftender, zarter Baijiu mit einem weichen und harmonischen Mundgefühl und einem lang anhaltenden und angenehmen Nachgeschmack.

Guojing-Bandaojing ist ein typischer chinesischer berühmter Baijiu sowie eine geschützte geographische Bezeichnung und wurde durch das Handelsministerium als „Chinas altehrwürdige Marke" anerkannt. Im Jahr 2007 wurde die 9. Anlage für Feststoff-Fermentation von Getreide als „Guinness-Weltrekord" ausgezeichnet. Im Jahr 2011 erhielt Guogui-Bandaojing die Bio-Zertifizierung für seine Baijiu-Sorten mit Sesam- und mit Starkaroma. 2012 wurde der erste Arbeitsplatz für Akademiker in der chinesischen Baijiu-Industrie eingerichtet. 2014 wurde die Kellerei Guojing 1915 im Guinness-Buch der Rekorde aufgeführt und wurde zur Kellerei Nr. 1 für chinesischen Baijiu. 2017 wurde Bandaojing-Baijiu zu einem angesehenen und geschützten Produkt im Abkommen über geographische Angaben zwischen China und der EU ernannt.

6.6 Guizhou-Moutai-Baijiu

Moutai-Baijiu (siehe Abb. 6.6) wird in Moutai, Renhuai, Zunyi in der Provinz Guizhou hergestellt und ist der Ursprung des Baijiu-Typs mit Daqu-Soßenaroma. Der Stil ist geprägt von einem „markanten Soßenaroma, das elegant und anmutig, weich und reichhaltig und vollmundig ist, mit einem lang anhaltenden Duft im leeren Glas". Auf der 1.–5. NAAC hat er jeweils den Titel „Nationaler Berühmter Baijiu" gewonnen.

Nach *The Records of History* wurde im 6. Jahr der Jianyuan-Periode der Westlichen Han-Dynastie (135 v. Chr.) im südlichen Yue-Königreich (in der Nähe der heutigen Stadt Renhuai) „Jujiangjiu" (eine Spirituose aus den Früchten des Papiermaulbeerbaums – *Broussonetia papyrifera*) hergestellt. Nach der Hongzhi-Herrschaft in der Ming-Dynastie, als die Salzhändler von Shaanxi das Sichuan-Salz kontrollierten und in die Stadt Moutai, eine wichtige Anlegestelle am Chishui-Fluss, kamen, blühte diese allmählich auf, was die Entwicklung der Spirituosenindustrie in der Region voranbrachte. Das Gedicht von Zhen Zheng, einem Dichter der Qing-Dynastie, reflektiert die Situation: „Salz aus Shu geht nach Guizhou, Kaufleute aus Qin versammeln sich in

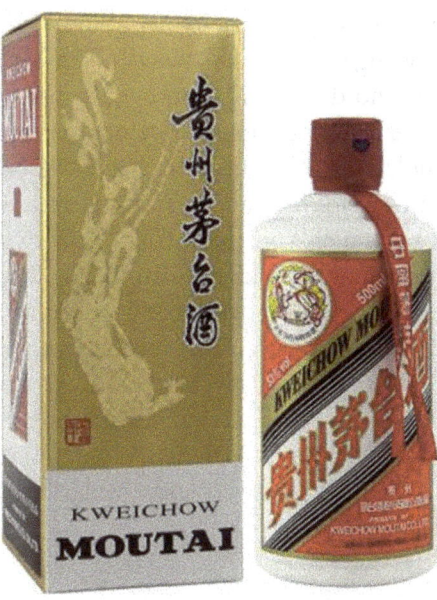

Abb. 6.6 Moutai-Baijiu aus der Provinz Guizhou

Moutai" [Shu meint die Region der heutigen Provinz Sichuan, Qin die Region der heutigen Provinz Shaanxi]. Im 43. Jahr des Kaisers Kangxi aus der Qing-Dynastie (1704 n. Chr.) nannte die „Qisheng-Brennerei" ihren Schnaps offiziell Moutai-Baijiu. Nach *The Records of Old Zunyi Mansion* gab es in der Qing-Dynastie während der Daoguang-Periode (1821–1850 n. Chr.) mindestens 20 Destillerien, die Moutai-Baijiu produzierten und pro Jahr mehr als 20.000 Stone Getreide verbrauchten (Stone ist eine Gewichtseinheit, 1 Stone entspricht ca. 50 kg). Diese Zahlen legen den Reichtum der Brauereiindustrie in Moutai während der Qing-Dynastie nahe. Im Jahr 1951 schlossen sich die drei Privatbrauereien Chengyi, Ronghe und Hengxing zur staatlichen Moutai-Destillerie zusammen. Das Unternehmen wurde in die Guizhou Moutai Liquor Co., Ltd. umgewandelt.

Bei der traditionellen Herstellung von Moutai-Baijiu wird lokaler roter Sorghum als Rohmaterial eingesetzt, die Fermentation findet in der Gärgrube mit Steinwänden und Lehmboden statt. Nach zwei Beschickungen, 9-maligem Dämpfen, 8 Fermentationsrunden, 7 Destillationsvorgängen, langer Lagerung in Tontöpfen entsteht der finale Moutai-Baijiu als Verschnitt aus den Rohalkoholen aus verschiedenen Fermentationsdurchgängen mit unterschiedlichen Aromen, Alkoholgehalten und unterschiedlicher Lagerungsdauer. Es dauert mehr als 4 Jahre vom Rohmaterial bis zum fertigen Produkt.

Der Herstellungsprozess ist gekennzeichnet durch „3 hoch, 3 niedrig, 3 mehr, 2 lang und 1 weniger". „3 hoch" bezieht sich auf die Produktion von Daqu, das Aufhäufen und die Destillation bei Hochtemperatur; „3 niedrig" weist auf eine niedrige Verzuckerungsrate, einen geringen Wassergehalt im fermentierten Getreide und eine geringe Baijiu-Ausbeute hin; „3 mehr" meint einen höheren Getreideverbrauch (2,5 kg Getreide ergeben 0,5 kg Baijiu), einen höheren Verbrauch von Jiuqu (das Verhältnis Daqu zu Sorghum ist 1:1) und mehr Fermentationszyklen (8 Runden); „2 lang" bezieht sich auf einen langen Produktionszyklus (etwa 10 Monate) und eine lange Lagerzeit (imAllgemeinen > 3 Jahre); „1 weniger" bedeutet eine geringe Menge an Hilfsstoffen.

Moutai-Baijiu aus der Provinz Guizhou genießt hohes nationales Ansehen und spielt eine wichtige Rolle im politischen, diplomatischen und wirtschaftlichen Leben Chinas. Sein Markenwert steht in der Spirituosenindustrie des Landes an der Spitze.

6.7 Gujinggong-Baijiu

Gujinggong-Baijiu (siehe Abb. 6.7) ist eines der 8 berühmten Baijiu-Produkte in China und wird in Gujing, Qiaocheng-Distrikt, Bozhou, in der Provinz Anhui hergestellt. Es handelt sich um einen Baijiu mit Starkaroma mit einem einzigartien Stil, der wie folgt beschrieben wird: „kristallklar, reines Aroma wie eine Orchidee, milder Einstieg und dauerhafter Nachgeschmack". Gu-

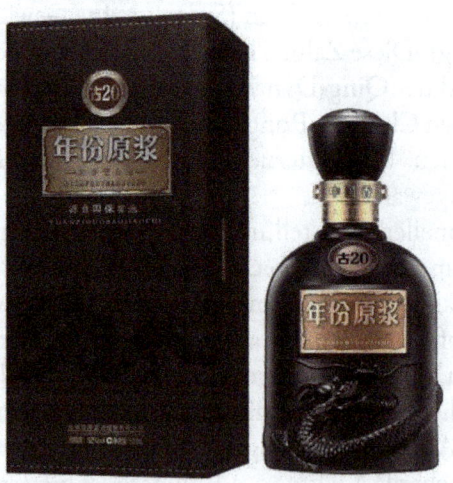

Abb. 6.7 Gujinggong-Baijiu aus der Provinz Anhui

jinggong-Baijiu wurde 4-mal in Folge als „Nationaler Berühmter Baijiu" ausgezeichnet und wird verehrt als eine „Pfingstrose in Baijiu" und genießt die „höchste Anerkennung in China".

Wie in *Qi Min Yao Shu* (*Die wichtigsten Techniken für die allgemeine Wohlfahrt des Volkes*) dargelegt, widmete Cao Cao im 1. Jahr der Jian'an-Periode in der Östlichen Han-Dynastie (196 n. Chr.) den „Jiuyunchun Baijiu" aus Bozhou Xie Liu, dem Kaiser Xian der Han-Dynastie. Er stellte dem Kaiser auch das *Jiuyunchun Baijiu-Gesetz*, die Produktionsmethode für Gujinggong-Baijiu, dar, was dieser sehr begrüßte. Jiuyunchun-Baijiu wurde zu einer Art royaler Tribut, und seither prosperierten die Brauereibetriebe in Bozhou, was viel zur Entwicklung der dortigen Brauereiindustrie beitrug. Die Anhui Gujing Gongjiu Distillery Co., Ltd. ging aus der zur Zeit des 10. Kaisers Zhengde in der Ming-Dynastie die Tribute erzeugenden Gongxing-Destillerie hervor (1515 n. Chr.). Im Jahr 1959 wurde die staatliche Bo Country Gujing Baijiu-Fabrik gegründet und 1992 der Konzern.

Auf Grundlage des Erbes und der Entwicklung der alten Brautechniken wird bei der Fermentation von Gujinggong-Baijiu Daqu aus „2 Blumen und einer warmen Jahreszeit [Fu]", der mindestens 6 Monate lang gelagert wird, verwendet. „2 Blumen und und eine warme Jahreszeit" bezieht sich auf die Produktion von „Pfirsichblüten-Qu" im Frühjahr, „Fu-Qu" im Sommer und „Chrysanthemen-Qu" im Herbst. Die Zusammensetzung der Mikroorganismen und Enzyme in zu verschiedenen Jahreszeiten erzeugtem Jiuqu unterscheidet sich, was zu unterschiedlichen Verzuckerungs- und Fermentationskapazitäten führt. Gujinggong-Baijiu wird mit 3 Jiuqus gebraut, die in unterschiedlichen Anteilen gemischt und in verschiedenen Fermentationsrunden verwendet werden, um das Beste aus den verschiedenen nützlichen Mikroorganismen herauszuholen. Mit den einzigartigen Methoden „3 hoch, 1 niedrig" (d. h. hoher Stärke- und Säuregehalt und hoher Jiuqu-Anfangsgehalt sowie niedrige Anfangstemperatur) und „3 klar und eine Kontrolle" (d. h. Dämpfen der Roh- und Hilfsstoffe sowie der fermentierten Körner am Grubenboden und Kontrolle des Schlamms und Entfernen von Verunreinigungen) wird das Getreide 60–180 Tage lang fermentiert und dann schichtweise entnommen. Es folgen die zeitgerechte Destilliation, die geordnete Lagerung in Porzellangefäßen, Verkostung, Analyse, Verschnitt und Reifung, bevor das Produkt verpackt wird. Zwischen dem Eintrag der Rohmaterialien und dem Entstehen des kommerziellen Produkts müssen mindestens 5 Jahre liegen. Gereifter Gujinggong- Baijiu stellt das aktuelle Kernprodukt dar.

Im Jahr 2010 wurden die Braustätte von Gujinggong-Baijiu als Einheit der geschützten nationalen Kulturschätze und die „Tausendjährige traditionelle

Gujinggong-Baijiu-Brautechnik" als immaterielles Kulturerbe eingestuft. Im September 2018 erhielten die *Jiuyun Jiu Fa* als älteste Brauereimethode der Welt einen Eintrag in das Guinness-Buch der Rekorde.

6.8 Guilin-Sanhua-Baijiu (Schnaps der Drei-Blumen von Guilin)

Guilin-Sanhua-Baijiu ist ein typischer Vertreter des Baijiu mit Reisaroma (siehe Abb. 6.8). Produziert wird er in der Stadt Guilin, Provinz Guangxi, er kommt aus der Guilin Sanhua Co., Ltd. Guilin-Sanhua-Baijiu gehört zu den „drei Schätzen von Guilin". Nach *Lin'guier Kreisannalen* weist das Guiliner Brauereiwesen eine Geschichte von über 1000 Jahren auf. Als Fan Chengda, ein berühmter Dichter der Song-Dynastie, Amtsträger in Guilin war, schrieb er in seinen *Guihai Yuheng Records* einen Guiliner Beitrag zur Volkskunde, der den Titel *Aufzeichnung des Beamten im Osmanthus-Meer* trägt, zu „Sanhua-Baijiu": „nach Guilin zu kommen bedeutet, guten Baijiu zu trinken". Im Jahr 1987 schrieb der Autor Jia Pingwa eine Widmung für Guilin-

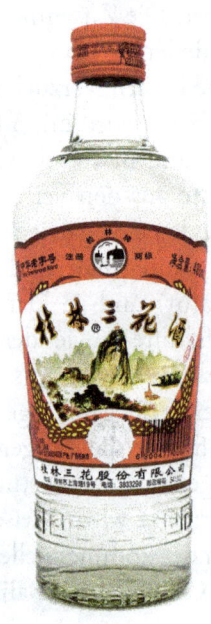

Abb. 6.8 Sanhua-Baijiu aus der Provinz Guangxi

Sanhua-Baijiu: „Die Landschaft in Guilin genießen, Sanhua-Baijiu trinken, sich ein Leben in der Stadt in den Bergen wünschen und für lange Zeit eine betrunkene Fee sein." Es gibt zwei Erklärungen für die Namensgebung von Sanhua-Baijiu [Drei-Blumen-Baijiu]. Zum einen wird er im Brauprozess 3-mal gedämpft, und beim Schütteln können zahleiche kleine Blumen aufgeschäumt werden; überdies hat der bildet der qualitativ hochwertige Baijiu Schichten, was allgemein als „dreimal hochwertigen Baijiu machen" bekannt ist. Zum zweiten wird Sanhua-Baijiu mit reinem Wasser aus dem Lijiang-Fluss gebraut, das zur „Blume vom Lijiang-Fluss" wird. Qualitativ hochwertiger Reis wird veredelt zur „Reisblume", und die einzigartige Vanille, die ausschließlich in Guilin vorkommt, wird zu Jiuqu gemacht, der „duftende Grasblume" genannt wird. Man sagt: „Blumen vom Lijiang-Fluss, Reisblumen und duftende Grasblumen sind die drei Blumen, die die Welt aromatisch machen." Daher kommt der Name Sanhua-Baijiu. Der typische Produktionsgang von Guilin-Sanhua-Baijiu ist wie folgt: Reis als Rohmaterial und Xiaoqu [kleines Gärmittel] als Starter, halbfeste Fermentation (d. h. Feststoff-Fermentation im frühen Stadium, v. a. zur erweiterten Kultivierung und Verzuckerung, danach Flüssig-Fermentation im späteren Stadium), Flüssig-Destillation, Aufbewahrung in versiegelten Keramikgefäßen, Lagerung in Höhlen und Verschneiden. Sanhua-Baijiu zeichnet sich durch ein elegantes honigartiges Aroma, ein weiches Mundgefühl, einen süßen Einstieg und einen angehem erfrischenden und lang anhaltenden Geschmack aus. Die wichtigsten Aromastoffe sind β-Phenylethanol und Ethyllactat. Guilin-Sanhua-Baijiu wurde auf der 2., 3., 4. und 5. NAAC jeweils als „Nationaler Qualitäts-Baijiu" ausgezeichnet. 2010 identifizierte das chinesische Handelsministerium die registrierte Handelsmarke „Guilin" als „Chinas altehrwürdige Marke".

6.9 Huanghelou (Gelbkranich-Pagode)-Baijiu

Huanghelou-Baijiu (siehe Abb. 6.9) stammt aus Wuhan, Provinz Hubei, und wurde benannt nach der Pagode des gelben Kranichs, dem „ersten Turm der Welt". Das erste Produkt war ein Daqu-Baijiu mit Leichtaroma, mild, weich, elegant und sanft im Geschmack, mit einem erfrischenden und lang anhaltenden Mundgefühl. In den letzten Jahren hat die Marke Huanghelou 3 Baijiu-Geschmackstypen hergestellt, und zwar mit Leicht-, Stark- und Soßenaroma.

Huanghelou-Baijiu hat seit langer Zeit einen exzellenten Ruf. Im Buch *Aufzeichnungen des Ungewöhnlichen* aus der Südlichen Song-Dynastie wurde der Ursprung der Gelbkranich-Pagode und des Huanghelou-Baijiu doku-

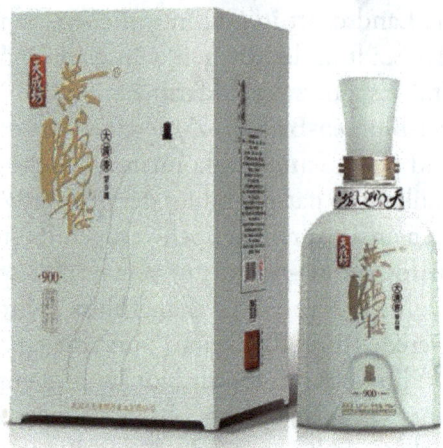

Abb. 6.9 Huanghelou-Baijiu aus der Provinz Hubei

mentiert. Es heißt, dass ein Baijiu-Händler namens Xin berühmt dafür gewesen sei, einen einzigartigen reinen, weichen, klaren und erfrischenden Baijiu zu brauen. Erzählt wird auch die Geschichte, dass einst ein taoistischer Meister einen tanzenden Gelbkranich [Chinesisch: Huanghe] auf die Wand in Xins Laden gemalt habe, woraufhin der Meister diesen auf den Kranich sitzend verließ. Am selben Ort wurde deshalb ein Turm errichtet, und dieser wurde Gelbkranich-Pagode genannt. Der Baijiu, der in Xins Laden verkauft wurde, erhielt den Namen „Baijiu der Gelbkranich-Pagode" (Huanghelou-Baijiu). Im Jahr 1898 schenkte Zhang Zhidong, Gouverneur der Provinzen Hubei and Hunan, Kaiser Guangxu den Huanghelou-Baijiu, der dafür den Namen „Tiancheng Fang" erhielt, was andeutet: „ein hervorragender Baijiu wird von der Natur gemacht; und unser Staat ist reich, und unsere Menschen sind stark". Tiancheng Fang war der Vorläufer des Huanghelou-Baijiu.

Nach Gründung der Volksrepublik China wurde basierend auf der „Alt-Tiancheng"-Brennerei die Wuhan-Staatsbrennerei nach der Zusammenlegung von Betrieben wie „Baikang" und „Tongyuan" gegründet. 1984 wurde sie in Wuhan-Huanghelou-Brennerei umbenannt. 2003 wurde das Unternehmen in Wuhan Tianlong Huanghelou Liquor Co., Ltd. umstrukturiert. 2016 entstand eine strategische Partnerschaft mit der Gujinggong-Gruppe, und 2018 erfolgte die Umbenennung in in Huanghelou Liquor Co., Ltd. In den Jahren 1984 und 1989 wurde der „besonders hergestellte Huanghelou-Baijiu" aus der Huanghelou-Brennerei auf der NAAC 2-mal mit dem Titel „Chinas berühmter nationaler Baijiu" ausgezeichnet, er wurde ein bekannter Baijiu mit Leichtaroma und genießt viel Anerkennung bei den Menschen nach dem Motto „Huanghelou-Baijiu im Süden, Fen-Baijiu im Norden".

Der Baijiu mit Leichtaroma aus der Huanghelou-Brennerei wird aus hochwertigem Sorghum als Rohmaterial und mit Daqu als Verzuckerungs- und Fermentationsmittel nach der „HZ-HS"-Methode hergestellt, bei der einmal beschickt und zweimal fermentiert wird. Der Baijiu mit Starkaroma aus der Huanghelou-Brennerei wurde nach der traditionellen „LWZ"-Methode [Laowuzeng] aus 5 Getreidesorten als Ausgangsmaterial und Daqu mit mittlerer bis hoher Temperatur als Starter für die Verzuckerung und Fermentation sowie mit der „HZ-HS"-Methode hergestellt. Die derzeitigen Kernprodukte sind die Daqingxiang-Serie, die Chenxiang-Serie, die Original-Serie, die Lou-Serie und die Xiaohuanghelou-Serie. Im Jahr 2011 wurde Huanghelou-Baijiu vom chinesischen Handelsministerium als „Chinas altehrwürdige Marke" und 2017 als „Berühmtes chinesisches Markenzeichen" ausgezeichnet.

6.10 Hengshui-Laobaigan-Baijiu

Hengshui-Laobaigan-Baijiu (siehe Abb. 6.10) stammt aus der Stadt Hengshui in der Provinz Hebei und ist ein Produkt der Hebei Hengshui Laobaigan Liquor Co., Ltd. Er ist repräsentativ für die Laobaigan-Geschmacksrichtung mit den Merkmalen eines harmonischen und weichen Geschmacks und einem lang anhaltenden Nachgeschmack.

In alter Zeit hieß Hengshui Taoxian oder Taocheng [Pfirsich-Stadt], war der Ji-Präfektur untergeordnet und hat eine lange Braugeschichte. Wegen heftiger Regenfälle und des hohen Getreideverbrauchs durch die Brauindustrie wurde im 16. Jahr der Regierungszeit von Kaiser Yongping der Östlichen Han-Dynastie (104 n. Chr.) in Jizhou der Kauf von Alkohol verboten, was den Umfang der Brauindustrie in Jizhou zu jener Zeit widerspiegelt. Im 14. Jahr der Regierungszeit von Kaiser Xuanzong (726 n. Chr.) war Wang Zhihuan, der große Dichter der Tang-Dynastie, der Sekretär der Tao-Präfektur in Jizhou und lobte den Hengshui-Baijiu als „beim Öffnen des Kruges 10 Meilen weit zu riechen und berauschend für tausend Familien". Während der Jiajing-Periode der Ming-Dynastie gab es in Hengshui 18 berühmte Brennereien, von denen der von der Deyuanyong-Brennerei hergestellte Baijiu wegen seiner Reinheit und hohen Qualität „Laobaigan" genannt wurde. „Lao" (alt) bezieht sich auf eine lange Geschichte, „Bai" (weiß) auf die klare Flüssigkeit und „Gan" (trocken) auf den hohen Alkoholgehalt (bis zu 67 Vol.-%) ohne

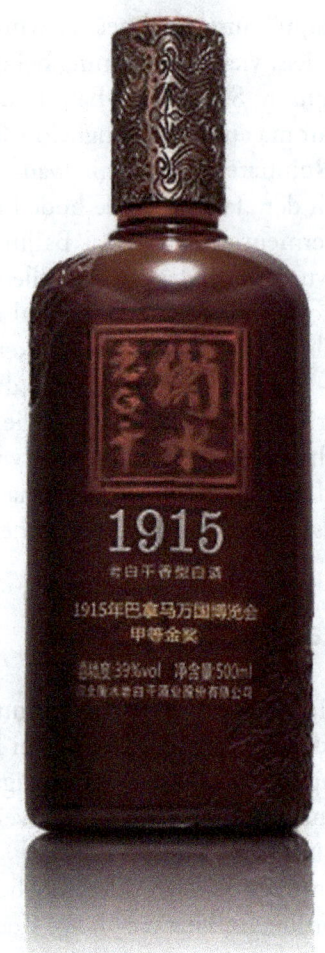

Abb. 6.10 Hengshui-Laobaigan-Baijiu aus der Provinz Hebei

Feuchtigkeitsrückstand nach der Veraschung. Danach benannte man Hengshui-Baijiu als „Laobaigan". Während der Qing-Dynastie erlebte das Brauereiwesen in Hengshui mit mehr als 30 Brennereien in der Stadt seine Blütezeit. Im Jahr 1915 brachte die Hengshenghao-Brennerei den Hengshui-Laobaigan-Baijiu mit dem Namen „Zhili-Sorghum-Baijiu" in die USA, nahm an der Weltausstellung in Panama teil und gewann die Medaille 1. Klasse. Nach der Befreiung von Hengshui kaufte im Frühjahr 1946 die Bezirksregierung von Hengshui 18 private Brennereien im Bezirk Hengshui auf und gründete die lokale staatliche Hengshui-Brennerei der Ji'nan-Verwaltung. Im November 1996 wurde die Hebei Hengshui Laobaigan Liquor Co., Ltd. gegründet.

Hengshui-Laobaiqian-Baijiu wird aus hochwertigem Sorghum hergestellt und mit Jiuqu, der aus Weizen bei mittlerer Temperatur gemacht wurde, über 30 Tage in einem unterirdischen Gärgefäß fermentiert. Angewandt werden die Produktionsmethoden „Xucha Peiliao" (XCA-PL, d. h. eine bestimmte Menge an Hilfsstoffen zu den ursprünglichen fermentierten Körnern zugeben, gleichmäßig verteilen und kochen), „HZ-HS" und „LWZ". Danach wird er mit rohen Getreiden gemischt und mit der Produktionstechnik „alt Wuzeng" weiter gedämpft und gebrannt. Der Baijiu wird abschnittsweise entnommen, klassifiziert, in Keramikgefäßen gelagert und verschnitten.

Im Jahr 2006 wurde Hengshui-Laobaijian-Baijiu vom chinesischen Handelsministerium als eine der ersten „Chinas altehrwürdigen Marken" anerkannt; 2008 wurden die traditionellen Braumethoden für Hengshui-Laobaijian-Baijiu vom chinesischen Kulturministerium zum „nationalen immateriellen Kulturerbe" erhoben.

6.11 Jiannanchun-Baijiu

Jiannanchun-Baijiu (siehe Abb. 6.11) ist ein Baijiu mit Starkaroma, der in der Stadt Mianzhu, Provinz Sichuan, als Produkt der Mianzhu Jiannanchun Distillery Co., Ltd. produziert wird. Die Geschichte der Herstellung von Jiannan-

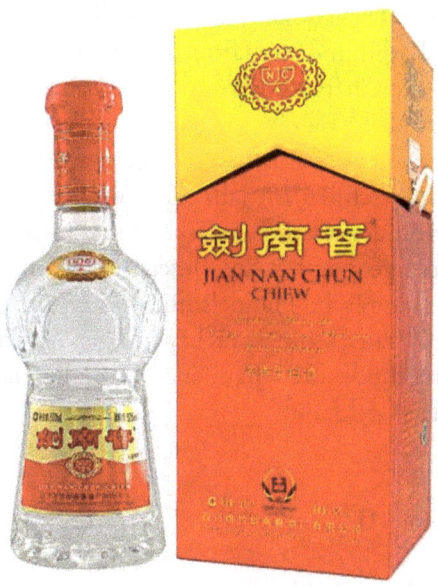

Abb. 6.11 Jiannanchun-Baijiu aus der Provinz Sichuan

chun-Baijiu lässt sich bis in die Zeit der Streitenden Reiche zurückverfolgen; in der Gegend von Mianzhu wurden 11 bronzene Braugefäße, darunter Kupferkessel und Tilang-Töpfe aus dieser Zeit, ausgegraben. Die Dokumentation der Geschichte von Jiannanchun-Baijiu begann in der Tang-Dynastie. Nach dem *Supplement zur Tang-Geschichte* waren in der Dewu-Periode (618–626 n. Chr.) „im Erdkeller von Xingyang" fermentierter Baijiu und „Shaochun von Jiannan" landesweit führende Produkte. Nach *Biographische Skizze von Dezong* wurde „Jianna-Shaochun-Baijiu" im 14. Jahr der Tang-Dynastie zum kaiserlichen Tribut ernannt. Die Entdeckung und Ausgrabung der Stätte der „Tianyi Laohao"-Brennerei zeigt systematisch den gesamten Brauprozess vom Einweichen der Rohmaterialien über das Dämpfen bis zur finalen Ableitung des Abwassers. Jiannanchun-Baijiu wird aus Sorghum, Reis (Indica-, Japonica- und Klebreis), Weizen und Mais hergestellt. Mit Weizen wird der Jiuqu hergestellt. Er wird mit den traditionellen Methoden der Feststoff-Fermentation in Lehmkellern, dem „Xuzao-Hunzheng"-Verfahren (XZ-HZ, d. h. proportionales Mischen der fermentierten und rohen Körner und gemeinsames Dämpfen), der Destillation im Zengtong, Lagerung in Keramikkrügen und manuellem Verschnitt gebraut. Er weist folgende Merkmale auf: „1 niedrig (niedrige Kellertemperatur), 2 lang (lange Fermentations- und Lagerzeiten), 3 hoch (hoher Säure- und Restlake-Gehalt, hohe Jiuqu-Temperatur), 4 angemessen (bzgl. Feuchtigkeit, Temperatur, Verhältnis Getreide:Melasse und Getreidespelzen) und 5 genaue Arbeiten (bzgl. Schichtung, gleichmäßigem Mischen, langsamer Destillation, Entnahme von qualitativ hochwertigem Baijiu und sorgfältigem Verschnitt)". Jiannanchun-Baijiu zeichnet sich durch die Charakteristika „aromatisch, rein und elegant, weich und süß, voll und rund sowie ein harmonisches Aroma" aus. Auf der 3., 4. und 5. NAAC wurde Jainnanchun-Baijiu insgesamt 3-mal als „Nationaler Berühmter Baijiu" ausgezeichnet. Im Jahr 2005 wurde Jiannanchun-Baijiu mit GB/T19961-2005 von der staatlichen Behörde für Qualitätskontrolle als Produkt mit geschützter geographischer Bezeichnung offiziell festgeschrieben. 2006 ernannte das chinesische Handelsministerium die registrierte Handelsmarke „Jiannanchun" zur „Chinas altehrwürdiger Marke". 2008 wurde die traditionelle Braumethode für Jiannanchun-Baijiu als „Nationales immaterielles Kulturerbe" deklariert.

6.12 Jiugui-Baijiu

Jiugui-Baijiu (siehe Abb. 6.12) ist ein typischer Vertreter des Baijiu mit Fuyu-Aroma und ein Produkt der Hunan Jiuguijiu Liquor Co., Ltd. in der Hauptstadt des Autonomen Bezirks der Tujia- und Miao-Minderheit in Westhunan,

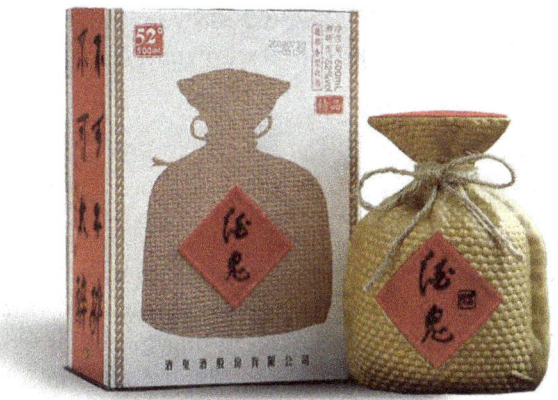

Abb. 6.12 Jingui-Baijiu aus der Provinz Hunan

der Stadt Jishou, Provinz Hunan. Die Braugeschichte von Jiugui-Baijiu steht in engem Zusammenhang mit den Bräuchen der Minderheiten und der geheimnisvollen Westhunan-Kultur. Textrecherchen zufolge trug Westhunan bereits während der Frühlings- und Herbst-Periode und der Zeit der Streitenden Reiche den Namen „Betrunkener Bezirk", und Bräuche wie Trinklieder oder Trinkzeremonien zur Eröffnung des Ackerbaus sind bis heute weit verbreitet. Jiugui-Baijiu entwickelte sich aus Xiangquan-Baijiu, der 1988 von Herrn Yongyu Huang entworfen, Mitte der 1980er-Jahre fertiggestellt und 1989 offiziell auf den Markt gebracht wurde. Jiugui-Baijiu orientiert sich an der chinesischen Kultur und hat großes Ansehen in den Bereichen Kunst und Kultur erlangt und sich schnell etabliert. Im Jahr 2005 wurde Jiugui-Baijiu als Baijiu mit dem innovativen Fuyu-Aroma anerkannt. Der typische Produktionsweg von Jiugui-Baijiu ist wie folgt: Die für das Brauen verwendeten Rohmaterialien sind hauptsächlich Sorghum, ergänzt durch Reis, Klebreis, Weizen und Mais. Es folgen die Bakterienkultur für Xiaoqu [kleines Gärmittel] und die Verzuckerung, die Fermentation des Getreides mit Daqu [großes Gärmittel], die Verbesserung des Aromas in Lehmkellern, das getrennte Dämpfen und Brennen der rohen und fermentierten Getreidekörner, die Lagerung und Reifung in Höhlen und schließlich das Verschneiden. Dieses einzigartige Verfahren verleiht Jiuqui-Baijiu die grundlegenden Geschmackscharakteristika der Baijiu-Typen mit Stark-, Leicht- und Soßenaroma, mit den drei Aromen im Mund (Starkaroma zu Beginn, Leichtaroma in der Mitte und Soßenaroma zum Ende hin). Das Produkt hat einen einzigartigen Geschmacksstil, der sich durch ein elegantes Aroma, einen weichen und süßen, sanften und zarten Geschmack, einen angenehmen Nachgeschmack, ein reiches Aroma und einen erfrischenden Körper auszeichnet. Im Jahr 2008 wurde Jiugui-Baijiu mit GB/T22736-2008 von der staatlichen Behörde für Qualitätskontrolle als Produkt mit geschützter geographischer Bezeichnung offiziell festgeschrieben.

6.13 Jingzhi-Baijiu

Jingzhi-Baijiu (siehe Abb. 6.13) ist ein typischer Vertreter des Baijiu mit Sesamaroma. Er wird in Jingzhi in der Stadt Anqiu, Provinz Shandong, hergestellt und ist ein Produkt der Shandong Jingzhi Liquor Co., Ltd. Nach den *Anqiu Kreisannalen* konnte die jährliche Alkoholsteuer in Anqiu während der Hongwu-Periode der Ming-Dynastie bis zu „Hundert Barren und vier Guan" betragen. In der Qing-Dynastie erfuhr das Brauereiwesen in Jingzhi eine Blütezeit. Nach der *Heimatchronik von Anqiu* während der Guangxu-Periode wurde in der Gegend von Anqiu der weichste Baijiu hergestellt, und in den *Shandong Annalen der Xuantong-Periode* wurde vermerkt, dass das Brauereiwesen in Jingzhi floriert. Zur Zeit der Republik China soll es in Jingzhi 72 Destillationstöpfe gegeben haben, aus denen u. a. Großbrauereien wie „Taihe", „Yuxing" und „Yushun" entstanden. Die Produktionsmethoden für Jingzhi-Baijiu integrieren die Brautechniken für Baijiu mit Soßen-, Starkund Leichtaroma. Sorghum dient als Rohmaterial, Daqu and Fuqu als Starter für die Verzuckerung; es folgen eine zweifache Fermentation, getrenntes Dämpfen und Destillieren, Gärung im Ziegelkeller mit Lehmboden, manuelles Verschneiden. Der Prozess hat die Merkmale „3 hoch und 1 lang", d. h.

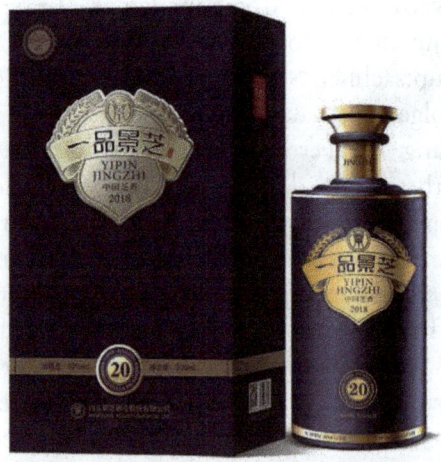

Abb. 6.13 Jingzhi-Baijiu aus der Provinz Shandong

stickstoffreiche Inhaltsstoffe, Aufhäufung bei hoher Temperatur, hohe Fermentationstemperatur und Langzeitlagerung. Dadurch hat der Baijiu typischerweise einen eleganten und deutlichen Sesamgeschmack, er ist weich und zart mit einem harmonischen Aroma. Baijiu mit Sesamaroma repräsentiert einen innovativen Geschmackstyp, der nach der Gründung der Volksrepublik China entstanden ist und zu dem Jingzhi-Baijiu einen herausragenden Beitrag geleistet hat. 1957 wurde in Jingzhi-Baigan-Baijiu erstmals ein „sesamähnliches Aroma" entdeckt. Eine Vorstudie zur Zusammensetzung der Aromakomponenten in Baijiu mit Sesamaroma wurde 1965 im Linyi-Pilotprojekt des chinesischen Ministeriums für Leichtindustrie durchgeführt. 1995 wurde der Standard QB/T2187-1995 für Baijiu mit Sesamgeschmack vom damaligen Generalrat für Leichtindustrie herausgegeben. 2007 veröffentlichten die staatliche Behörde für Qualitätskontrolle und der Nationale Normungsausschuss den nationalen Standard GB/T20824-2007 für Baijiu mit Sesamaroma. Im Jahr 2006 wurde die registrierte Handelsmarke „Jingzhi" vom Handelsministerium als „Chinas altehrwürdige Marke". anerkannt. 2008 wurde von der staatlichen Behörde für Qualitätskontrolle mit GB/T22736-2008 Jingzhi-Baijiu als Produkt mit geschützter geographischer Bezeichnung offiziell festgeschrieben.

Der Prototyp des „Sanshilihong"-Baijiu in dem Roman, Spielfilm und Fernsehdrama *Rotes Kornfeld* ist Jingzhi-Baijiu (*Rotes Kornfeld* ist ursprünglich ein Roman des Schriftstellers Mo Yan, der 2012 den Nobelpreis für Literatur erhielt. Der Roman wurde für den bekannten Film und die Fernsehproduktion mit demselben Titel adaptiert).

6.14 Jinmen-Sorghum-Baijiu

Der Ursprungsort von Jinmen-Sorghum-Baijiu (siehe Abb. 6.14) ist die Präfektur Jinmen in der Provinz Taiwan. Es handelt sich um ein Produkt der Kinmen Kaoliang Liquor Co., Ltd. mit eigener Geschmacksart, dem Jinmen-Aroma. Jinmen-Sorghum-Baijiu wurde erstmals 1952 von der Jiulongjiang-Brennerei hergestellt, die von General Lian Hu, dem damaligen Kommandanten der Jinmen-Garnison, gegründet wurde. Typischerweise werden Weizen und klebrige rote Sorghumhirse als Rohmaterialien eingesetzt, das Produktionsverfahren ist gekennzeichnet durch „3 hoch (Jiuqu-Herstellung bei hoher Temperatur, Dämpfen unter Hochdruck, Baijiu-Entnahme unter Hochtemperatur), 2 niedrig (Beschickung und Fermentation bei niedriger Temperatur) und 1 Wechsel (Umwälzen der Maische)". Aufgrund der einzigartigen Lagerung in Grubenkellern zeichnet sich der Jinmen-Sorghum-Baijiu

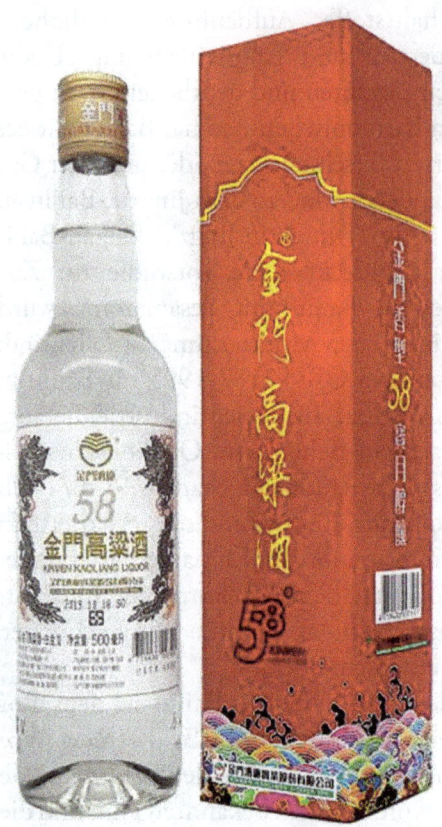

Abb. 6.14 Jinmen-Sorghum-Baijiu aus der Provinz Taiwan

durch einen leichten Geschmack, reine Süße und ein natürliches Aroma aus. Jinmen-Sorghum-Baijiu ist die beste Baijiu-Marke in Taiwan. Als Symbol Taiwans und der Beziehungen zwischen beiden Seiten der Taiwan-Straße wird Jinmen-Sorghum-Baijiu als „Alkohol für den Frieden" bezeichnet und ist ein beliebtes Geschenk, das taiwanesische Politiker bei ihren Geschäftsbesuchen mitbrigen. Als Chan Lian, Chuyu Song und Muming Yu (die hochrangige Offiziere in der Provinz Taiwan waren) 2005 jeweils das chinesische Festland besuchten, brachten sie Jinmen-Sorghum-Baijiu als Geschenk für Präsident Xi Jinping mit. Während des Xi-Ma-Treffens im Jahr 2015 überreichte Yingjeou Ma einen speziellen Sorghum-Baijiu aus Jinmen an Xi Jinping. 2007 wurde Jinmen-Sorghum-Baijiu von der *China Food Industry Association* das Zertifikat „Chinas durch Feststoff-Fermentiertation gewonnener Baijiu aus reinen Getreiden" verliehen.

6.15 Luzhou-Laojiao-Baijiu

Luzhou-Laojiao-Baijiu, der Ursprung der nationalen Baijiu-Produkte mit Starkaroma, wurde in der Stadt Luzhou in der Provinz Sichuan kreiert. Die Luzhou Laojiao Gruppe ist ein großes staatliches Brauereiunternehmen, das basierend auf 36 Baijiu-Brauereien aus der Ming- und Qing-Dynastie gegründet wurde. Ihr gehören viele berühmte nationale Baijiu-Marken, z. B. „Luzhou Laojiao" und „Luzhou"-Baijiu. „Guojiao 1573" (siehe Abb. 6.15) ist der Vertreter ihrer Premiumpodukte, dessen Name von der *„1573 National Treasure Cellar Group"* stammt, die als erste in China erbaut wurde, vollständig erhalten ist und seitdem ohne Unterbrechung produziert. 1996 wurden die Gärgruben erstmals zur „Nationalen Schlüsseleinheit zum Schutz der Kulturgüter" der Branche ernannt. Die traditionelle Braumethode für Luzhou Laojiao stammt aus dem Jahr 1324 n. Chr. und wurde 2006 zum erstes nationalen immateriellen Kulturerbe erhoben.

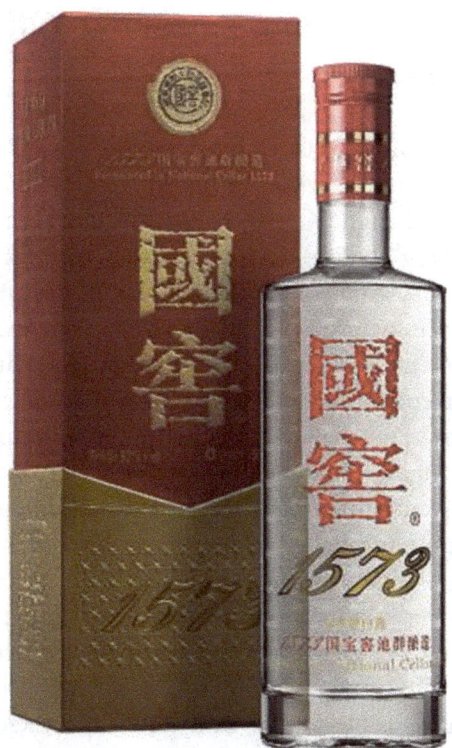

Abb. 6.15 Luzhou-Laojiao-Baijiu aus der Provinz Sichuan

Auf der 1. NAAC im Jahr 1952 wurde Luzhou-Laojiao-Baijiu als Chinas „Nationaler Berühmter Baijiu" ernannt und hat den Titel seitdem ununterbrochen von der 2. bis zur 5. NAAC getragen. 1957 untersuchte das Ministerium für Leichtindustrie die Braumethoden von Luzhou-Laojiao, fasste sie zusammen und veröffentlichte das erste chinesische Brauerei-Lehrbuch namens *Luzhou Laojiao Daqu Baijiu*. Seit den 1960er-Jahren bietet Luzhou-Laojiao einen landesweiten Ausbildungskurs für Baijiu-Brautechnik an und hat die „Luzhou-Laojiao-Schule für Brauereitechnik", die erste technische Schule für Brauereiwesen in China, gegründet. Im Jahr 2013 wurden die 1619 mehr als 100 Jahre alten Keller, 16 Brennereien aus der Ming- und Qing-Dynastie und 3 große Lagerhöhlen für Baijiu als „Nationale Schlüsseleinheit zum Schutz der Kulturgüter in China" ausgewählt. Luzhou Laojiao weist damit die höchste Anzahl und Art von Kulturgütern in der Branche auf. Luzhou-Laojiao-Baijiu hat einen typischen Stil: farbloser und transparenter Körper, elegantes Kelleraroma, süßer und erfrischender Geschmack, weiches und harmonisches Mundgefühl und lang anhaltender Nachgeschmack. Die primäre Geschmackskomponente ist Ethylheaxanoat.

6.16 Lang-Baijiu

Lang-Baijiu (siehe Abb. 6.16) ist eine Art Baijiu, der aus der Großgemeinde Erlang, Kreis Gulin, Stadt Luzhou in der Provinz Sichuan stammt und ein Produkt der Sichuan Langjiu Group Co., Ltd. ist. Sein nachweislicher Vorgänger ist „Huishalang"-Baijiu, der während der Herrschaft von Kaiser Guangxu in der Qing-Dynastie von der „Huichuan-", der „Jiyi-" und der „Xuzhi-Brennerei" gebraut wurde. Lang-Baijiu selbst zeichnet keine besondere Geschmacksart aus. Es werden alle 3 Baijiu-Typen, nämlich mit Soßen-, Stark- und Mischaroma produziert, wobei der Baijiu mit Soßenaroma das typischste Produkt ist. Dieser wird hergestellt aus Sorghum und Weizen bei 2-maliger Getreidezugabe, 9-maligem Dämpfen und Erhitzen, 8 Hinzugaben von Jiuqu, 7 Flüssigkeitsentnahmen, Lagerung in Höhlen und Verschneiden. Der Brauprozess von Lang-Baijiu zeichnet sich durch die Merkmale „4 hoch (Jiuqu-Herstellung, Aufhäufen, Fermentation und Lagerung bei hoher Temperatur), 2 lang (langer Produktionszyklus und lange Lagerzeit), 1 groß (große Menge an Daqu) und 1 mehr (mehrere Fermentationsrunden und Baijiu-Entnahmen)" aus. Dies prägt den typischen Stil des Lang-Baijiu mit ausgeprägtem Soßenaroma, elegantem und anmutigem Geschmack, reichem und vollem Körper und einem lang anhaltenden Nachgeschmack.

6 Berühmter Baijiu 151

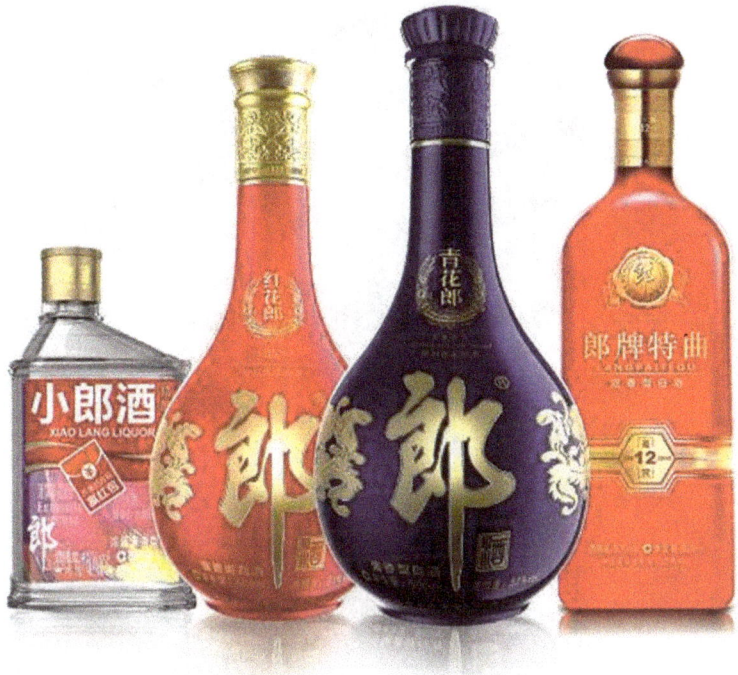

Abb. 6.16 Lang-Baijiu aus der Provinz Sichuan

Auf der 4. und 5. NAAC wurde Lang-Baijiu insgesamt 2-mal mit dem Titel „Nationaler Berühmter Baijiu" ausgezeichnet. 2006 bestätigte das chinesische Handelsministerium die registrierte Handelsmarke „Lang" als „Chinas altehrwürdige Marke". Im Jahr 2008 wurde die traditionelle Braumethode für destillierten Lang-Baijiu in die zweite Liste des nationalen des immateriellen Kulturerbes eingetragen.

6.17 Langyatai-Baijiu

Langyatai-Baijiu (siehe Abb. 6.17) ist ein Baijiu-Typ mit Starkaroma, der von der Langyatai-Gruppe in Jiaonan, Qingdao in der Provinz Shandong hergestellt wird und die Merkmale eines reichen Kelleraromas, eines weichen Mundgefühls, einer Süße zu Beginn und eines lang anhaltenden Nachgeschmacks aufweist.

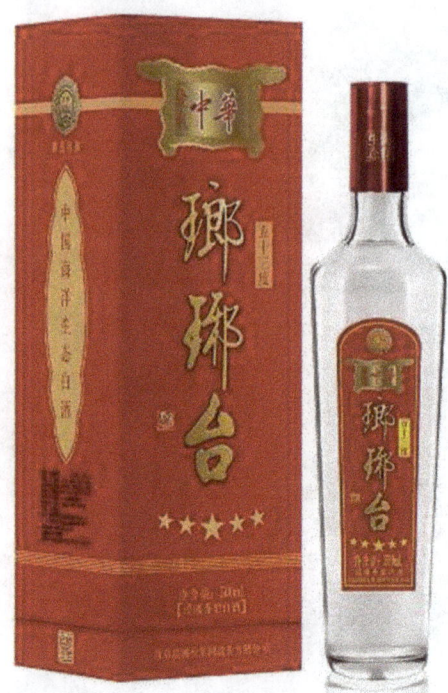

Abb. 6.17 Langyatai-Baijiu aus der Provinz Shandong

Der Überlieferung nach heißt es, dass Jiang Ziya (ein Gott in der chinesischen Legende, zuständig für die Ernennung von Göttern) in der Westlichen Zhou-Dynastie den Gott der Vier Jahreszeiten Frühling, Sommer Herbst und Winter in Langyatai einsetzte, woraus sich eine der ältesten Sternwarten in China entwickelte. Im Jahr 472 v. Chr. verlegte König Goujian von Yue seine Hauptstadt nach Langya und brachte die Alkoholherstellungsmethoden von Wu und Yue nach Langya. Dort nutzten die Einheimischen das Quellwasser des Berges Langya, um Spirituosen herzustellen und sie dem König anzubieten. Goujian nannte diesen Baijiu „Langyahong". Den *Aufzeichnungen des Chronisten* zufolge unternahm Shihuang Qin (der erste Kaiser der feudalistischen Geschichte in China) nach der Vereinigung der 6 Reiche 5 Reisen durch das ganze Land und besuchte dreimal die Langya-Terrasse, was den Spirituosen den Namen „Kaiserliche Langyatai Spirituose" einbrachte. Seitdem bestiegen viele Bewunderer wie Literaten, Studenten, Kalligraphen und Edelmänner den heiligen Berg, tranken den Langyatai-Baijiu und schrieben Gedichte. Der Name Langyatai-Baijiu ist eine Anspielung auf das tausendjährige kulturelle Erbe.

Im Jahr 1958 schlossen sich die örtlichen Brauereien zur Ersten Brennerei des Handelsamts des Bezirks Jiaonan zusammen. Die Qingdao Langyatai

Group Co., Ltd. wurde 2002 gegründet, und die Baijiu-Industrie ist seit jeher die Stütze des Unternehmens. Die Produktion von Langyatai-Baijiu ist von einer speziellen Brautechnik geprägt. Der Jiuqu wird aus Weizen, Gerste und Erbsen hergestellt. Als Rohmaterialien dienen die 5 Getreidesorten Sorghum, Reis, Klebreis, Weizen und Mais. Nach mehreren Fermentationen (2–3 Durchläufe) werden die Flüssigkeiten schichtweise entnommen (3 Lagen) und lange gelagert (> 3 Jahre). Mittlerweile wird bei der Herstellung von Langyatai-Baijiu die Methode „1 hoch, 1 niedrig und 2 angemessen" angewandt (d. h. hoher Stärkegehalt, niedrige Temperatur, geeigneter Wasser- und Säuregehalt in der Grube) sowie „3 klar und eine Kontrolle" (d. h. getrenntes Dämpfen der Rohstoffe, Hilfsstoffe und der Spirituose am Kellerboden sowie Kontrolle des Wassers und Entfernen von Verunreinigungen). Die Fermentantion dauert 80–240 Tage.

Im Jahr 2015 wurde der Brauprozess von Langyatai-Baijiu in die Liste des immateriellen Kulturerbes von Qingdao aufgenommen, und der Baijiu wurde mit den Titeln „Berühmte Marke aus Shandong", „Alte Marke aus Shandong" als eine der „10 regional nutzbringenden Marken in Chinas Baijiu-Industrie" und vielen anderen Ehrentiteln ausgezeichnet. Er war 2018 auch der designierte Baijiu für den Shanghai Cooperation Organization Summit (SCO) in Qingdao. „Langyatai" und „Xiaolanggao" sind 2 bekannte chinesische Handelsmarken mit eigener Prägung.

6.18 Maopu-Buchweizen-Baijiu

Maopu-Buchweizen-Baijiu (siehe Abb. 6.18) ist ein gesunder Baijiu aus der Hubei Jinpei Co., Ltd. mit hellgelber Farbe, elegantem Buchweizenaroma, weichem, sanftem Geschmack und süßem Nachgeschmack.

Maopu-Buchweizen-Baijiu wird aus hochwertigem Tartarischem Buchweizen hergestellt. Bei der Produktion des Roh-Baijiu wird ein neuer mechanisierter und intelligenter Xiaoqu-Brauprozess angewandt. Dann wird dieser mehr als 3 Jahre lang im Keramikfass gelagert und danach mit hochwertigem Xiaoqu-Baijiu aus klebrigem Sorghum, Daqu-Baijiu mit Starkaroma und Baijiu mit Soßenaroma in einem bestimmten Verhältnis verschnitten, um den Basis-Baijiu zu erhalten. Die aktiven Ingredienzien Tartarischer Buchweizen, Kudzu-Wurzel, Mispel und Weißdorn werden mit Alkohol extrahiert und dann konzentriert; dies ergibt eine Lösung mit den funktonellen Bestandteilen. Schließlich wird der Maopu-Buchweizen-Baijiu durch Kombination des Basis-Baijiu mit dem Extrakt gewonnen.

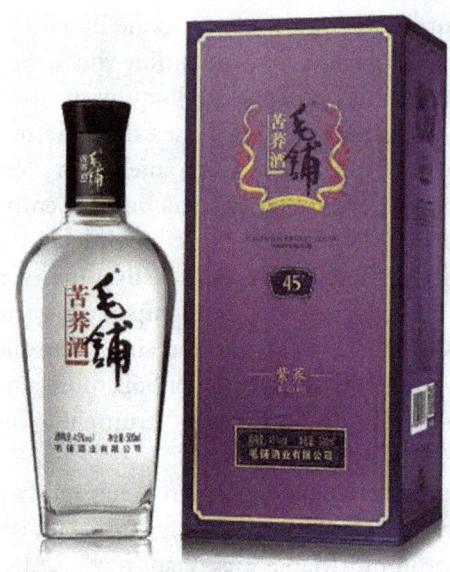

Abb. 6.18 Maopu-Buchweizen-Baijiu aus der Provinz Hubei

Der Maopu-Buchweizen-Baijiu behält das Mundgefühl und das Aroma des traditionellen Baijiu bei und enthält auch die funktionellen Komponenten des Tartarischen Buchweizens. Laut Analyseergebnissen enthält Maopu-Buchweizen-Baijiu Ethylacetat, Ethylhexanoat, Ethylheptanoat, Ethyllactat, Phenol, *p*-Methylphenol, 4-Methylguaiacol, 4-Ethylguaiacol, 2-Methylpyrazin, 2,3-Dimethylpyrazin, Trimethylpyrazin, Tetramethylpyrazin, Essigsäure, Buttersäure, Hexansäure, Heptansäure, Octansäure und Dekansäure sowie hohe Konzentrationen von gesundheitsfördernden Substanzen, z. B. Buchweizen-Flavonoide (> 50 mg/l) und Puerarin (> 5 mg/l).

Als typischer Vertreter des Baijiu mit Buchweizenaroma hat sich Maopu-Buchweizen-Baijiu seit der Markteinführung im Jahr 2013 zu einer neuen Art gesunder Spirituose entwickelt, die von den Verbrauchern beachtet wird und eine neue Richtung in der Entwicklung gesunder Baijiu-Sorten einschlägt.

6.19 Niulanshan-Erguotou-Baijiu

Erguotou war die erste Baijiu-Kategorie, die nach ihrer Braumethode benannt wurde. Er entstand aus dem Pekinger „Shaodaozi-Prozess" [Handwerk des „gebrannten Messers"], das in der Kangxi-und Qianlong-Periode

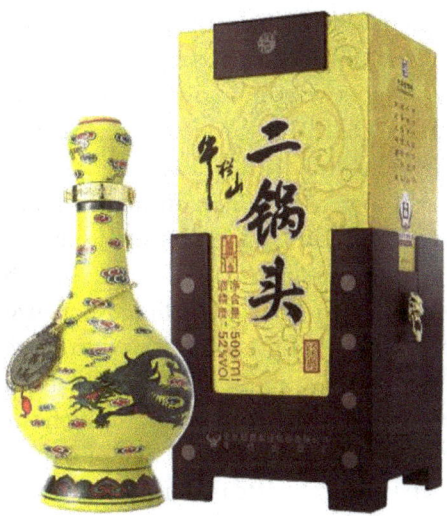

Abb. 6.19 Niulanshan-Erguotou-Baijiu aus Peking

der Qing-Dynastie entwickelt wurde und auf eine über 300-jährige Geschichte zurückblicken kann.

Niulanshan-Erguotou (siehe Abb. 6.19) ist der allgemeine Name der Erguotou-Serienprodukte. Er wird von der Beijing Shunxin Agriculture Co., Ltd. hergestellt, die sich in der Gemeinde Niulanshan im Pekinger Bezirk Shunyi am Westufer des Chaobai-Flusses befindet und derzeit eines der führenden Unternehmen ist, wobei Niulanshan die führende Marke der Erguotou-Baijiu-Industrie in ganz China ist. Die Produkte haben die herausragenden Eigenschaften eines leichten, erfrischenden, weichen und klaren Geschmacks, was das Hauptmerkmal von Erguotou darstellt. Er gibt 5 führende Produktserien, darunter „Klassischer Erguotou", „Traditioneller Erguotou", „100 Jahre", „Zhenniu" und „Alter Erguotou", die im ganzen Land verkauft und in diverse Überseegebiete exportiert werden. Niulanshan-Erguotou ist bei den Verbrauchern sehr beliebt.

Der Ort Niulanshan ist nach dem nahen Niulanshan-Berg benannt. Die Baijiu-Kultur geht bis in die frühe Zhou-Dynastie vor 3000 Jahren zurück. Im Erguotou-Baijiu kommen die Geister einer Süßwasserquelle und des Chaobai-Flusses zusammen. In den letzten 300 Jahren hat sich der Ruf des Niulanshan-Erguotou-Baijiu aufgrund seiner Hingabe zur Herstellung guter Spirituosen gefestigt. Neue Kapitel konnten durch die Anwendung der alten Methoden aufgeschlagen werden, und diese werden immer florieren. Nach den *Shunyi Kreisannalen* aus der Kangxi-Periode waren Huangjiu und Baijiu in der Gegend von Niulanshan bekannte Produkte. In den *Shunyi Kreis-*

annalen zur Zeit der Republik China wird vermerkt, dass es über 100 Brauerei-Beschäftigte gab, die hochwertigen und schmackhaften Baijiu herstellten, der eine Spezialität von Pingbei war und auch in den Nachbarbezirken oder in Pingshi verkauft wurde. Die Baijiu-Produkte, vor allem die aus Niulanshan, erfreuten sich großer Beliebtheit.

Sorghum ist das Rohmaterial für Niulanshan-Erguotou-Baijiu, als Starter für die Verzuckerung dient Jiuqu aus Erbsen und Gerste, fermentiert wird in unterirdischen Krügen. Dadurch schmeckt dieser Baijiu harmonisch, elegant, weich und rein. Die hohe Qualität von Niulanshan-Erguotou ist vor allem auf die permanente Verbesserung und die jahrhundertelange Beibehaltung traditioneller Verfahren zurückzuführen, aber auch auf die natürliche Umgebung und die lange Geschichte. Historischen Aufzeichnungen zufolge begann die traditionelle Brautechnik von Niulanshan-Erguotou in der späten Ming- und frühen Qing-Dynastie und reifte in der mittleren Qing-Dynastie aus, sodass sie heute 300 Jahre alt ist. Im Lauf der Jahrhunderte wurden die traditionellen Brautechniken von Niulanshan-Erguotou-Baijiu durch Innovationen von Generationen von Brauern kontinuierlich vervollkommnet. 2008 wurde Niulanshan-Erguotou-Baijiu offiziell als nationales immaterielles Kulturerbe eingestuft. Dank der Weitergabe des Erbes und der Beibehaltung traditioneller Brautechniken hat Erguotou die gute Kategorie eines qualitativ hochwertigen Baijiu erreicht.

6.20 Quanxing-Daqu-Baijiu

Quanxing-Daqu-Baijiu (siehe Abb. 6.20) ist ein Baijiu mit Starkaroma, der in Chengdu, Provinz Sichuan, hergestellt wird und ein Produkt der Sichuan Quanxing Distillery Co., Ltd. ist. Die Geschichte des Quanxing-Daqu-Baijiu lässt sich bis in die späte Yuan- und frühe Ming-Dynastie zurückverfolgen, als er „Jinjiang Chun"-Baijiu genannt wurde. Die archäologische Ausgrabung der „Shuijingfang"-Braustätte im Jahr 1998 hat erneut bestätigt, dass der Quanxing-Daqu-Baijiu in der späten Yuan- und frühen Ming-Dynastie florierte. Im Jahr 1824 wurde die alte Chengduer Brennerei „Fushengquan" in „Quanxingcheng" umbenannt und verkaufte Spirituosen unter dem Namen „Quanxing-Baijiu". Im Jahr 1950 kaufte das *Western Sichuan Monopoly Bureau* die Marke „Quanxing-Laohao", um Schnaps unter dem Namen „Quanxing-Daqu-Baijiu" zu produzieren. Auf der 2., 4. und 5. NAAC wurde Quanxing-Daqu-Baijiu insgesamt 3-mal als „Nationaler Berühmter Baijiu" ausgezeichnet. Bei Herstellung von Quanxing-Daqu-Baijiu wird Sorghum als Rohmaterial verwendet. Der Daqu wird bei mittlerer Temperatur aus Weizen

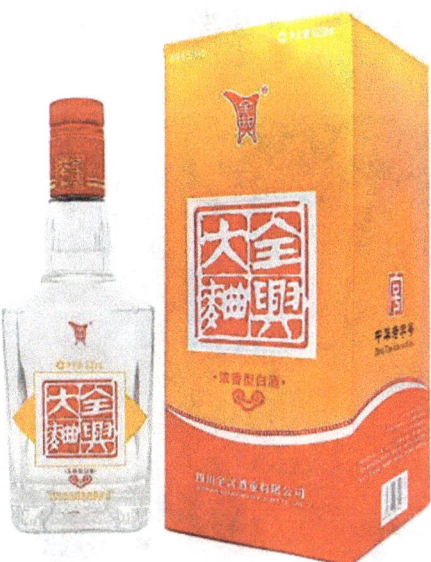

Abb. 6.20 Quanxing-Daqu-Baijiu aus der Provinz Sichuan

gemacht. Der Brauprozess von Quanxing-Daqu-Baijiu adaptiert die traditionelle Brautechnik, d. h. schichtweises Arbeiten in alten Kellern, Feststoff-Fermentation, Mischen der Brennereikörner mit dem rohen Getreide, Anwendung der HZ-HS-Methode, Destillation mit mittlerer Temperatur, Lagerung in Krügen und Verschneiden. Quanxing-Daqu-Baijiu hat folgende Stilmerkmale: reiches Kelleraroma, sanfter und harmonischer Geschmack, Weichheit und Süße, erfrischend am Gaumen.

Shuijingfang-Baijiu ging aus Quanxing-Daqu-Baijiu hervor. Im Jahr 2002 wurde Shuijingfang-Baijiu mit GB18624-2002 von der staatlichen Behörde für Qualitätskontrolle als Produkt mit geschützter geographischer Bezeichnung offiziell festgeschrieben. 2006 wurde die registrierte Handelsmarke „Quanxing" vom Handelsministerium als „Chinas altehrwürdige Marke" anerkannt.

6.21 Shuanggou-Daqu-Baijiu

Shuanggou-Daqu-Baijiu (siehe Abb. 6.21) ist ein Baijiu-Typ mit Starkaroma, der in der Gemeinde Shuanggou in Suqian, Provinz Jiangsu, hergestellt wird und ein Produkt der *Jiangsu Baijiu Group* ist. Nachweislicher Vorgänger ist der von der „Quande-Brennerei" gebraute Baijiu aus dem 58. Jahr der Kangxi-

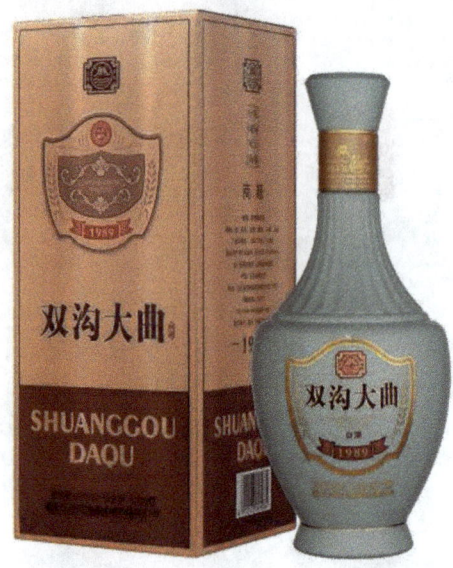

Abb. 6.21 Shuanggou-Daqu-Baijiu aus der Provinz Jiangsu

Regierungszeit in der Qing-Dynastie (1719 n. Chr.). Im 2. Jahr der Xuantong-Regierungszeit während der Qing-Dynastie (1910 n. Chr.) wurde Shuanggou-Daqu-Baijiu zur Teilnahme an der Nanyang-Industrieausstellung empfohlen und erhielt unter berühmten Baijiu-Sorten den ersten Preis. Im Jahr 1912 schrieb Sun Yat-sen „Shuang Gou Li Quan" für Shuanggou-Daqu-Baijiu. Während des Krieges mit Japan beherbergte die „Quande-Brennerei" oft Führer der Kommunistischen Partei in Zentralchina und Huaibei, und sie war daher als „antijapanisches Hotel" bekannt. Sie wurde von Chen Yi, dem damaligen Kommandeur der Neuen 4. Armee, sehr gelobt. Shuanggu-Daqu wird aus Sorghum hergestellt. Als Starter für die Verzuckerung dient Hochtemperatur-Daqu aus Gerste, Weizen und Erbsen. Gebraut wird mit der „HZ-HS"-Methode, die Fermentation erfolgt bei moderater Temperatur in einem alten Keller, destilliert wird in einem doppelbödigen Dämpf-Fass (Zengtong), die Flüssigkeiten werden fraktioniert entnommen und jeweils separat gelagert. Shuanggou-Daqu-Baijiu zeichnet sich durch ein reiches und elegantes Kelleraroma, einen zarten, süßen und weichen Geschmack, einen vollen und harmonischen Körper und einen lang bestehenden und erfrischenden Nachgeschmack aus. Auf der 4. und 5. NAAC wurde Shuanggou-Daqu-Baijiu insgesamt 2-mal als „Nationaler Berühmter Baijiu" ausgezeichnet. 2010 identifizierte das chinesische Handelsministerium die registrierte Handelsmarke „Shuanggou" als „Chinas altehrwürdige Marke".

6.22 Songheliangye-Baijiu

Songheliangye-Baijiu (siehe Abb. 6.22) ist ein Baijiu mit Starkaroma und wird in der Gemeinde Zaoji im Kreis Luyi der Stadt Zhoukou in der Provinz Henan produziert. Er ist ein Produkt der Henan Province Songhe Liquor Industry Co., Ltd. Songheliangye stammt von Zaoji-Baijiu ab. Der Legende nach soll der Tang-Kaiser Xuanzong im Jahr 743 n. Chr. Laozi, Er Li, in Luyi besucht und Zaoji-Baijiu als Geschenk mitgebracht haben. In den *Luyi Kreisannalen* der Qing-Dynastie wird vermerkt: „Die Einheimischen verwendeten Hirse zur Baijiu-Herstellung" und „Sorghum wurde beim Brauen von Baijiu verwendet, der als Zhengjiu bezeichnet wurde". Es wurde berichtet, dass Baijiu zu jener Zeit in Luyi schon in großem Umfang hergestellt wurde. 1968 wurden mehr als 20 lokale Brennereien zur Luyi- Baijiu-Werkstatt zusammengelegt. Der hergestellte Baijiu wurde „Songhe-Baijiu" genannt, weil das Wasser zum Brauen aus dem Fluss Songhe stammte. Für den Produktionsgang werden Sorghum, Indica- und Klebreis und Mais als Rohmaterialien verwendet sowie Hohertemperatur-Daqu aus Gerste als Starter für die Verzuckerung. Angewandt wird der traditionelle „LWZ"-Prozess, gefolgt von der „XCA-PL"- und der „HZ-HS"-Methode. Danach wird die Flüssigkeit mit guter Qualität entnommen und mit dem würzigen Schnaps, der durch Aufhäufen und Sammeln der Körner und andere Spezialverfahren gewonnen wurde, verschnitten.

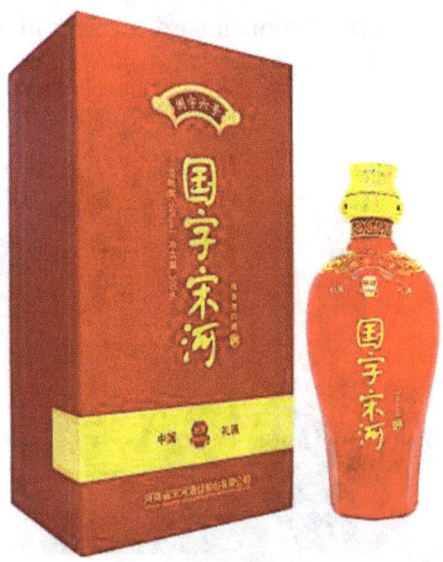

Abb. 6.22 Songheliangye-Baijiu aus der Provinz Henan

Dieses Baijiu-Produkt zeichnet sich aus durch Merkmale „elegantes Kelleraroma, sanfter, süßer und erfrischender Geschmack, ausgewogenenr Duft und langer Nachgeschmack". Auf der 5. NAAC im Jahr 1989 wurde Songhe-Baijiu als „Nationaler Berühmter Alkohol" ausgezeichnet. 2010 identifizierte das chinesische Handelsministerium die registrierte Handelsmarke „Songhe" als „Chinas altehrwürdige Marke".

6.23 Si'te-Baijiu

Si'te-Baijiu (siehe Abb. 6.23), ein typischer Vertreter des Baijiu-Typs mit Te-Aroma, wird von der Jiangxi Si'te Baijiu Co., Ltd. in der Gemeinde Zhangshu, Stadt Yichun, Provinz Jiangxi, hergestellt. Die nachweisbare Geschichte von Si'te-Baijiu reicht bis in die späte Tang-Dynastie zurück, als „Si'te Tushao" (auch „Qingjiang Tushao" genannt) in den Aufzeichnungen erwähnt wurde. In der Yuan- und Ming-Dynastie war die Stadt Zhangshu landesweit für ihre pharmazeutische Industrie und ihre Brennereien berühmt. Ihr Name steht in engem Zusammenhang mit einer Brennerei namens „Louyuanlong" während der Herrschaft von Kaiser Guangxu in der Qing-Dynastie. Um ihre Baijiu-Produkte von denen anderer Brennereien zu unterscheiden, wurden die 4 chinesischen Schriftzeichen „Te" auf die Krüge von „Louyuanlong" geklebt. Die Marke „Wangjinlou" wurde 1958 und die Marke „Si'te" 1982 eingetragen. Si'te-Baijiu wird aus Reis und Daqu hergestellt, der aus Mehl, Weizenkleie und Brennereikörnern gewonnen wird. Er wird in einem rotgestreiften

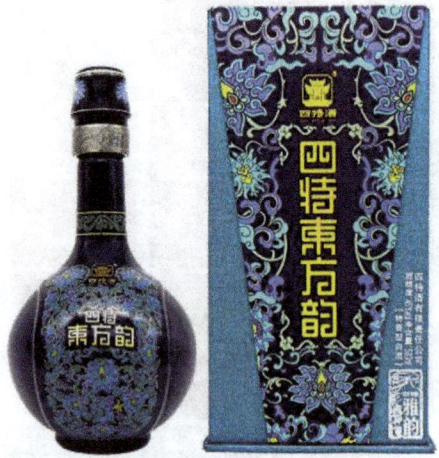

Abb. 6.23 Si'te-Baijiu aus der Provinz Henan

Steinkeller fermentiert. Der Gesamtstil des Baijiu mit Te-Aroma wird beschrieben als „alle drei Typen aufweisend, aber nicht wirklich einer von ihnen". Durch das einzigartige Verfahren entsteht ein spezielles Produkt mit Te-Aroma, das als kristallklarer, eleganter Baijiu mit reinem Geschmack und weichem Körper charakterisiert wird. Si'te-Baijiu wurde 1988 als Baijiu mit Te-Geschmack ausgewiesen und erhielt auf der 5. NAAC den Titel „Nationaler Qualitäts-Baijiu". Der nationale Standard GB/T 20823-2007 für Baijiu mit Te-Geschmack wurde 2007 vom Staatlichen Generalverwaltungsamt für Qualitätskontrolle und Überwachung der Volksrepublik China und der chinesischen Normierungsbehörde veröffentlicht.

6.24 Tianyoude-Hochlandgersten-Baijiu

Hochlandgerste ist das einzige Getreide, das in großen Mengen in großer Höhe überleben und wachsen kann. Hochlandgersten-Baijiu wird, wie der Name schon sagt, mit Hochlandgerste als Rohmaterial gebraut, was im Vergleich zum allgemeinen Baijiu einzigartig ist. Tianyoude-Hochlandgersten-Baijiu (siehe Abb. 6.24) ist ein Vertreter des Hochlandgersten-Baijiu aus dem Gebiet des Qinghai-Tibet-Plateaus. Er weist die Merkmale des Baijiu-Typs mit Leichtaroma auf. Das einzigartige Rohmaterial Hochlandgerste trägt auch zum einzigartigen Stil des Hochlandgersten-Baijiu bei, der sich durch ein elegantes, reines, süßes, erfrischendes, ausgewogenes und harmonisches Aroma und einen angenehmen, anhaltenden Geschmack auszeichnet.

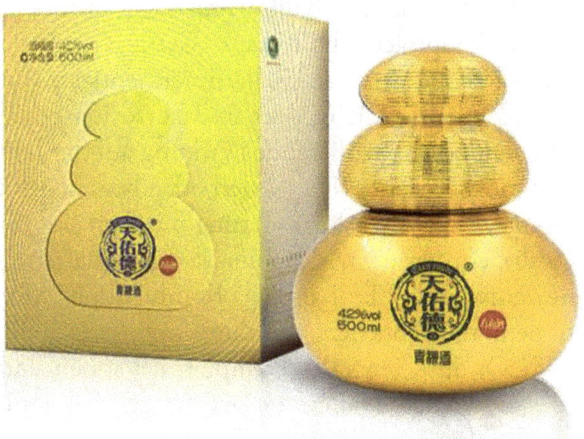

Abb. 6.24 Tianyoude-Hochlandgersten-Baijiu aus der Provinz Qinghai

Nach der *Allgemeinen Geschichte der Provinz Qinghai* verwendeten die Vorfahren der Tu-Nationalität, die im Kreis Huzhu lebten, in der Yuan-Dynastie (1264 n. Chr.) gekochte Hochlandgerste als Rohmaterial, das mit aus lokalen Kräutern gemachtem Jiuqu gemischt und destilliert wurde. Daraus stellten den sog. Mingliu-Baijiu her. Diese Art Baijiu hat eine leicht trübe Farbe, 30–40 Vol.-% Alkohol und eine milde Stärke. Die Vorfahren der Tu-Nationalität mochten diese Art von Baijiu. Zu dieser Zeit entstanden neben der Baijiu-Herstellung in der Familie für den Eigenbedarf auch einige kleine Baijiu-Werkstätten in der östlichen Agrarregion der Provinz Qinghai. Im 14. Jahr von Jiaqing in der Ming-Dynastie (1535 n. Chr.) gab es mehr als 30 Geschäfte und 11 Brauereien in der Stadt Weiyuan in der Provinz Qinghai (heutiger Kreis Huzhu). Die Baijiu-Destillerie Tianyoude ist die größte und bekannteste Brennerei. In der Qing-Dynastie gab es in der Umgebung von Zhonggulou in der Stadt Weiyuan viele Brennereien, von denen Tianyoude, Yongqinghe, Shiyide, Wenheyong, Wenyuhe, Chengyuan, Yixingde und Liuhening am bekanntesten waren. Im Jahr 1952 schloss die Volksregierung des Kreises Huzhu die 8 genannten Werkstätten zusammen und gründete die staatliche Huzhu-Brennerei. Im Jahr 1992 wurde diese in Qinghai-Hochlandgersten-Destillerie umbenannt.

Hochlandgerste, die auf dem Qinghai-Tibet-Plateau in einer Höhe von 2700 Metern über dem Meeresspiegel angebaut wird, ist der Hauptrohstoff für die Jiuqu- und Baijiu-Herstellung in Tianyoude. Dieses einzigartige Verfahren, bei dem für Jiuqu und Baijiu derselbe Rohstoff verwendet wird, ist bei der Baijiu-Herstellung in China sehr selten. Normalerweise ist Sorghum das Rohmaterial für chinesischen Baijiu, und als Rohstoffe für die Jiuqu-Herstellung dienen hauptsächlich Weizen, Gerste, Kleie u. a. Tianyoude-Hochlandgersten-Baijiu wird in Kellern fermentiert, die aus Granitstreifen gebaut sind. Der Granit ist hart und korrosionsbeständig und hat eine gute ausgleichende und regulierende Wirkung auf die Temperatur während des Fermentationsprozesses. Der Kellerboden besteht aus der Kiefer aus dem Qilian-Gebirge, die während der Gärung mit dem Jiupei in Berührung kommt und so die einzigartigen Geschmackseigenschaften des Baijiu aus Hochlandgerste entwickelt. Durch die Kombination moderner Braumethoden mit dem traditionellen Verfahren „Qingzheng Qingshao Siciqing" (QZ-QS-SCQ, d. h. separates Dämpfen des rohen und des fermentierten Getreides und nach Dampfdestillation der fermentierten Körner keine Zugabe von weiteren Körnern, Zugabe des Starters vor der 4. Fermentationsrunde) formuliert Tianyoude-Hochlandgersten-Baijiu die verschiedenen Prozessbedingungen entsprechend den 24 Sonnenzeiten während der 4 Jahreszeiten. Die Rohstoffe werden 4-mal pro Jahr zugeführt, 16-mal pro Jahr wird destilliert, und es wird 365 Tage lang kontinuierlich gebraut. Zu jeder Jahreszeit werden 12 Baijiu-Basissorten gewonnen, sodass insgesamt 48 Baijiu-Basissorten pro Jahr hergestellt werden. Nach dem natürlichen Reifungsprozess werden die Baijiu-Basissorten gemischt, um ein einzigartiges Produkt zu erzeugen.

Im Jahr 2003 wurde Tianyoude-Hochlandgersten-Baijiu von der staatlichen Behörde für Qualitätssicherung wegen seiner einzigartigen geographischen Umgebung, seiner besonderen Rohmaterialien, seiner einzigartigen Daqu-Inhaltsstoffe, seiner besonderen Brautechnik, seiner einzigartigen Fermentationsanlagen und seines einmaligen Produktstils als „durch die geographischen Bezeichnungen der Volksrepublik China geschütztes Produkt" eingestuft. 2009 wurde Tianyoude-Hochlandgersten-Baijiu vom Verband der Chinesischen Alkoholindustrie als Vertreter des „Chinesischen Baijiu mit Leichtaroma (mit Hochlandgerste als Rohmaterial)" anerkannt.

Die Produktionsstätten von Tianyoude-Hochlandgersten-Baijiu befinden sich im autonomen Bezirk der Tu-Nationalität im Kreis Huzhu, Provinz Qinghai, und in der Stadt Lhasa in der autonomen Region Tibet.

6.25 Tuopai-Qu-Baijiu

Tuopai-Qu-Baijiu (siehe Abb. 6.25) ist ein typischer Vertreter des Baijiu-Typs mit Starkaroma. Er wird in der Stadt Tuopai, Kreis Shehong, Provinz Sichuan, hergestellt und ist das Produkt der Sichuan Tuopai Shede Spirits Co. Ltd. Nach den *Aufzeichnungen der Provinz Sichuan* lässt sich die Geschichte der Herstellung von Tuopai-Baijiu bis in die Tang-Dynastie zurückverfolgen, als Shehongchun-Baijiu hergestellt wurde. Im 35. Jahr der Republik China (1946) benannte Tianqu-Ma, ein erfolgreicher Kandidat bei den kaiserlichen Prüfungen auf Provinzebene, „Shehongchun-Baijiu" in „Tuopai-Baijiu" um, was so viel bedeutet wie „Tuo-Quellwasser braut Baijiu mit hoher Qualität, und die Marke ist seit Jahrhunderten berühmt". Der typische Herstellungsprozess von Tuopai-Baijiu wird wie folgt beschrieben: Sorghum, Reis und Klebreis werden als Rohmaterialien eingesetzt, und der aus Weizen und Gerste hergestellte Mittel- und Hochtemperatur-Daqu dient als Starter für die Verzuckerung. Bakterien werden im künstlichen Grubenschlamm kultiviert und durchlaufen die natürliche Zirkulation in der Grube und eine zweifache Bodenfermentation. Angewandt wird die „Xuzao Hunzheng Hunshao"-Methode (XZ-HZ-HS), d. h., die fermentierten Körner und das rohe Ge-

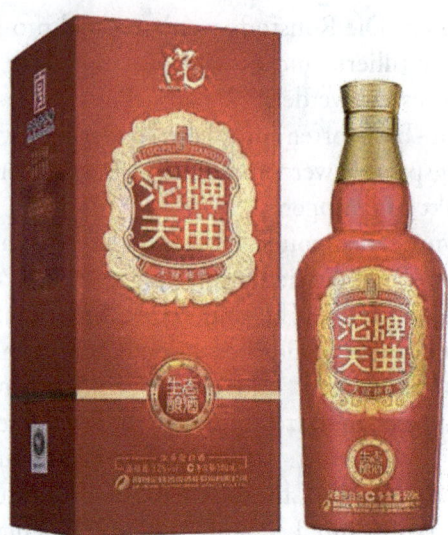

Abb. 6.25 Tuopai-Qu-Baijiu aus der Provinz Sichuan

treidepulver werden in einem bestimmten Verhältnis gemischt; der frische Baijiu und das Getreide werden gleichzeitig gedämpft; nach dem Dämpfen werden die fermentierten Körner zum Abkühlen ausgebreitet, mit Jiuqu bestprengt und in den Keller zur XCA-Fermentation gebracht. Da der Destilliererttreber kontinuierlich verwendet wird, wird das Verfahren auch als „XZ-Fermentation" bezeichnet. Die fermentierten Körner („Mutterkörner") können mehrere Jahre lang kontinuierlich recycelt werden und gehen nie verloren, weshalb sie auch als „10.000-jährige Brennereikörner" bezeichnet werden. Der Herstellungsprozess wird mit der Lagerung in Tongefäßen und dem Verschneiden abgeschlossen. Der Körper des Baijiu hat die typischen Merkmale eines starken Kelleraromas, eines klaren, süßen und erfrischenden Geschmacks, eines weichen und sanften Mundgefühls und eines lang anhaltenden, v. a. süßen und reinen, Nachgeschmacks. Im Jahr 1989 wurde Tuopai-Qu-Baijiu bei der 5. NAAC mit dem Titel „Nationaler Berühmter Baijiu in China" ausgezeichnet. 2006 wurde die eingetragene Handelsmarke „Tuopai" vom Handelsministerium als „Chinas altehrwürdige Marke" anerkannt. 2008 wurde die „traditionelle Braukunst des destillierten Tuopai-Baijiu" in die 2. Auflage der Liste des nationalen immateriellen Kulturerbes aufgenommen. Der Schutz der Produkte mit geographischer Kennzeichnung für Tuopai-Qu-Baijiu durch die offiziellen Vorschriften der staatlichen Behörde für Qualitätskontrolle, GB/T 21822-2008, wurde 2008 eingeführt.

6.26 Wuliangye-Baijiu

Wuliangye Baijiu (siehe Abb. 6.26) wird aus Sorghum, Langkornreis, Klebreis, Weizen und Mais hergestellt und ist eine der 8 alten berühmten Baijiu-Arten in China und der Vertreter von Daqu-Baijiu mit Starkaroma. Er wird in Yibin, Provinz Sichuan, hergestellt. Von der 2.–5. NAAC wurde er nacheinander mit dem Titel „Nationaler Berühmter Baijiu" ausgezeichnet und ist für sein anhaltendes Aroma, seinen reinen Geschmack, sein süßes und erfrischendes Mundgefühl und seinen harmonischen, ausgewogenen und reichen Geschmack bekannt.

Qingjiu wurde in Yibin in der Zeit vor der Qin-Dynastie hergestellt. „Zajiu" wurde in den Nördlichen Dynastien (420–589 n. Chr.) aus Weizen, Hochlandgerste und Reis hergestellt. „Chunjiu" wurde in der Tang-Dynastie aus 4 Getreidesorten hergestellt. „Yaozixue Qujiu", die reifste embryonale Form von Wuliangye-Baijiu, wurde in der Song-Dynastie in der Brennerei der Familie Yao aus Sojabohnen, Reis, Sorghum, Klebreis und Buchweizen hergestellt. Im 1. Jahr des Kaisers Hongwu in der Ming-Dynastie (1368) entwickelte ein Mann aus Yibin mit Familienname Chen ein geheimes Rezept zur Herstellung von Baijiu, indem er die 5 Getreide Buchweizen, Hirse, Reis, Klebreis und Sorghum zu einem Baijiu mischte, der damals „Mischkorn-Baijiu" genannt wurde. Im Jahr 1909 änderte Huiquan Yang, ein erfolgreicher

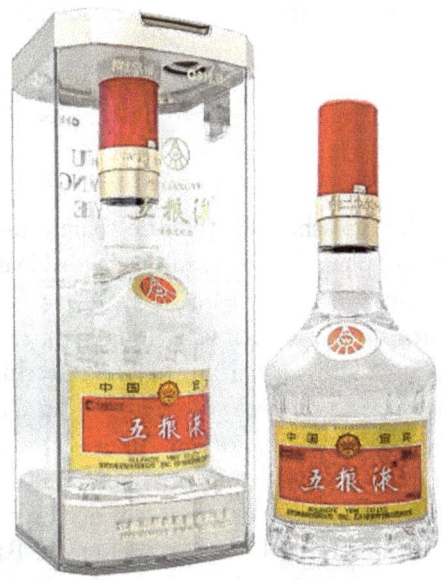

Abb. 6.26 Wuliangye-Baijiu aus der Provinz Sichuan

Kandidat bei der kaiserlichen Prüfung auf Provinzebene in der späten Qing-Dynastie, den Namen „Mischkorn-Baijiu" in „Wuliangye-Baijiu". In der späten Ming- und frühen Qing-Dynastie gab es in Yibin 4 Destillerien und 12 Gärgruben. Vor der Gründung der Volksrepublik China waren es 14 Brennereien, darunter Deshengfu, Tingyuelou und Lichuanyong, und 125 Gärgruben. In den frühen 1950er-Jahren schlossen sich 8 Brennereien zur Sichuan Yibin Distillery of China Monopoly Company zusammen, die 1959 in Yibin Wuliangye Distillery umbenannt und 1998 zur Wuliagye Yibin Co., Ltd. umstrukturiert wurde. Das Unternehmen ist im Besitz der alten Gärgruben, die seit der Zeit von Kaiser Hongwu in der Ming-Dynastie bis heute kontinuierlich genutzt werden.

Wuliangye-Baijiu wird aus den 5 Getreiden Sorghum, Langkornreis, Klebreis, Weizen und Mais hergestellt. Der herausragende „Quell-Qu" wird aus Weizen bei mittlerer und hoher Temperatur gemacht. Die Rohmaterialien werden bei niedriger Temperatur in die Lehmgrube gegeben und dann 70 Tage lang fermentiert. Der Herstellungsprozess umfasst das schichtweise Sammeln von Jiupei, das schichtweise Einbringen der fermentierten Materialien in die Grube, das Einbringen der fermentierten Materialien je nach Qualität in Zengtong, das Extrahieren der Flüssigkeit und das Kombinieren der Extrakte je nach Qualität im Krug, die jahrelange Reifung und das Verschneiden.

Die Marke „Wuliangye" wurde im Jahr 2006 als „Chinas altehrwürdige Marke" ausgezeichnet. Die traditionelle Herstellungstechnik von Wuliangye-Baijiu wurde 2008 offiziell in die Liste des nationalen immateriellen Kulturerbes aufgenommen.

6.27 Wuling-Baijiu

Wuling-Baijiu, einer der typischen Vertreter des Baijiu mit Soßenaroma, wird von der Hunan Wuling Spirits Co., Ltd. in der Stadt Changde in der Provinz Hunan hergestellt. Wuling-Baijiu (siehe in Abb. 6.27) ist nach der Stadt Changde benannt, die in früheren Zeiten Wuling hieß. Zur Zeit der Fünf Dynastien war der „Cui-Alkohol" berühmt. Die Geschichte der Alkoholherstellung in Changde lässt sich bis in die Zeit vor der Qin-Dynastie zurückverfolgen, als die Menschen bei einem Fest Alkohol traditionell genossen. In der *Geschichte von Changde* wurde aufgezeichnet, dass der am Wuling-Bach hergestellte Alkohol der einzige sei, den man auf der Erde und nicht im Paradies finden konnte. In der Qing-Dynastie erlebte die Baijiu-Herstellung in Wuling einen Aufschwung, was sich auch in der *Wuling-Zhuzhici* widerspiegelt. Darin wurde verzeichnet, dass in jedem Dorf Baijiu hergestellt wurde.

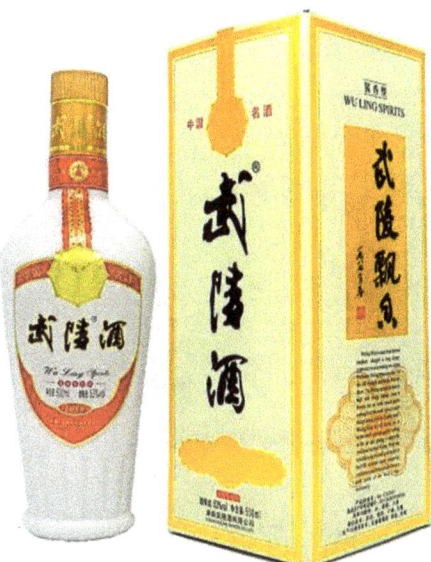

Abb. 6.27 Wuling-Baijiu aus der Provinz Hunan

Wuling-Baijiu ist einer der 3 Vertreter des Baijiu-Typs mit Soßenaroma in China. Sein guter Name war einst mit dem von Moutai-Baijiu und Lang-Baijiu verknüpft. Das Herstellungsverfahren des Wuling-Baijiu folgt dem typischen Verfahren für Baijiu mit Soßenaroma und ist gekennzeichnet durch „4 hoch und 2 lang". Er wird aus klebriger roter Sorghumhirse und einem Hochtemperatur-Jiuqu aus Weizen hergestellt. Die Fermentation erfolgt in Gärgruben mit Steinwänden und einem lehmbedeckten Boden. Der Produktionszyklus dauert ein Jahr und umfasst 2 Zugaben von Getreide, 9-maliges Dämpfen, 2 Zugaben von Sorghum, 8-malige Fermentation und 7 Extraktionen von Flüssigkeiten. Der Baijiu hat einen starken Soßengeschmack, ein leicht karamellisiertes Aroma, ein süßes und weiches Mundgefühl und einen eleganten Geschmack. Die Produkte werden je nach Qualität in die Serien „Shaojiang", „Zhongjiang" und „Shangjiang" eingeteilt. Wuling-Baijiu wurde bei der 5. NAAC im Jahr 1989 mit dem Titel „Nationaler Berühmter Baijiu" ausgezeichnet.

6.28 Xifeng-Baijiu

Xifeng-Baijiu (siehe Abb. 6.28) ist der Vertreter des Baijiu-Typs mit Feng-Geschmack. Er wird in der Stadt Liulin, Kreis Fengxiang in der Provinz Shanxi hergestellt und ist das Produkt der Shanxi Xifeng Liquor Group Co.,

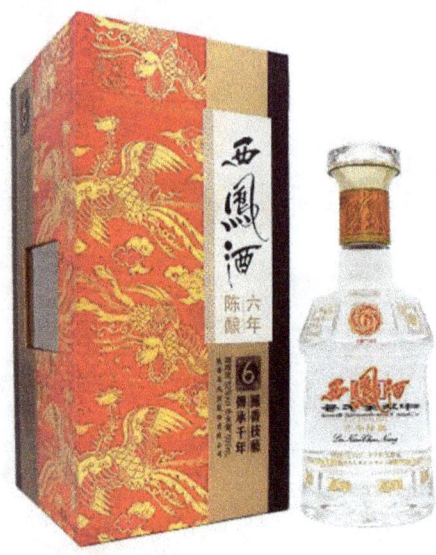

Abb. 6.28 Xifeng-Baijiu aus der Provinz Shanxi

Ltd. Xifeng-Baijiu hat sich über mehrere Generationen hinweg entwickelt, von Qin-Baijiu zu Qinzhouchun-Baijiu, zu Liulin-Baijiu, zu Tuoquan-Baijiu, zu Fengxiang-Baijiu und schließlich zu Xifeng-Baijiu. Die wechselvolle Produktionsgeschichte von Xifeng-Baijiu spiegelt die Entwicklung der chinesischen Zivilisation wider. Der Feng-Aroma-Typ ist allerdings ein noch relativ junger Baijiu-Typ. Er wurde 1992 eingeführt und 1994 vom Nationalen Standardisierungskomitee in Form von GB/T14867-94, dem nationalen Standard für Baijiu mit Feng-Geschmack, offiziell bekannt gemacht. Die typischen Fertigungsmethoden für Feng-Baijiu lassen sich wie folgt zusammenfassen: Japonica-Sorghum wird als Rohmaterial und Hoch- bis Mitteltemperatur-Daqu aus Gerste und Erbsen als Starter für die Verzuckerung verwendet. Das Verfahren zur Herstellung von Baijiu mit Xifeng-Geschmack umfasst die „XCA-PL"-Methode, die Lehmgrubenfermentation, die „HZ-HS"-Methode, die Jiuhai-Lagerung und das Verschneiden. Der Produktionszyklus läuft über 1 Jahr. Das Baijiu-Produkt zeichnet sich durch ein weiches und reiches Aroma, einen süßen, erfrischenden, harmonischen und ausgewogenen Geschmack und einen lang anhaltenden Nachgeschmack aus. Die wichtigsten Aromakomponenten im Baijiu der Sorte Feng sind Ethylacetat und Ethylcaproat. Das innovativste Verfahren für Baijiu mit Feng-Geschmack ist die Verwendung von Jiuhai zur Lagerung von Baijiu. Der sog. Jiuhai ist ein geflochtener großer Korb mit Dornen, dessen Wand mit Hunderten von Lagen Leinenpapier bedeckt und mit Schweineblut und Kalk bestrichen wird; dann folgt ein Überzug aus Eiweiß, Bienenwachs und gekochtem Rapsöl, die in einem bestimmten Verhältnis gemischt wurden, und schließlich lässt man ihn auf natürliche Weise trocknen. Xifeng-Baijiu wurde bei der 1. NAAC mit dem Titel „Nationaler Berühmter Baijiu" ausgezeichnet. Im Jahr 2004 wurde für Xifeng-Baijiu der Schutz geografischer Bezeichnungen, d. h. GB 19508-2004, offiziell vom Staatlichen Generalverwaltungsamt für Qualitätskontrolle und Überwachung erteilt. Im Jahr 2006 wurde die eingetragene Handelsmarke „Xifeng" vom Handelsministerium als „Chinas altehrwürdige Marke" anerkannt.

6.29 Yanghe-Daqu-Baijiu

Yanghe-Daqu-Baijiu (siehe Abb. 6.29) ist ein Baijiu mit Starkaroma, der von der Jiangsu Sujiu Group in der Stadt Yanghe, Suqian, Provinz Jiangsu, hergestellt wird. Die Geschichte des Yanghe-Daqu-Baijiu lässt sich über 400 Jahre zurückverfolgen. Laut der *Geschichte von Siyang* schrieb Ji Zou, ein Dichter der Ming-Dynastie, in seiner *Ode an den Baiyang-Fluss*: „Das Quellwasser des Baiyang-Flusses ist klar; viele Bewunderer kommen zum Baiyang-Fluss; der Frühling kommt im Februar und die Weidenbäume beginnen zu knospen; die Menschen kommen und gehen Jahr für Jahr; diejenigen, die

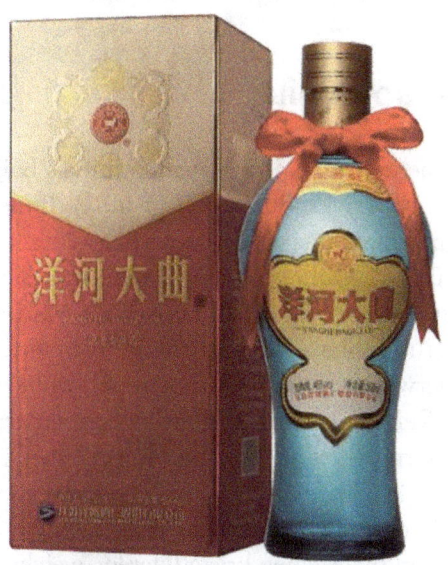

Abb. 6.29 Yanghe-Daqu-Baijiu aus der Provinz Jiangsu

bleiben, lieben Yanghe-Daqu". Aus dem Gedicht geht hervor, dass die Yanghe-Baijiu-Industrie zu jener Zeit florierte. Yanghe-Daqu-Baijiu wurde 1923 auf der *Nanyang International Famous Alcohol Conference* mit dem Titel „International Berühmter Alkohol" ausgezeichnet. Das einzigartige Verfahren für Yanghe-Daqu-Baijiu wurde auf Grundlage spezieller Techniken zur Herstellung von Qu und künstlichen Reifung in Grubenschlamm entwickelt. Bei der Herstellung werden mehrere Getreidesorten verwendet und verschiedene Verarbeitungstechniken kombiniert. Nach langer Fermentation und Lagerung wird der Yanghe-Daqu-Baijiu mit verschiedenen Aromen vermischt, um das Endprodukt zu erhalten. Yanghe-Daqu-Baijiu hat die einzigartigen Eigenschaften „eines anfänglichen süßen, weichen Mundgefühls, einer geschmeidigen Textur, eines erfrischenden und klaren Geschmacks und eines langanhaltenden Duftes", was die Eigenschaften „süß, zart, weich, klar und aromatisch" von Baijiu mit Starkaroma bestätigt. Yanghe-Daqu-Baijiu wurde in Folge mit dem Titel „Nationaler Berühmter Baijiu" in der 3., 4. und 5. NAAC ausgezeichnet. Im Jahr 2008 wurde Yanghe-Daqu-Baijiu offiziell der Schutz für geographische Bezeichnungen, GB/T 20046-2008, veröffentlicht vom Staatlichen Generalverwaltungsamt für Qualitätskontrolle und Überwachung der Volksrepublik China, erteilt. 2010 wurde die eingetragene Handelsmarke „Yanghe" vom chinesischen Handelsministerium zu „Chinas altehrwürdiger Marke" ernannt.

Die Serie „Blue Classic" ist ein typisches Produkt der Sujiu-Gruppe, zu der die Linien „Ocean Blue", „Sky Blue" und „Dream Blue" gehören.

6.30 Yubingshao-Baijiu

Yubingshao-Baijiu (siehe Abb. 6.30) ist gemeinhin als Baijiu mit Chi-Aroma bekannt. Der Ursprung der Produktion liegt im Perlfluss-Delta der Provinz Guangdong. Da Schweineschmalz oder fettes Schweinefleisch wie Jade aussehen und man ein kühles Gefühl bekommt, wenn man sie berührt („Jade" ist ein Homophon von „Fleisch" im Kantonesischen), wird der in Schweinefett getränkte Schnaps „Yubingshao(Jade-Eis)-Baijiu" genannt. Das typische Herstellungsverfahren verwendet Reis als Rohmaterial, wobei der große Alkohol-„Kuchen", der aus Reis, Sojabohnen, Reiskuchenblättern und Xiaoqu fermentiert wird, als Starter für die Verzuckerung dient. Die Fermentation erfolgt gleichzeitig mit der Verzuckerung, es folgen die Kesseldestillation, das Einweichen von gealtertem Fleisch und das Verschneiden. Das Baijiu-Produkt hat die typischen Merkmale eines kristallklaren, weichen und sanften Geschmacks mit dominantem Chi-Aroma und einem erfrischenden Nachge-

Abb. 6.30 Yubingshao-Baijiu aus der Provinz Guangdong

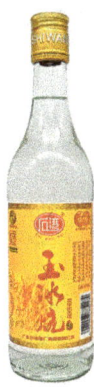

schmack. Im Jahr 1996 erließ das staatliche Büro für technische Überwachung den nationalen Standard GB/T16289-1996 für Baijiu mit Chi-Geschmack. Zu den größeren Herstellern von Yubingshao-Baijiu gehören gegenwärtig die Guangdong Shiwan Liquor Co., Ltd., Guangdong Shunde Liquor Co., Ltd. und die Foshan Taiji Liquor Co., Ltd. Der von der Shiwan Liquor Co., Ltd. hergestellte Yubingshao-Baijiu wurde bei der 4. und 5. NAAC jeweils mit dem Titel „Chinas Nationaler Qualitäts-Baijiu" ausgezeichnet. Foshan wurde 2010 vom Verband der Leichtindustrie und dem Verband der Brauereiindustrie der Volksrepublik China zur „Industriellen Basis für chinesischen Baijiu mit Chi-Geschmack" ernannt.

6.31 Yingjiagong-Baijiu

Yingjiagong-Baijiu (siehe Abb. 6.31) der in der Stadt Fuziling, Kreis Huoshan, Stadt Lu'an, Provinz Anhui, hergestellt wird, ist ein Daqu-Baijiu-Typ mit Starkaroma. Die Stadt Huoshan liegt im Hinterland des Dabie-Gebirges und ist ein ökologischer Vorbildbezirk auf nationaler Ebene. Yingjiagong-Baijiu basiert auf einem natürlichen Verfahren. Das Produkt hat die typischen Merkmale einer kristallklaren Farbe, eines herausragenden, zusammengesetzten Aromas aus 5 Getreiden, eines eleganten Kelleraromas, eines weichen und molligen Mundgefühls, eines süßen und erfrischenden Geschmacks und eines lang anhaltenden Nachgeschmacks. Yingjiagong-Baijiu hat seit 2012 5-mal den „Design-Preis für chinesischen Baijiu" gewonnen.

Der *Geschichte von Huoshan* zufolge kamen im Jahr 106 v. Chr., als Kaiser Wu aus der Han-Dynastie nach Süden in die Gegend von Huoshan reiste, die Beamten und Dorfbewohner zur Anlegestellt in der Nähe des Dorfes Caofang

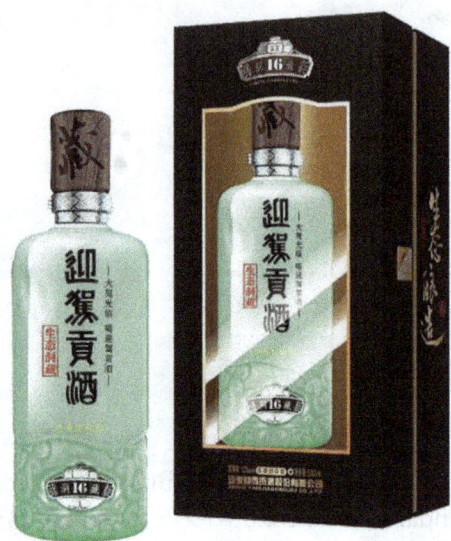

Abb. 6.31 Yingjiagong-Baijiu aus der Provinz Anhui

im Westen der Stadt, um den Kaiser zu begrüßen. Sie boten dem Kaiser den Alkohol an, und er war sehr zufrieden, nachdem er ihn getrunken hatte. Der Yingjiagong-Baijiu erhielt daraufhin seinen Namen. Die staatliche Fuziling-Destillerie wurde 1955 in Huoshan gegründet und 1997 umstrukturiert und in Anhui Yingjiagong Jiu Co., Ltd. umbenannt.

Die Herstellung von Yingjiagong-Baijiu erfordert bestimmte umweltverträgliche Qualitätsvorstellungen, die die folgenden 6 Aspekte umfassen: ökologische Anbaugebiete, ökologische Quellen, ökologische Destillation, ökologischer Kreislauf, ökologische Höhlenlagerung und ökologischer Verbrauch. Basierend auf der einzigartigen ökologischen Umgebung und den Qualitätsquellen wird Yingjiagong-Baijiu hergestellt mit den 5 Getreidesorten Sorghum, Reis, Klebreis, Weizen und Mais als Rohmaterial sowie mit bei mittlerer Temperatur quellendem Qu, der eine dünne Haut, einen dicken Kern und ein volles Myzel hat, als Verzuckerungsmittel. Die Fermentation erfolgt über 90 Tage in einer alten Lehmgrube nach dem Prinzip „hoch innen und hoch außen" (d. h. hoher Stärke- und Säuregehalt in der Grube; hoher Stärke- und Säuregehalt außerhalb der Grube). Das Kernprodukt ist die ökologisch in Höhlen gelagerte Produktlinie.

Yingjiagong-Baijiu wurde in Folge mit den Titeln „Produkt mit geschützter nationaler geographischer Bezeichnung" und „Chinas altehrwürdige Marke" ausgezeichnet. Die traditionelle Herstellungstechnik von Yingjiagong-Baijiu wurde in die „Liste des nationalen immateriellen Kulturerbes" aufgenommen.

Die Yingjia-Destillerie wurde vom Ministerium für Industrie und Informationstechnologie als nationale grüne Fabrik bestätigt.

6.32 Entwicklungstrends

Der traditionelle Baijiu-Prozess umfasst die Verwendung von Getreide als Rohmaterial und von Jiuqu als Starter für die Verzuckerung und Fermentation, wendet die Verfahren der Feststoff-Fermentation, der Destillation in Zengtong, der Reifung in Porzellangefäßen und des Verschneidens an. Der beschriebene Prozess stellt die gängige Methode dar und bildet die Grundlage für die Herstellung von gesundem und köstlichem Baijiu. Bei der Entwicklung neuer Baijiu-Produkte sollte man darauf bestehen, sowohl die überlieferten Traditionen zu nutzen als auch nach Innovationen suchen. Zunächst sollten die überlieferten traditionellen Methoden angewandt werden, um dann Innovationen einzuführen und den Fortschritt voranzutreiben und schließlich die Vereinigung von traditioneller Technik und moderner Produktion zu erreichen.

Moderne Wissenschaft und Technologie sollten genutzt werden, um das Geheimnis des traditionellen Baijius zu lüften. Die grundlegenden wissenschaftlichen Fragen müssen untersucht werden, z. B. die Arten von Mikroorganismen in Jiuqu und Grubenschlamm und deren Stoffwechselprozesse und Metaboliten, der Mechanismus der Enzymwirkungen im Brauprozess, die Entwicklung der verschiedenen chemischen Verbindungen im Baijiu-Herstellungsprozess und deren Beitrag zum Geschmack und zu den Effekten des Baijiu auf die Gesundheit. Damit wird eine wissenschaftliche Grundlage für die Baijiu-Produktion geschaffen werden, die sich vom „unvermeidlichen Königreich" zum „freien Königreich" entwickelt.

Die zukünftige Entwicklung von Baijiu sollte die Vielfalt fördern. Um die Modernisierung und intelligente Steuerung der Baijiu-Produktion zu verwirklichen, sollte die traditionelle Baijiu-Industrie mithilfe moderner Verfahrenstechnik und verbesserter Anlagen auf der Grundlage der jeweils einzigartigen Prozesse für die verschiedenen Baijiu-Typen reformiert werden. Zum Beispiel sollten die Verzuckerungs- und Fermentationsprozesse schrittweise von unterirdisch nach oberirdisch verlagert werden, und der Fermentationsprozess sollte anstelle der natürlichen eine automatische Temperaturkontrolle erhalten.

Die Entwicklung neuer Produkte und die Herstellung von Baijiu sollten sich auf die beiden Ziele Geschmack und Gesundheit konzentrieren. Gesunder Baijiu sollte nach den Regeln „innerlich suchen, äußerlich stärken und natürlich verbessern" entwickelt werden. Der Baijiu-Verschneideprozess sollte den Sprung vom manuellen zum computergesteuerten Blending vollziehen, um Baijiu schmackhafter und gesünder zu machen.

Wir sollten die exzellente chinesische Baijiu-Kultur weiterführen, um den Baijiu in der Welt zu präsentieren, Baijiu zu einem weltweit verbreiteten Getränk zu machen und die Internationalisierung des Baijiu-Marktes zu herbeizuführen.

7

Berühmter Huangjiu

7.1 Huangjiu aus dem Kreis Dai

Die Geschichte der Alkoholherstellung in Daizhou, dem heutigen Kreis Dai, Xinzhou, Provinz Shanxi, reicht über 1000 Jahre zurück. Die Methoden zur Alkoholherstellung wurden in der Zeit der Qing- und Ming-Dynastie in der Gegend um Yangmingpu im Kreis Dai entwickelt und verbessert. Die Ballade „Qualitativer Huangjiu kommt aus Shaoxing im Süden und aus dem Kreis Dai im Norden" belegt, dass der typische Vertreter des Huangjiu aus Nordchina aus dem Kreis Dai kommt, der neben dem Huangjiu aus Shaoxing als eine der „zwei großen Huangjiu-Serien" anerkannt ist. Abb. 7.1 zeigt das Huangjiu-Produkt aus dem Kreis Dai.

Der besondere Geschmack des Dai-Huangjiu ergibt sich aus seinen Rohmaterialien und seiner Herstellungsmethode. Die Rohstoffe des Huangjiu aus dem Kreis Dai sind die einzigartigen lokalen Feldfrüchte. Die hohe Qualität der Hirse ist beispielsweise auf die lange Wachstumsperiode aufgrund der großen Temperaturunterschiede zwischen Tag und Nacht im Kreis Dai zurückzuführen. Wasser ist das „Blut" des Huangjiu. Das Wasser, das für die Herstellung des Huangjiu im Kreis Dai verwendet wird, kommt aus dem Futuo-Fluss, der den gesamten Kreis durchfließt. Die beiden Berge im Norden und im Süden des Kreises bestehen aus mehreren Sand- und Kiesschichten, die als Filter für das Grundwasser dienen.

Das Tiefenwasser ist klar und süß genug, um es direkt zu trinken. Die Herstellungsmethode für Huangjiu aus dem Kreis Dai scheint einfach zu sein, aber die Prozesse der Qu-Herstellung, der Fermentation, der Reifung, des Kochens

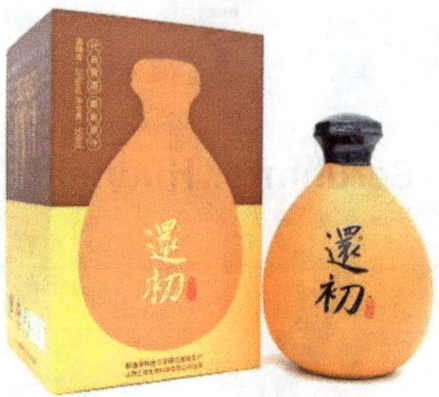

Abb. 7.1 Huangjiu aus dem Kreis Dai, Provinz Shanxi

und des Verrührens mit Karamell werden durchweg von erfahrenen Meistern anhand von Augenschein, Berühren mit den Händen und Riechen durchgeführt. Einige Fertigkeiten zur Kontrolle der verschiedenen Klimabedingungen können nur durch Erfahrung erworben werden und lassen sich kaum in Worte fassen. Einige technische Anforderungen und Standards für die Qualitätskontrolle lassen sich immer noch nicht als spezifische theoretische Indikatoren entwickeln, und der Brauprozess wird aufgrund von Erfahrungswerten durchgeführt. Die Herstellungsmethode für Dai-Huangjiu wurde 2008 in die Liste des immateriellen Kulturerbes der Provinz Shanxi aufgenommen.

7.2 Guyuelongshan-Huangjiu

Guyuelongshan-Huangjiu (siehe Abb. 7.2) ist ein typisches Produkt der Shaoxing Huangjiu Group Co., Ltd. und ein Vertreter des chinesischen Huangjiu der Spitzenklasse. Die berühmte Destillerie ging 1664 aus der Shenyonghe-Destillerie hervor und hat die längste Geschichte in der Huangjiu-Industrie von Shaoxing. Die von der Gruppe gegründete Zhejiang Guyuelongshan Shaoxing Huangjiu Group Co., Ltd. war das erste börsennotierte Unternehmen unter den chinesischen Huangjiu-Betrieben und widmet sich der Wiederbelebung der nationalen Industrie und der Verbreitung der Huangjiu-Kultur. Dem Unternehmen gehört auch das Nationale Forschungszentrum für Huangjiu-Technologie und das Chinesische Huangjiu-Museum, und es ist die Basis des Erbes der Herstellungsmethode von Shaoxing-Huangjiu, einem nationalen immateriellen Kulturerbe. Zum jetzigen Zeitpunkt hat das Unternehmen zwei „Chinesische berühmte Marken" und zwei

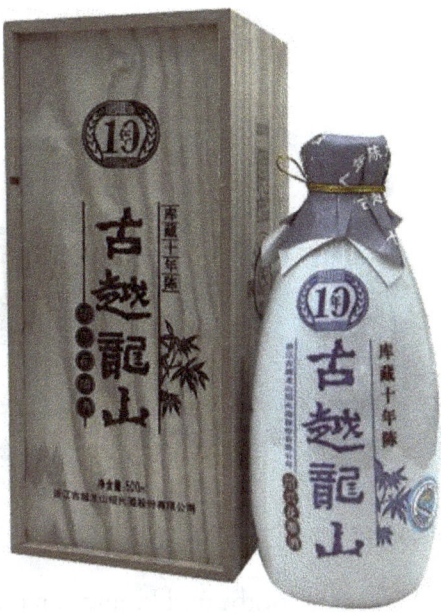

Abb. 7.2 Guyuelongshan-Huangjiu aus der Provinz Zhejiang

„Chinas altehrwürdige Marken". „Guyuelongshan" ist die ikonische Marke des chinesischen Huangjiu und die einzige Huangjiu-Marke, die in die *Asia Top 500 Brands* aufgenommen wurde.

Guyuelongshan-Huangjiu wurde für die Speisekarte der Olympischen Spiele in Peking ausgewählt und zu einer eigens für die Olympischen Spiele 2008 ausgewählten Alkoholart erhoben. Während der Weltausstellung in Shanghai 2010 wurde ein Krug Guyuelongshan für den chinesischen Nationalpavillon ausgewählt und dauerhaft aufbewahrt. Im Jahr 2015 trat ein 20 Jahre alter Guyuelongshan beim Staatsbankett für Präsident Obama und Präsident Xi Jinping im Weißen Haus in Erscheinung und war Zeuge der chinesisch-amerikanischen Freundschaft. 8 Guyuelongshan-Marken wurden ausgewählt, um Teil des ausgewiesenen Alkohols für den G20-Gipfel in Hangzhou 2016 zu sein. Guyuelongshan war auch der designierte Alkohol für die 2., 3. und 4. Welt-Internet-Konferenz.

7.3 Hepai-Huangjiu

Hepai-Huangjiu (siehe Abb. 7.3) wird von der Shanghai Jinfeng Alcohol Co., Ltd. hergestellt.

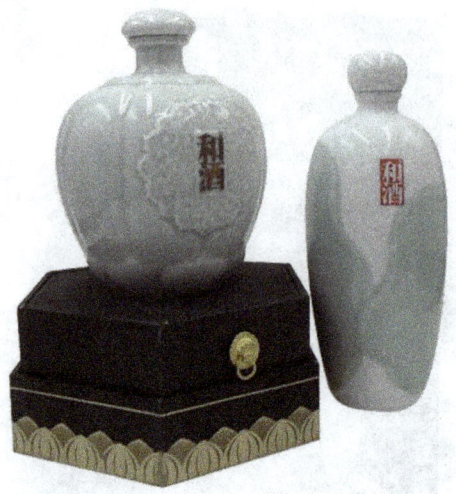

Abb. 7.3 Hepai-Huangjiu aus Shanghai

Die Marke Hepai-Huangjiu ist Erbe und Innovation der traditionellen chinesischen Kultur des „He" (Harmonie). Das Zeichen „He" spiegelt voll und ganz die milden und geistigen Eigenschaften von Huangjiu und die chinesische Tradition „Harmonie ist kostbar" wider. „Hepai-Huangjiu trinken und verlässliche Freunde finden" drückt den Wunsch des modernen Menschen nach Kommunikation, wahrer Freundschaft und guter Lebensqualität aus.

In der traditionellen chinesischen Kultur steht „He" für Harmonie und Koordination. Das Sprichwort sagt, dass Harmonie Geld und Glück bringt. Bei der Kommunikation und Interaktion mit anderen steht die Harmonie im Vordergrund. Gegenseitige Harmonie und Koordination helfen uns, großartige Freundschaften und Netzwerke zu entwickeln und zu erhalten, und sie fördern das Leistungsniveau im Leben jedes Einzelnen. Hepai-Huangjiu ist mild, rein, süß und wohlriechend, was genauso wie die harmonischen Beziehungen zwischen den Menschen ein gemäßigtes Temperament zeigt. Dies ist auch die Essenz der Kultur des Hepai-Huangjiu.

7.4 Alter Jimo-Huangjiu

Alter Jimo-Huangjiu (siehe Abb. 7.4) wird von der Shandong Jimo Huangjiu Distillery Co., Ltd. hergestellt und ist einer der typischen Vertreter des nordchinesischen Huangjiu. Er genießt den guten Ruf, der „nördliche Vorfahre des Huangjiu" zu sein. Seine Geschichte reicht über 2000-Jahre zurück, und die offiziellen Aufzeichnungen stammen aus der Nördlichen Song-Dynastie.

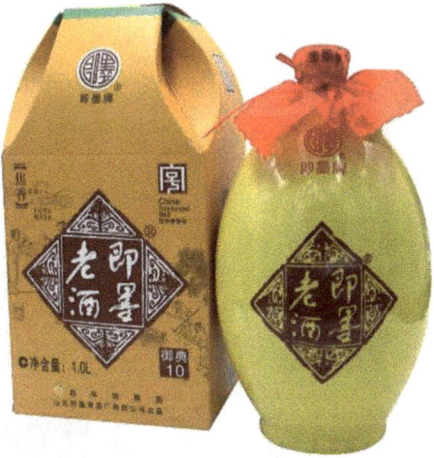

Abb. 7.4 Alter Jimo-Huangjiu aus der Provinz Shandong

Alter Jimo-Huangjiu wird aus Hirse, gereiftem Weizen als Jiuqu und Wasser aus der Laoshan-Quelle hergestellt. Dabei werden die 6 althergebrachten Schritte der Huangjiu-Herstellung befolgt, d. h. Verwendung von ausreichend Hirse, rechtzeitige Zugabe von Qu, süße Quelle, hochwertige Töpferware, sauberes Dämpfen und vollständige Reifung. Die braunrote Flüssigkeit schmeckt leicht bitter und hat ein anhaltendes Aroma.

Die traditionellen 6 althergebrachten Schritte der Huangjiu-Herstellung, die von der Shandong Jimo Huangjiu Distillery Co., Ltd. übernommen wurden, sind in der Liste des immateriellen Kulturerbes der Provinz Shandong eingetragen. Alter Jimo-Huangjiu wurde 2006 mit dem Titel „Chinas altehrwürdige Marke" ausgezeichnet, und „Jimo" wurde 2010 als „Berühmte chinesische Marke" zertifiziert.

7.5 Kuaijishan-Huangjiu

Kuaijishan-Huangjiu (siehe Abb. 7.5) wird von der Kuijishan Shaoxing Liquor Industry Co., Ltd. hergestellt, die aus der 1743 gegründeten „Yunji-Destillerie" hervorgegangen ist. Das Unternehmen, das als „Chinas altehrwürdige Marke", „Berühmte chinesische Marke" und „geschütztes Produkt mit nationaler geographischer Bezeichnung" ausgezeichnet wurde, wurde am 25. August 2014 an der Shanghaier Börse notiert und ist damit das 3. börsennotierte Unternehmen aus der Huangjiu-Branche in China. Mit seiner jahrtausendealten Geschichte wird Kuaijishan-Huangjiu aus weißem Klebreis,

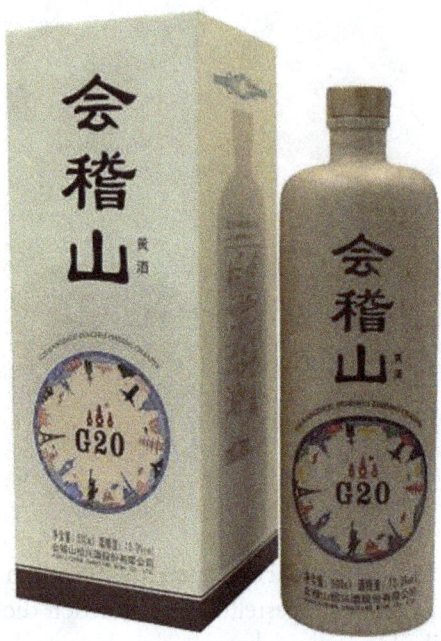

Abb. 7.5 Kuaijishan-Huangjiu aus der Provinz Zhejiang

Weizen-Qu und Wasser aus dem Jian-See hergestellt; die Herstellungsmethode wird seit Jahrhunderten angewendet.

Im Jahr 1915 gewann die „Yunji-Destillerie" die erste internationale goldene Auszeichnung für Shaoxing-Huangjiu auf der *Panama-Pacific International Exposition* in San Francisco, USA; sie wurde im In- und Ausland bis heute 15-mal mit Gold-Preisen ausgezeichnet. Kuijishan-Huangjiu wird von der internationalen Gemeinschaft längst als „Rubin des Ostens" oder „Krone der berühmten Alkohole aus dem Osten" anerkannt.

7.6 Longyan-Chengang(LYCG)-Huangjiu

LYCG-Huangjiu, eine altehrwürdige Marke aus der Provinz Fujian, ist ein typischer Vertreter des roten Qu-Huangjiu in Fujian (siehe Abb. 7.6). Der Ursprung liegt im Jahr 1796 in Gutian, Shanghang, Longyan, Provinz Fujian. Er wurde nach dem Verfahren benannt, bei dem Xiaoqu-Reisalkohol 2-mal in alkoholische Fermentationsmaterialien gegeben wird, wodurch sich die Stoffe 3-mal auf und ab bewegen, bevor sie schließlich auf den Boden des Gefäßes fallen und die klare Flüssigkeit in der oberen Schicht aufgefangen wird, um zu reifen.

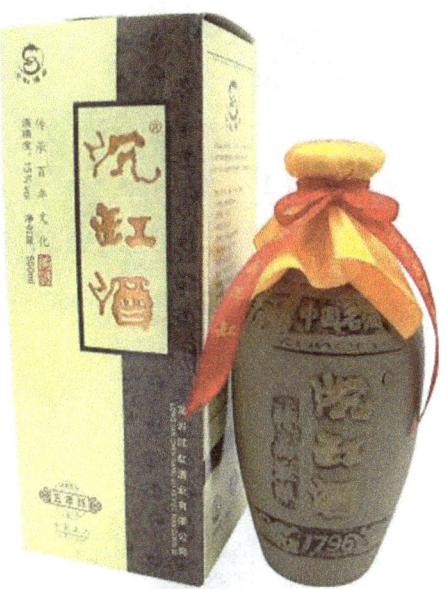

Abb. 7.6 LYCG-Huangjiu aus der Provinz Fujian

LYCG-Huangjiu ist ein süßer roter Qu-Huangjiu, der aus hochwertigem Klebreis, rotem Qu, zerstoßenem Qu, weißem Qu, dem lokalen Medizinal-Qu mit über 30 traditionellen chinesischen Heilkräutern sowie hochwertigem Reisalkohol hergestellt wird, der dem Fermentationsgemisch beigemengt wird. Die rotbraune Flüssigkeit ist klar mit bernsteinfarbenem Glanz, süß und rein im Geschmack, ohne ein Gefühl von Klebrigkeit und hat ein einzigartiges Aroma. Im Jahr 2011 wurde das Herstellungsverfahren von LYCG-Huangjiu in die Liste des immateriellen Kulturerbes der Provinz Fujian aufgenommen. Mit der Bekanntmachung Nr. 166 des Staatlichen Generalverwaltungsamt für Qualitätskontrolle und Überwachung (AQSIQ) wurde der Schutz der geographischen Bezeichnung für LYCG-Huangjiu offiziell genehmigt.

7.7 Lanling-Huangjiu

Lanling-Huangjiu (siehe Abb. 7.7) wird von der Shandong Lanling Rice Liquor Industry Co., Ltd. hergestellt, einem bekannten Großproduktions- und Vertriebsunternehmen mit Sitz in der Provinz Shandong. Es verfügt über die ältesten und meisten Gärgruben für Getreidealkohol und befindet sich in der Stadt Lanling, Kreis Lanling, Stadt Linyi, Provinz Shandong.

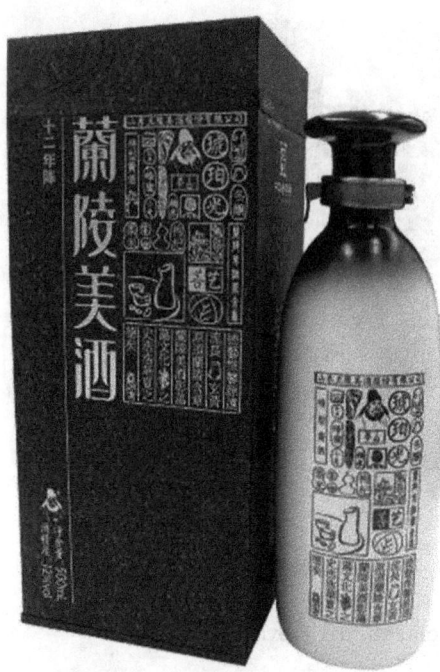

Abb. 7.7 Lanling-Huangjiu aus der Provinz Shandong

Lanling-Huangjiu ist eine exotische Blume des chinesischen Alkohols mit einer mehr als 3000 Jahre alten Geschichte und einem tief verwurzelten Kulturerbe. Bai Li, Dichter der Tang-Dynastie, schrieb in seinem *Gastlied*: „Feiner Huangjiu von Lanling mit dem Duft der Tulpe wird gebracht, er glitzert wie Bernstein in einem Jadegefäß", was ein Lob für die Farbe, das Aroma und den Geschmack des Lanling-Huangjiu war.

Als einer der typischen Vertreter des Huangjiu in Nordchina gewann Lanling-Huangjiu die Goldmedaille auf der *Panama-Pacific International Exposition* in San Francisco im Jahr 1915. Seitdem zählt Lanling-Huangjiu zu den berühmtesten Spirituosen der Welt.

7.8 Nüerhong- und Zhuangyuanhong-Huangjiu

Der berühmte Shaoxing-Huadiao-Huangjiu wird auch Nüer-Huangjiu (Tochter-Huangjiu) genannt. Han Ji, der aus dem Shangyu der Jin-Dynastie stammte, schrieb in seinem Buch *Erzählung von Gras und Bäumen im Süden*, Nüer-Huangjiu sei ein Muss für eine reiche Familie, die eine neugeborene Tochter hatte oder eine Tochter verheiratete.

7 Berühmter Huangjiu

Es wird erzählt, dass in der Jin-Dynastie ein Schneider, der im Osten von Shaoxing lebte, nachdem er erfahren hatte, dass seine Frau schwanger war, hocherfreut viele Krüge mit hochwertigem Huangjiu zubereitete, um die Ankunft seines Sohnes zu feiern. Seine Frau brachte jedoch eine Tochter zur Welt, und er vergrub diese Krüge mit Huangjiu unter der Erde in der Nähe der Osmanthus-Bäume im Hof, da er lieber einen Sohn gehabt hätte und sich nicht über eine Tochter freuen wollte. In den nächsten 18 Jahren wuchs seine Tochter heran; sie war sowohl schön als auch talentiert. Er war so zufrieden, dass er seine Tochter mit seinem Lieblingslehrling verlobte. Am Tag der Hochzeit erinnerte er sich an den alten Huangjiu, der 18 Jahre lang unter der Erde vergraben war, und grub ihn aus, um ihn den Gästen zu servieren. Die Gäste waren von dem köstlichen alten Huangjiu überrascht, die Gelehrten waren begeistert und rühmten, dass „Nüerhong ein großer Huangjiu ist, der eine wunderbare Tochter heranzieht".

Nachdem sie die Geschichte gehört hatten, begannen seine Nachbarn, es ihm gleichzutun (siehe Abb. 7.8): Sie vergruben den Huangjiu bei der Geburt einer Tochter unter der Erde und gruben ihn wieder aus, um die Gäste bei ihrer Hochzeitsfeier zu unterhalten. Die Geschichte verbreitete sich weithin. Der Brauch, bei der Geburt einer Tochter Nüerhong zuzubereiten und diesen aufzubewahren, um die Gäste am Tag der Hochzeit zu bewirten, hatte sich

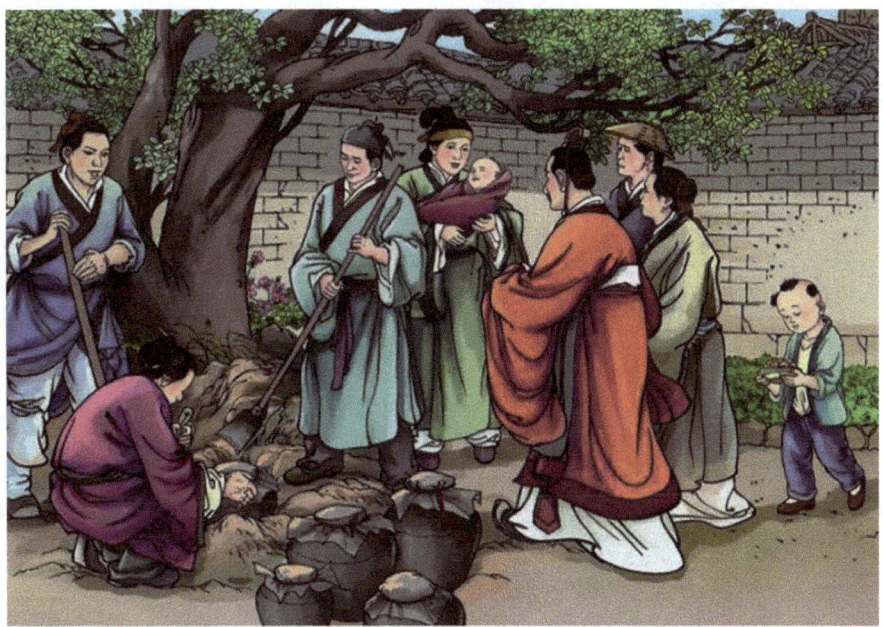

Abb. 7.8 Menschen vergruben den Huangjiu bei der Geburt eines Kindes

etabliert. Später vergrub jemand auch Huangjiu unter der Erde, als sein Sohn geboren wurde, um ihn anlässlich seines möglichen ersten Platzes (ein Zhuangyuan) bei der kaiserlichen Prüfung zu feiern. Dieser Huangjiu wurde „Zhuangyuanhong" genannt. Dabei muss angemerkt werden, dass Frauen nicht zur kaiserlichen Prüfung zugelassen waren.

Die Tochter des Schneiders und ihr Mann waren beide geschickt und trugen Hochzeitskleider, die sie selbst geschneidert hatten. Eine Hochzeit ist ein glückliches Ereignis im Leben eines Menschen, und die rote Farbe, die in der chinesischen Kultur Glück bedeutet, ist unverzichtbarer Bestandteil eines Hochzeitsgewandes. Das Hochzeitskleid des Bräutigams wurde „Zhuangyuan-Kleid" oder „Zhuangyuan-Kleid in roter Farbe" genannt, während das Kleid der Braut „Nüer-Kleid" oder „Nüer-Kleid in roter Farbe" hieß. Dies ist der Ursprung für die Modekleider „Zhuangyuanhong" und „Nüerhong".

Seitdem bereiteten die Einwohner von Shaoxing mehrere Krüge mit hochwertigem Huangjiu zu, wenn Kinder geboren wurden. Der Huangjiu wurde „Nüerhong" genannt, wenn ein Mädchen geboren wurde, er hieß „Zhuangyuanhong", wenn ein Junge geboren wurde; die entsprechenden heutigen Huangjiu-Produkte sind in Abb. 7.9 und 7.10 zu sehen. Maler wurden engagiert, um Muster von „blühenden Blumen bei Vollmond" zu zeichnen oder Schriftzeichen für „Glück und Zufriedenheit" auf die Krüge zu schreiben, die

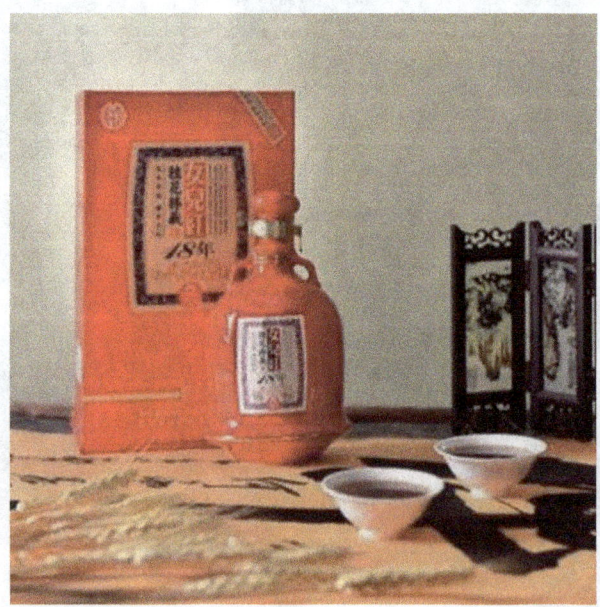

Abb. 7.9 Nüerhong-Haungjiu aus der Provinz Zhejiang

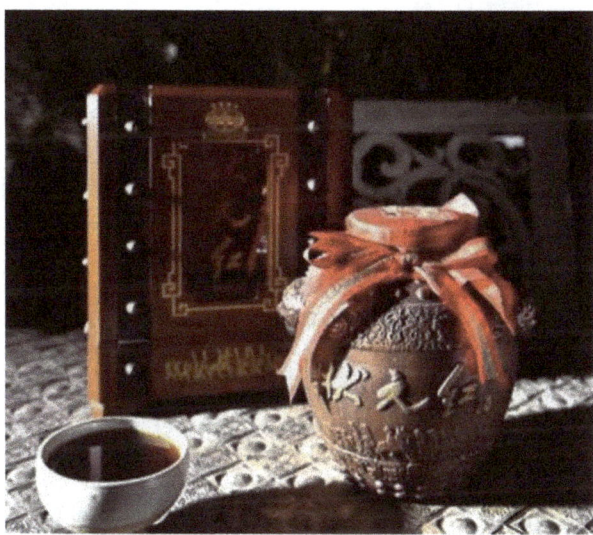

Abb. 7.10 Zhuangyuanhong-Haungjiu aus der Provinz Zhejiang

mit Erdpaste versiegelt und in einem unterirdischen Keller gelagert wurden. Wenn die Kinder erwachsen wurden und heirateten, wurden diese Huangjiu-Gefäße anlässlich der Hochzeitszeremonie herausgeholt.

Je länger der Huangjiu gelagert wird, desto hochwertiger und reiner ist er, und er wird schließlich zum sog. „alten Huangjiu". Eltern brauen für ihre Kinder alten Huangjiu und hoffen einerseits, dass diese so beliebt werden wie ein guter alter Huangjiu und sich anständig benehmen und gut mit anderen umgehen, wenn sie heranwachsen; andererseits erwarten die Eltern auch, dass ihre Kinder wie alter Huangjiu werden können und beim Älterwerden über die Jahre mehr über die Welt wissen und sich im Umgang mit Menschen wohler fühlen. Bis heute ist es kaum möglich, den vollständigen Verlauf dieses Brauchs zu ermitteln. Doch am Tag der Hochzeit einer Tochter oder eines Sohnes ist der beste Huangjiu in vielen Gegenden nach wie vor ein Muss.

7.9 Shaoxing-Huangjiu

Shaoxing-Jiafan-Huangjiu (siehe Abb. 7.11) ist ein wichtiges Produkt auf dem Markt für Huangjiu. Der Name für diesen Huangjiu ist interessant, weil er die Zugabe von „Reis (fan)", d. h. die Verwendung einer größeren Menge an Klebreis, bedeutet.

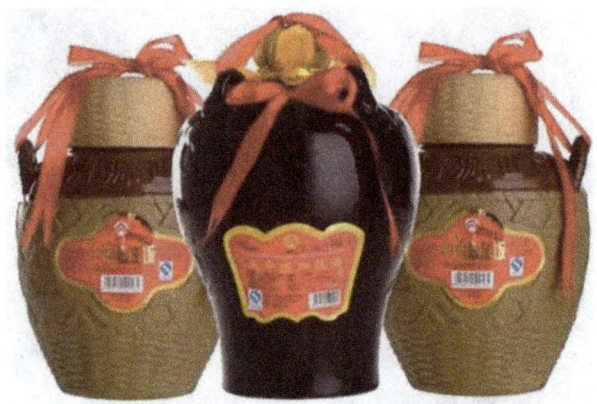

Abb. 7.11 Shaoxing-Haungjiu aus der Provinz Zhejiang

Shaoxing-Haungjiu basiert im Wesentlichen auf dem Herstellungsverfahren für Yuanhong-Huangjiu, wobei Shaoxing-Jiafan-Huangjiu durch Verwendung einer erhöhten Menge an Klebreis und einen verbesserten Produktionsablauf entsteht. Aufgrund der hohen Konzentration der vergorenen Maische im Fermentationsgemisch von Jiafan-Huangjiu und des hohen Zucker- und Alkoholgehalts im Endprodukt fällt der Huangjiu besonders zart und weich aus und wird im Volksmund als „dicker Körper" bezeichnet. Shaoxing-Jiafan-Huangjiu ist lokal und international bekannt für seine leuchtend gelbe und glänzende Farbe, sein reiches Aroma, seinen frischen und reinen Geschmack und seine angenehme Süße. Er zeichnet sich dadurch aus, dass er mit zunehmendem Alter immer besser schmeckt. Die lange Lagerungszeit hat keinen nachteiligen Einfluss auf die Qualität.

7.10 Shikumen-Huangjiu

Der Hersteller von Shikumen-Huangjiu (siehe Abb. 7.12) ist die Shanghai Jinfeng Co., Ltd., der größte Hersteller von Huangjiu in Shanghai, früher bekannt als Shanghai Fengjing Distillery und 1939 gegründet. Im Jahr 2008 wurde „Shikumen" als „Chinas altehrwürdige Marke" anerkannt.

Shanghai, einst ein Paradies für Abenteurer, bietet heute eine Bühne für Unternehmer. Shikumen ist ein typischer Architekturstil mit einzigartigen Besonderheiten in Shanghai, der chinesische und westliche Stilelemente zusammenbringt, allmählich zu einem Merkmal der integrativen Kultur der Stadt geworden ist und ein Tor zwischen gestern und heute darstellt. „Shiku-

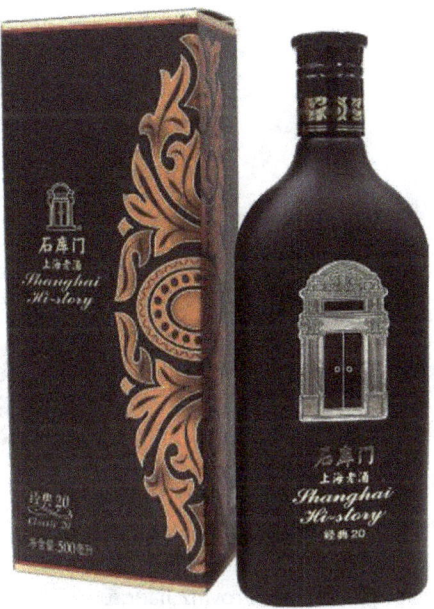

Abb. 7.12 Shikumen-Haungjiu aus Shanghai

men"-Huangjiu illustriert den Charme der Shanghaier Kultur mit seiner Mischung aus chinesischem und westlichem Temperament, durchbricht das Klischee vom traditionellen Huangjiu und kreiert eine ganz neue Huangjiu-Kultur. Er ist nun die Nr. 1 auf dem Shanghaier Markt für hochklassigen Huangjiu und eine landesweit bekannte Marke in China. Nach Erhalt der Patenschaft für die Kategorie Huangjiu auf der Weltausstellung 2010 in Shanghai zeigte der Shikumen-Huangjiu gemeinsam mit der Stadt Shanghai der Welt den Charme des „Öffnens des Shikumen, um die Besucher aus aller Welt willkommen zu heißen" mit einem Lächeln in der bemerkenswerten Shanghaier Art.

7.11 Shazhou-Huangjiu

Hersteller von Shazhou-Huangjiu (siehe Abb. 7.13) ist die Jiangsu Zhangjiagang Brewery Co., Ltd, die ihren Ursprung in der Regierungszeit von Kaiser Guangxu hat. 1956 wurde das Vorgängerunternehmen in eine staatlich-private Partnerschaft umgewandelt und 1976 in die staatseigene Shazhou-Destillerie umbenannt. 1999 änderte das Unternehmen seinen Namen in den

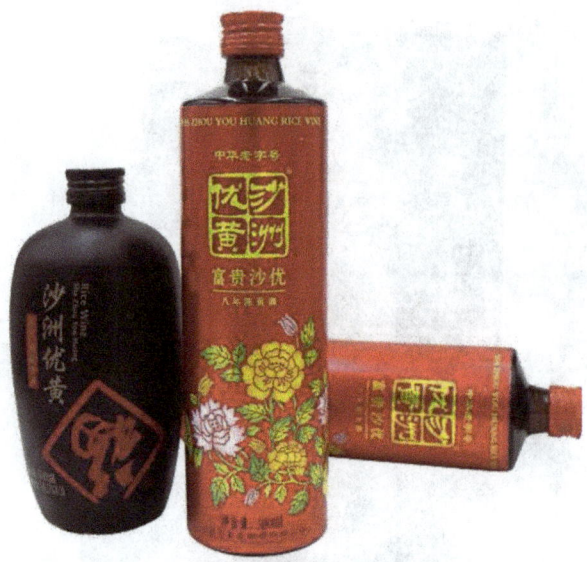

Abb. 7.13 Shazhou-Haungjiu aus der Provinz Jiangsu

heutigen. Das Unternehmen verfügt derzeit über die Produktlinien „Shazhou Youhuang", „Jiangnan Image", „Jixing Gaozhao" und „Sterne von Taihu" und mehr als 150 Produkte. Unter ihnen ist „Shazhou Youhuang" die bekannteste Produktserie.

Im Jahr 2005 wurde „Shazhou Youhuang" mit dem Titel „Chinas altehrwürdige Marke" ausgezeichnet und in das erste Verzeichnis des immateriellen Kulturerbes der Stadt Zhangjiagang aufgenommen. 2007 erhielt „Shazhou Youhuang" den Titel „Berühmte chinesische Marke" und im Jahr 2012 den Titel „Berühmte chinesische Handelsmarke". Qualitäts-Shazhou-Huangjiu ist ein typischer Vertreter der „Su-Schule" des Huangjiu und eine erfrischende Art von Huangjiu.

7.12 Tapai-Huangjiu

Der Hersteller von Tapai-Huangjiu [Pagoden-Huangjiu] (siehe Abb. 7.14) ist die Zhejiang Tapai Brand Shaoxing Huangjiu Co., Ltd. Das Unternehmen hält Ehrentitel wie „Berühmte chinesische Handelsarke", „Berühmte chinesische Marke", „Produkt mit nationaler geographischer Bezeichnung" und „Demonstrationsbasis für traditionellen handgefertigten Shaoxing-Huangjiu". Tapai-Huangjiu wurde 1999 mit dem Titel „Chinas altehrwürdige Marke" ausgezeichnet.

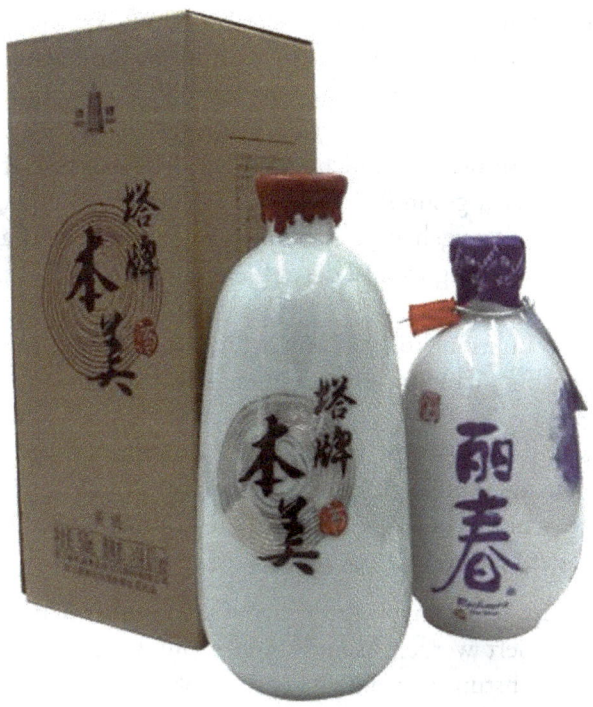

Abb. 7.14 Tapai-Huangjiu aus der Provinz Zhejiang

Tapai-Huangjiu wird in einem jährlichen Zyklus entsprechend den Jahreszeiten von Hand hergestellt: Qu-Herstellung im Sommer, Zugabe der Rohmaterialien und Fermentation zu Beginn des Winters, Pressen und Entnehmen von Roh-Huangjiu im Frühjahr. Die Haupt-Produktlinien sind Original-Huangjiu, Roh-Huangjiu für den Export, handgemachter Winter-Huangjiu, Shaoxing-Huadiao (Jiafan, mit Reis)-, Lichun- und Jiangnanhong-Huangjiu. Das repräsentative Produkt ist der Tapai-Original-Huangjiu mit einer natürlichen hellgelben Farbe.

7.13 Entwicklungstrends

Mit der Entwicklung der chinesischen Wirtschaft, dem Fortschreiten der Urbanisierung und dem kontinuierlichen Anstieg des Konsumniveaus in der Bevölkerung hat sich das Konsummuster vom „Überlebens-" zum „Gesundheits-", „Genuss-" und „Vielfältigkeitskonsum" entwickelt. Die Verbraucher geben sich nicht mehr damit zufrieden, sich satt zu essen, sondern legen mehr Wert auf leckeres und gesundes Essen. Vor dem Hintergrund des Projekts der

„Neuen Seidenstraße", das interkultureller Kommunikation und dem Austausch und der Zusammenarbeit zwischen China und anderen Ländern große Bedeutung beimisst, hat der Huangjiu als Symbol der traditionellen chinesischen Kultur sehr gute Entwicklungsperspektiven.

Huangjiu wird bei den Verbrauchern immer beliebter, weil er wenig Alkohol enthält, potenziell gesundheitsfördernd ist und einen guten Geschmack hat. Um mit der Zeit zu gehen, sollten die Huangjiu-Hersteller auch verstärkt Wert auf die Entwicklungstrends, die auf Geschmack und Gesundheit abzielen, legen.

Trend 1: Die Funktionalität von Huangjiu wird ein wichtiges Kennzeichen der zukünftigen Entwicklung der Huangjiu-Industrie sein.

- Der Trend, unter Einsatz mehrerer Bakterienstämme zu fermentieren, verleiht dem Huangjiu unvergleichliche gesundheitsfördernde Eigenschaften. Moderne Forschung hat ergeben, dass Huangjiu eine Vielzahl von Faktoren enthält, die der Gesundheit zuträglich sind:
  – Huangjiu ist reich an funktionellen Oligosacchariden, die im Darm kaum resorbiert werden können und somit keine Kalorien erzeugen, aber das Wachstum von nützlichen Bifidobakterien im Darmtrakt fördern, die Darmfunktion verbessern und das Immunsystem stärken.
  – Huangjiu ist reich an physiologisch aktiven Substanzen wie Tetramethylpyrazin, Ferulasäure und γ-Aminobuttersäure, die als Nutraceuticals [Nutrizeutika] fungieren, indem sie freie Radikale abfangen und antioxidative, Anti-Aging-, antithrombotische, antibakterielle und entzündungshemmende sowie Anti-Tumor-Wirkungen haben, die Blutfette senken und der Vorbeugung koronarer Herzerkrankungen dienen.
  – Roter-Qu-Huangjiu enthält Lovastatin, eine Substanz, die die Cholesterin-Biosynthese hemmen kann, worin der allgemein akzeptierte Ansatz zur Behandlung von Hyperlipidämie, zur Prävention und Behandlung von Arteriosklerose, koronarer Herzkrankheit und zerebrovaskulären Erkrankungen besteht. Daher ist die Herstellung von Huangjiu, der reich an Nutraceuticals ist, ein wichtiger Trend für die zukünftige Entwicklung der Huangjiu-Industrie.

Trend 2: In der Huangjiu-Industrie werden kontinuierlich fortschrittliche Technologien angewendet.

- Die Kombination von wissenschaftlich fundierter Verfahrenstechnik mit Hochtechnologien wie Internet, künstliche Intelligenz, Informationstechnologie, Biotechnologie, Nanotechnologie und neue Werkstofftechnologien wird kontinuierlich Innovationen in der Huangjiu-Produktion hervorbringen. Informationstechnologie (IT), Biokatalyse- und Biotransformationsmethoden werden von der Rohstoffproduktion über die Fermentation bis hin zum Konsum von Huangjiu eingesetzt. Um die Verstärkung bestimmter Substanzen oder spezieller Gesundheitsfaktoren im Huangjiu zu erreichen, haben die präzise Regulation der Fermentation, die Verbesserung der Wettbewerbsfähigkeit der Produkte und der Anpassungsfähigkeit der Huangjiu-Unternehmen, die technologische Weiteentwicklung und kollaborative Innovation Priorität erlangt.

Trend 3: Die Qualitätskontrolle hat für Huangjiu-Unternehmen oberste Priorität, technische Grenzen sollten nicht ignoriert werden.

- Im Spannungsfeld zwischen Erbe und Entwicklung muss die Diversität und Differenzierung der Huangjiu-Industrie in Betracht gezogen werden, d. h., traditionelle Huangjiu-Produkte sind eher klassisch (traditionelle Fertigkeiten, traditioneller Geschmack, herausragende Funktion), während moderne Huangjiu-Produkte eher modisch sind (moderne Technologie, keine Lagerung erforderlich, sofort verkaufsfertig). Ferner müssen die Probleme und Herausforderungen der Huangjiu-Industrie erkannt werden. Das derzeit größte Problem besteht zum einen darin, dass es sehr leicht ist, sich zu betrinken, und zum anderen in der uneinheitlichen Qualität. Sowohl die Konsumpraxis als auch die Qualität müssen signifikant verbessert werden. Eine mögliche Lösung kann die Anwendung neuer Technologien sein.

8

Gesundheitlicher Nutzen von Baijiu und Huangjiu

8.1 Vorteile von moderatem Alkoholkonsum für die Gesundheit

Die Aussage, mäßiger Alkoholkonsum sei gut für die Gesundheit, ist sowohl ein Fazit aus der jahrtausendealten Geschichte des Alkoholtrinkens als auch durch moderne wissenschaftliche Forschung belegt. Die traditionelle chinesische Medizin [TCM] geht davon aus, dass Baijiu die Muskeln entspannen, die Blutzirkulation anregen, die Feuchte vertreiben und vor Kälte schützen kann. Im *Kanon des Gelben Kaisers über Innere Medizin* (einem Buch über alte chinesische Medizin) heißt es, dass alkoholische Getränke zur Heilung von Krankheiten verwendet wurden. In den Aufzeichnungen *Han Shu-Lebensmittel und Waren* wird kommuniziert: „Alkohol ist die Schönheit aus dem Himmel für den Kaiser, um für die Welt zu sorgen, um Segen zu erbitten und um der menschlichen Gesundheit zu nützen". „Alkohol ist die beste Medizin". Im *Kompendium der Materia Medica* heißt es, dass Baijiu in Maßen getrunken „Kälte beseitigen, Feuchte und Schleim austrocknen, Melancholie beeinflussen und Durchfall stoppen" kann.

Jüngste Studien haben gezeigt, dass leichter bis mäßiger Alkoholkonsum das Risiko für die Gesamtsterblichkeit und die kardiovaskuläre Mortalität senkt, starker Alkoholkonsum jedoch das Risiko der Gesamtmortalität und die Krebs-Sterberate deutlich erhöht. Die Studien wurden an amerikanischen Erwachsenen durchgeführt, und die Forscher kamen zu dem Schluss, dass leichter bis mäßiger Alkoholkonsum einen protektiven Effekt auf des Herz-Kreislauf-System haben kann, während starker Alkoholkonsum zum Tod führen kann. Es besteht ein empfindliches Gleichgewicht zwischen den nützlichen und schädlichen Wirkungen von Ethanol, dem Hauptbestandteil von Alkoholika.

Bei der Bewertung der gesundheitlichen Vorteile von mäßigem Alkoholkonsum ist es wichtig, außer Ethanol auch den potenziellen Nutzen der Nebenbestandteile für die Gesundheit zu berücksichtigen. Die gesundheitsfördernde Wirkung von Traubenwein [Rotwein] ist wegen des Inhaltsstoffs Resveratrol bekannt. Die gesundheitsfördernde Wirkung von Baijiu und Huangjiu könnte interessanter sein, weil sie mehr Gesundheitsfaktoren enthalten als Wein.

Baijiu und Huangjiu sind reich an gesunden Substanzen, der materiellen Grundlage für gesunde Baijiu- und Huangjiu-Spirituosen. Die Vielfalt der Geschmacksstoffe und gesundheitsfördernden Substanzen in Baijiu und Huangjiu ergibt sich aus der Verschiedenartigkeit der Rohmaterialien und der beim Brauen eingesetzten Mikroorganismen sowie aus den einzigartigen Herstellungsmethoden. In Baijiu wurden bisher über 2000 Komponenten gefunden, von denen mehr als 200 Substanzen der menschlichen Gesundheit zuträglich sind. Beispielsweise wirkt Ethylacetat entzündungshemmend und gefäßerweiternd; Ethylcaproat hat kann das Lungen-Feuer (gemeint ist hier eine Krankheit aus der traditionellen chinesischen Medizin) lindern und die Herz- und Lungenfunktion stabilisieren; auch Ethyllactat hat entzündungshemmende und gefäßerweiternde Eigenschaften; 4-Methylguaiacol fördert die Blutzirkulation und hat eine Anti-Aging-Funktion; 4-Ethylguaiacol kann Krankheiten und Alterserscheinungen vorbeugen; Hexansäure, Heptansäure, Octansäure, Dekansäure, Laurinsäure, Myristinsäure, Stearinsäure, Ölsäure und Ethyllinoleat können die Cholesterinsynthese hemmen; Tetramethylpyrazin erweitert die Blutgefäße, verbessert die Mikrozirkulation und hemmt die Thrombozytenaggregation. Die meisten der genannten aktiven Inhaltsstoffe sind sowohl in Baijiu als auch in Huangjiu enthalten. Da er nicht destilliert wird, enthält Huangjiu mehr nichtflüchtige funktionelle Substanzen wie etwa Polysaccharide und Polypeptide.

Wenn über Alkoholkonsum und Gesundheit gesprochen wird, sollten neben den potenziell gesundheitsfördernden und den gefährlichen Effekten auf den menschlichen Körper die Auswirkungen von Baijiu und Huangjiu auf die Psyche nicht außer Acht gelassen werden. Mäßiger Alkoholkonsum kann zu Entspannung, geistiger und körperlicher Anregung, besserer Kommunikation und zur Stärkung von Freundschaften führen.

Es ist wichtig zu betonen, dass übermäßiger Alkoholkonsum kontraproduktiv und schädlich ist, nicht nur für die Gesundheit, sondern auch für die soziale Harmonie. Die richtige Menge hängt von jedem Einzelnen ab. Im Allgemeinen ist es wünschenswert, nach dem Trinken in guter Stimmung, bei klarem Verstand und guter Ausdrucksweise zu sein. Wenn es so weit kommt, dass zu viel geredet wird, ist es an der Zeit, mit dem Trinken aufzuhören.

8.2 Die Entwicklung des chinesischen Schriftzeichens „Yi (Medizin)"

Alkohol steht in der chinesischen Kultur in enger Beziehung zu medizinischen Themen und zur Heilkunde, was folgende Redewendungen illustrieren: „Die Medizin kommt vom Alkohol", „Alkohol und Medizin haben denselben Ursprung" und „Alkohol ist die beste Medizin" (s. auch die Zitate aus dem *Kanon des Gelben Kaisers über Innere Medizin*, aus *Han Shu-Lebensmittel und Waren* und dem *Kompendium der Materia Medica* in Abschn. 8.1).

Schon im Altertum wusste man um die Verstärkung der Wirkungen von Heilkräutern durch Alkohol, die den Blutkreislauf anregen, die Feuchte vertreiben und appetitanregend sind, die Milz stärken und die Leberfunktion verbessern.

Die beiden traditionellen chinesischen Zeichen mit der Bedeutung „Medizin" spiegeln die allgemeine Redewendung wider, Medizin gehe vom Alkohol aus. Das traditionelle Zeichen „医 (Yi, Medizin)" wurde früher geschrieben als „毉 (Yi, Arzt, Medizinmann, Schamane)", das später aufkam. Im Altertum, als Wissenschaft, Technologie und Produktivität noch nicht entwickelt waren, konnten die Menschen nur um den Segen der Götter und Geister bitten, wenn sie krank waren; hier könnte der Ursprung des Zeichens „毉" liegen.

Mit der Erfindung und dem Konsum von Alkohol entdeckten die Menschen allmählich den medizinischen Wert von Alkohol, v. a. der alkoholischen Getränke mit Heilkräutern, mit denen bessere Heilwirkungen erzielt werden konnten. Das chinesische Schriftzeichen „醫" war entstanden und spiegelte die medizinische Bedeutung von Alkohol wider.

8.3 Alkoholische Getränke mit Heilwirkung

Alkoholische Getränke zu Heilzwecken (medzinischer Jiu) (siehe Abb. 8.1) werden aus Heilkräutern hergestellt, die mit Baijiu oder Huangjiu aufgegossen werden. Heilkräuterschnaps ist eine Kombination aus Schnaps und Kräutermedizin, die eine regulierende Wirkung auf die Körperfunktionen haben und die Gesundheit verbessern kann.

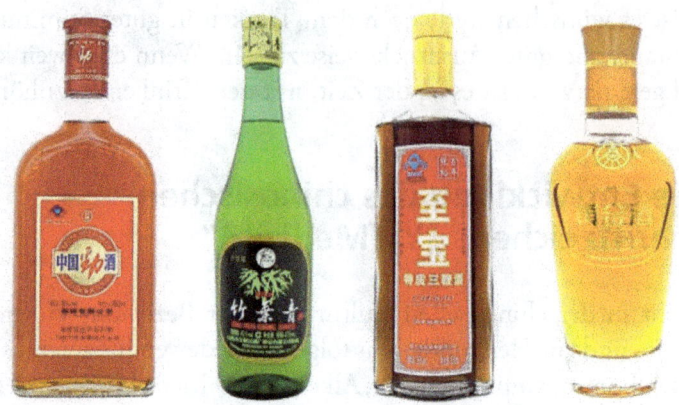

Jin-Jiu   Zhuyeqing-Jiu   Sanbian-Jiu   Huangjin-Jiu

Abb. 8.1 4 berühmte Heilkräuterschnäpse

Medzinischer Jiu hat eine lange Geschichte. Das älteste erhaltene Werk über chinesische Medizin, der *Kanon des Gelben Kaisers über Innere Medizin – Su Wen*, enthält Hinweise auf die Verwendung von alkoholischen Getränken mit Heilwirkung zur Behandlung von Krankheiten. Zhang Zhongjing, ein berühmter Arzt der östlichen Han-Dynastie, der von späteren Generationen als Weiser der Medizin verehrt wurde, hat die Zubereitungsmethoden für Heilweine wie roten und blauen Blüten-Jiu und alkoholische Ephedrin-Lösung in seinen *Golden Plaque Essentials* aufgezeichnet. Sun Simiao, ein Arzt und Pharmazeut aus der Tang-Dynastie, der später als König der Medizin verehrt wurde, beschreibt in seinem Buch *Tausend goldene Rezepte für den Notfall* die Zubereitung und Verabreichung von medzinischem Jiu.

Shizhen Li, ein berühmter Medizingelehrter der Ming-Dynastie, listete 69 Arten von Heilkräuterschnaps und ihre Wirkungen in seinem *Kompendium der Materia Medica* auf. Beispielsweise eignet sich Alkohol mit *Rehmannia glutinosa* [Klebriger Chinafingerhut] zur Tonisierung bei Schwäche, zur Stärkung von Muskeln und Knochen, zur Anregung der Blutzirkulation, zur Heilung von Bauchschmerzen und beugt dem Ergrauen der Haare vor. Alkohol mit *Achyranthes bidentata* [Spreublume] kann Knochen und Muskulatur kräftigen, Muskelatrophie beheben, bei Schwäche tonisieren und chronische Malaria unterdrücken. Alkohol mit Engelwurz kann die Blutzirkulation anregen, Knochen und Muskeln stärken, Schmerzen lindern und die Menstruation regulieren. Alkohol mit *Lycium barbarum* [Bocksdorn, Gojibeere] kann tonisierend wirken, den Energiefluss positiv beeinflussen, Kälte vertreiben, das Yang-Qi unterstützen, Tränen unterbinden und den Bauch und die Füße stärken. Alkohol mit Ginseng kann Milz und Magen stärken, das Qi auffüllen und bei jeder Art von Schwäche tonisierend wirken. Alkohol mit Poria Cocos [Kiefernschwamm] wird zur Behandlung von Kopfschmerzen und Schwindel, zur Erwärmung von Bauch und Knien sowie zur Linderung von Krankheiten und krankmachenden Faktoren eingesetzt. Chrysanthemen-Jiu wird bei Kopfschmerzen, chronischen Ohren- und Augenerkrankungen und Muskelatrophie sowie generell zur Verringerung von Krankheitsrisiken gegeben. Huangjing-Alkohol [Sibirische Weißwurz, Polygonati Rhizoma] kann Knochen und Muskulatur kräftigen, den Energiefluss steigern, dem Ergrauen der Haare vorbeugen und zur Behandlung aller Krankheiten verwendet werden. Alkohol mit Bambusblättern eignet sich zur Behandlung von heftigem Fieber. Hirschgeweih-Jiu findet Verwendung bei Impotenz und Schwäche, häufigem Wasserlassen, Fatigue und Asthenie.

In der Regel wird Heilkräuterschnaps durch Durchtränkung, allgemein bekannt als Aufguss, hergestellt. Im Altertum wurden die meisten alkoholischen Getränke zu Heilzwecken auf der Basis von Huangjiu hergestellt, heutzutage dient dafür meist Baijiu. Bei der modernen Herstellung von Heilkräuterschnaps kommt nicht mehr die Aufguss-Methode zum Einsatz, sondern es werden mit zeitgemäßen Extraktionsverfahren die Wirkstoffe der Kräuter extrahiert und dann nach wissenschaftlichen Gesichtspunkten mit dem Basis-Baijiu vermischt.

Moderne Heilkräuterschnäpse gehören zur Kategorie der gesunden Lebensmittel. Zhuyeqing-Jiu, Chinesischer Jin-Jiu, Goldener Jiu, Platin-Jiu und Peitschen-Jiu sind allesamt berühmte chinesische Heilkräuterschnäpse.

8.4 Alkohole, Säuren, Ester als Gesundheitsfaktoren in Baijiu und Huangjiu

Alkohole, Säure und Ester sind die wichtigsten Nebenbestandteile im Baijiu.

Inositol (Cyclohexanol), Mannitol (Hexanol) und Sorbitol sowie andere Polyole sind wichtige Komponenten der Süße und Fülle des Baijiu, wobei diese Verbindungen auch eine Vielzahl physiologischer Effekte aufweisen. Inositol kann bei der Behandlung von Hepatitis und Hypercholesterinämie eingesetzt werden. Mannitol hat eine diuretische Wirkung und kann den Augeninnendruck senken. Sorbitol regt die Sekretion in Gallenblase und Bauchspeicheldrüse an und verhindert einen Blutdruckanstieg und Arteriosklerose.

Niedermolekulare organische Säuren wie Essigsäure, Buttersäure, Milchsäure und sind ebenfalls wichtige Bestandteile von Baijiu, die nicht nur wesentliche Geschmackskomponenten, sondern auch Vorstufen von Estern im Baijiu sind. Essigsäure ist der Hauptbestandteil von Essig, wirkt gefäßerweiternd und unterdrückt die Entstehung von Gefäßsklerosen. Buttersäure kann das Wachstum und die Vermehrung von Tumorzellen hemmen. Milchsäure ist unverzichtbar, denn sie fördert das Wachstum der Bifidobakterien und hält die Mikroökologie des Organismus im Gleichgewicht. Baijiu enthält auch für den menschlichen Organismus nützliche langkettige Fettsäuren wie Palmitinsäure, Linolsäure und Linolensäure.

Ester sind die häufigsten Nebenbestandteile im Baijiu und spielen eine wichtige Rolle für sein Bukett, sein Aroma, seinen Geschmack und seinen Charakter. Ethylacetat kann die Metabolisierung von schädlichen Substanzen durch Verstärkung der Nierenfunktion beschleunigen. Ethyllactat kann die Stimulation der Großhirnrinde durch Ethanol begünstigen und Erregung auslösen; Ethylcaproat kann das Lungen-Feuer senken und Herz und Lunge günstig beeinflussen.

8.5 4-Methylguaiacol und 4-Ethylguaiacol als Gesundheitsfaktoren in Baijiu und Huangjiu

4-Methylguaiacol und 4-Ethylguaiacol (siehe Abb. 8.2) sind im Baijiu wichtige Geschmackskomponenten mit gesundheitsfördernden Effekten. 4-Methylguaiacol, auch bekannt als 2-Methoxy-4-Methylphenol, verleiht dem Baijiu Soja- und Räucheraromen, 4-Ethylguaiacol, auch bekannt als 2-Methoxy-4-Ethylphenol, trägt zu einem buttrigen und rauchigen Geschmack bei. Es handelt sich um exzellente Radikalfänger mit antioxidativen Eigenschaften, Wirkungen gegen Krebs, bakteriostatischen, antiinfektiösen, immunstärkenden und anderen günstigen Effekten.

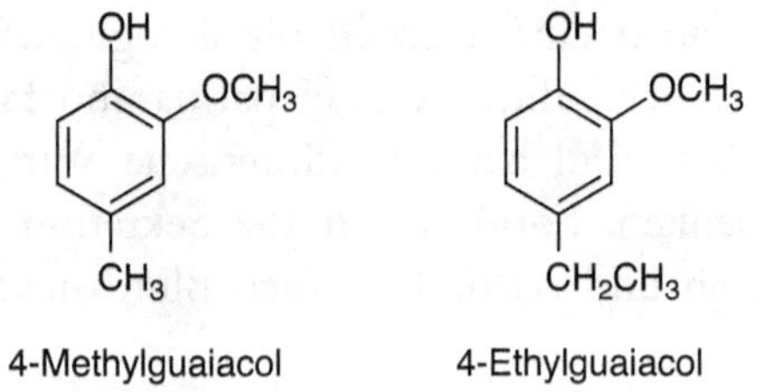

Abb. 8.2 Chemische Struktur von 4-Methylguackol und 4-Ethylguaiacol

Phenolische Verbindungen können im menschlichen Körper nicht synthetisiert werden, sie werden hauptsächlich mit der Nahrung aufgenommen. Ferulasäure ist in Weizen, Mais, Reis und anderen wichtigen Rohmaterialien für die Baijiu-Herstellung enthalten. Ferulasäure kann bei einer bestimmten Temperatur und einem bestimmten Säuregrad mithilfe von Mikroorganismen in phenolische Verbindungen wie 4-Methylguaiacol und 4-Ethylguaiacol umgewandelt werden.

4-Methylguaiacol ist mit Konzentrationen von 15–1750 μg/l eine Geschmackskomponente in den Baijiu-Typen mit Soßen-, Stark- und Leichtaroma, Medizin- und gemischtem Aroma, Laobaigan- und Sesamaroma. 4-Ethylguaiacol ist mit Konzentrationen von 4–2390 μg/l auch noch in den Baijiu-Typen mit Fengxiang-, Chi- und Te-Aroma enthalten. Die beiden Phenolverbindungen sind in relativ hohen Konzentrationen im eleganten Gujinggong Baijiu mit Starkaroma vertreten. Der Gehalt an 4-Ethylguaiacol in Huangjiu (2500–7400 μg/l) ist höher als in Baijiu.

8.6 Tetramethylpyrazin als Gesundheitsfaktor in Baijiu und Huangjiu

Tetramethylpyrazin ist der wissenschaftliche Name von Ligustrazin. Es ist der Hauptwirkstoff der chinesischen Heilpflanze *Ligusticum chuanxiong hort* [*Ligusticum* wallichii, Szechuan-Liebstöckel] (siehe Abb. 8.3) und ein Stoffwechselprodukt von *Bacillus subtilis*. Nach dem *Kompendium der Materia Medica* schmeckt Szechuan-Liebstöckel scharf und ist von warmer Natur. Er zielt auf die Meridiane Leber, Gallenblase und Herzbeutel ab und fördert die Zirkulation von Blut und Qi, vertreibt Kälte und lindert Schmerzen.

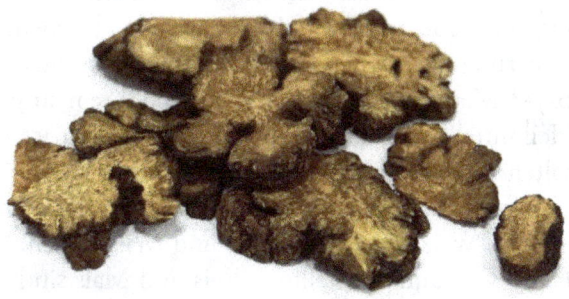

Abb. 8.3 Traditionelle chinesische Heilpflanze Szechuan-Liebstöckel

Es wurde festgestellt, dass Tetramethylpyrazin vor allem aus der nicht-enzymatischen Reaktion von Ammoniak und Acetoin hervorgeht und im Metabolismus funktioneller Bakterienstämme während des Brauprozesses von Baijiu gebildet wird. Darüber hinaus kann Tetramethylpyrazin auch durch die Maillard-Reaktion, die thermische Zersetzung von Proteinen und Aminosäuren, während der Baijiu-Herstellung und beim Aufhäufen der Körner entstehen. Im Baijiu hat es ein ausgeprägtes Aroma, das an Kaffee und Nüsse erinnert und einem niedrigen Schwellenwert hat, der dem Baijiu ein elegantes Aroma, einen vollen Körper und Weichheit verleiht und seine Qualität verbessert.

Tetramethylpyrazin kommt in den Baijiu-Typen mit Soßen-, Stark- und Leichtaroma, Medizin- und gemischtem Aroma, Laobaigan- und Sesamaroma vor, wobei die Konzentrationen zwischen 1 und 53.020 µg/l liegen. Der höchste Tetramethylpyrazin-Gehalt findet sich in Baijiu mit Soßenaroma, der niedrigste in Baijiu mit Medizinaroma. Die Forschungsergebnisse zeigten, dass Tetramethylpyrazin bei einer Konzentration von 0,1 µg/l eine immunstärkende Wirkung aufwies; die Tetramethylpyrazin-Konzentrationen in den o. g. Baijiu-Typen lagen deutlich darüber, sodass die Wirkung auf das Immunsystem nicht unterschätzt werden sollte.

Tetramethylpyrazin ist auch ein wichtiger Nebenbestandteil von Huangjiu. Die Tetramethylpyrazin-Konzentration in Huangjiu liegt zwischen 3 und 73 µg/l.

8.7 Ferulasäure als Gesundheitsfaktor in Baijiu und Huangjiu

Resina Ferula [*Ferula asafoetida*, Rohrharz] (siehe Abb. 8.4) ist ein traditionelles chinesisches Heilmittel, das scharf schmeckt, von warmer Natur ist und für sein Potenzial bekannt ist, das Fließen der Lebensenergie [Qi] zu regulieren, Schwellungen zu reduzieren, den Blutkreislauf zu beleben, Müdigkeit zu lindern, Schleim zu entfernen und die Nerven zu stimulieren. Ferulasäure, auch 4-Hydroxy-3-Methoxyzimtsäure, wurde nach ihrem ausgedehnten Vorkommen im Heilmittel Resina Ferula benannt. Ferulasäure ist auch in großen Mengen enthalten in *Angelica sinensis* [Chinesische Engelwurz], *Ligusticum chuanxiong hort* [Szechuan-Liebstöckel], *Cimicifuga rhizoma* [Traubensilberkerze], Weizenstroh, Weizenkleie, Reiskleie und Maisspelzen. Weizen ist der Hauptrohstoff für die Jiuqu-Herstellung. Reis und Mais sind wichtige Rohstoffe für die Baijiu-Herstellung und auch eine wichtige Quelle für Ferulasäure in Baijiu.

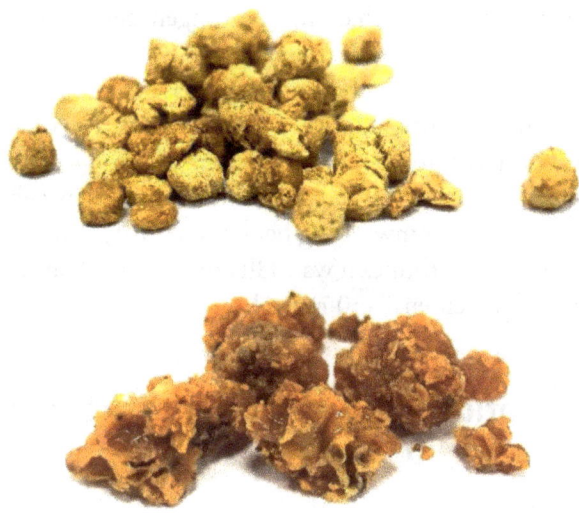

Abb. 8.4 Traditionelle chinesische Medizin Resina Ferula

Ferulasäure ist ein natürliches Antioxidans und wurde in den letzten Jahren international als gegen Krebs wirksame Substanz anerkannt. Außerdem hemmt Ferulasäure die Cholesterinsynthese im Körper, senkt die Blutfette, hemmt die Thrombozytenaggregation, beugt wirksam Thrombosen vor, senkt den Blutdruck und verbessert die unspezifische Immunität. Ferner ist sie ein grundlegender Inhaltsstoff bei der Produktion von Pharmazeutika zur Behandlung von kardiovaskulären und zerebrovaskulären Erkrankungen und Leukopenie, wie z. B. Xinxuekang- und Limai-Kapseln.

Sowohl Baijiu als auch Huangjiu enthalten Ferulasäure. Der Gehalt in Huangjiu ist höher als in Baijiu und liegt im Allgemeinen zwischen 1560 und 2290 µg/l.

8.8 Polysaccharide als Gesundheitsfaktor in Baijiu und Huangjiu

Polysaccharide sind eine Gruppe von Kohlenhydrat-Polymeren, die aus > 10 Monosacchariden bestehen, die durch glykosidische Bindungen miteinander verknüpft sind. Polysaccharide sind lebensnotwendig und meist wasserunlösliche, amorphe Feststoffe ohne Süße, nichtreduzierbar und ohne optische Aktivität. Sie haben zahlreiche biologische Funktionen, z. B. immunmodulatorische, antitumorale, antivirale, antioxidative, blutzuckersenkende, gerinnungshemmende Eigenschaften, Wirkungen gegen Geschwüre, Strahlung und mutationsauslösende Prozesse.

Wie Forschungsergebnisse gezeigt haben, weisen Polysaccharide bei Konzentrationen > 1 mg/ml antioxidative Wirkungen auf. Tierversuche haben ergeben, dass bei Konzentrationen von Polysacchariden in Huangjiu > 25 mg/kg das Wachstum und die Vermehrung von Tumorzellen gehemmt werden konnten und dass die Hemmwirkung bei höheren Konzentratioen mit einem stärkeren Hemmeffekt verbunden war. Huangjiu ist reich an Polysacchariden und enthält im Allgemeinen 1–30 mg/ml.

8.9 Polypeptide als Gesundheitsfaktor in Baijiu und Huangjiu

Polypeptide sind Verbindungen, in denen Aminosäuren durch Peptidbindungen miteinander verbunden werden und sind Zwischenprodukte beim Proteinabbau. Eine Verbindung, die durch Dehydrierung und Kondensation von 2 Aminosäuremolekülen entsteht, wird als Dipeptid bezeichnet; Verbindungen aus 10 oder mehr Aminosäuremolekülen werden in der Regel Polypeptide genannt. Polypeptide können den Blutdruck, die Blutfette und den Cholesterinspiegel senken und antibakterielle, antioxidative, Anti-Aging-, Antitumor-Wirungen haben, die Mineralstoffaufnahme fördern, die Blutgerinnung beeinflussen, Schädigungen an Nerven modulieren und ähnlich wie Opioid-Antagonisten wirken.

Huangjiu enthält Polypeptide. Studien zufolge wurden in Huangjiu 6 Polypeptide mit einer Hemmwirkung auf das Angiotensin-konvertierende Enzym (ACE) gefunden. ACE-hemmende Peptide sind zu idealen Targets für die potenzielle Behandlung von Bluthochdruck, Herzinsuffizienz, Diabetes mellitus in Verbindung mit Bluthochdruck und weiteren Erkrankungen geworden. 43 bioaktive und 3 sensorisch aktive Peptide wurden ebenfalls in Huangjiu festgestellt, wobei einige dieselbe Aminosäuresequenz aufweisen wie die genannten bioaktiven Peptide.

Während des Brauprozesses von Baijiu werden Proteine durch Mikroorganismen in Polypeptide zerlegt und umgewandelt. Baijiu enthält das Tripeptid mit der Amniosäuresequenz Pro-His-Pro [Prolin–Histidin–Prolin] und das Tetrapeptid Ala-Lys-Arg-Ala [Alanin–Lysin–Arginin–Alanin] mit antioxidativer Wirkung. Aufgrund ihres hohen Molukargewichts werden die meisten Peptide nicht herausdestilliert, sondern sie verbleiben im Treber.

8.10 Lovastatin als Gesundheitsfaktor in Baijiu und Huangjiu

Lovastatin ist eine bioaktive Verbindung, die aus den Fermentationsprodukten von *Monascus* [Mönchspilz, eine Schimmelpilzgattung] isoliert wird. Als Vertreter der Statine kann Lovastatin als das primäre klinische Medikament zur Senkung der Blutfette die Cholesterinsynthese hemmen, den Serumcholesterinspiegel senken, die Apolipoprotein-Synthese in der Leber hemmen und den LDL- und Triglyceridspiegel reduzieren.

Monascus ist ein wichtiger Mikroorganismus bei der Herstellung von Baijiu und Huangjiu in China. Lovastatin ist ein Sekundärmetabolit, der von *Monascus* produziert wird. Klinische Studien haben gezeigt, dass die Cholesterinsynthese in vivo bei Lovastatin-Konzentrationen von 0,001–0,005 µg/ml im Blut unterdrückt wird. Forschungsergebnisse haben gezeigt, dass der Lovastatin-Gehalt in Baijiu zwischen 0,035 und 0,050 µg/ml und in Huangjiu zwischen 1 und 120 µg/ml liegt.

8.11 Gesunder Alkoholkonsum

Alkohol ist ein zweischneidiges Schwert; in Maßen genossen ist er wohltuend, im Übermaß aber gesundheitsschädigend. Zur Freude und für das Wohlergehen von Personen, Familien und der Gesellschaft kann zum gesunden Alkoholgenuss ermutigt werden. Die folgenden 5 Aspekte zum gesunden Konsum von alkoholischen Getränken sind entscheidend.

Studien haben eine U-förmige Beziehung zwischen dem Alkoholkonsum und dem Morbiditäts- und Mortalitätsrisiko auf der vertikalen Achse und dem Alkoholkonsum auf der horizontalen Achse für Typ-2-Diabetes, Herz-Kreislauf-Erkrankungen, chronische Nierenerkrankungen und das Gesamtmortalitätsrisiko gezeigt. Für das Wohlbefinden und den Frieden des Einzelnen, der Familien und der Gesellschaft ist es wichtig, eine gesunde Philosophie und einen gesunden Umgang mit Alkohol zu fördern. Es gibt mindestens fünf Aspekte des gesunden Trinkens:

1. Eine angemessene Alkoholmenge ist wichtig. Man soll in Maßen und nicht zu viel trinken. Alkohol ist ein Katalysator für die zwischenmenschliche Kommunikation, erleichtert die Kontaktbereitschaft und kann zu harmonischen Beziehungen führen. Exzessives Trinken kann zu großen Worten und Prahlerei führen, was wiederum Gefühle verletzen kann. In

betrunkenem Zustand redet man Unsinn und schadet der Gesundheit. „Zwei Taler Baijiu bringen tausend Worte zusammen, nach einem halben Kater wagt man es, das nationale Geschehen zu kommentieren, wenn man noch mehr trinkt, verliert man das Gesicht, man muss weniger trinken für deine Gesundheit." Was die richtige Menge ist, variiert je nach Person. Die Weltgesundheitsorganisation (WHO) empfiehlt, dass Erwachsene nicht mehr als 25 g Alkohol pro Tag trinken sollten, was ca. 50 ml hochprozentigem Baijiu entspricht. Aber die Menschen sind sehr unterschiedlich, manche werden betrunken, wenn sie nur nippen, andere können problemlos mehr als 250 ml Baijiu vertragen. Generell ist es angemessen, lediglich ca. 1/3 der Menge zu konsumieren, die in das Stadium der Schaumschlägerei führen würde.

2. Wichtig ist zivilisiertes Trinken, ohne andere zum Trinken zu ermutigen oder zu drängen. Vernünftiges Trinken fördert die Freundschaft; widerwilliges Trinken ist kontraproduktiv. Der Charakter der Person nach dem Trinken ist auch der Charakter der Person. „Diejenigen, die ernsthaft und weise sind, werden in der Lage sein, mit Gelassenheit zu trinken; aber die Stumpfsinnigen werden im Trinken untergehen" (*Buch der Poesie, Xiao Ya – Xiao Wan*).

3. Alkohol sollte zur richtigen Zeit getrunken und nicht von Minderjährigen konsumiert werden. In China gibt es viele uralte Lehren über das Trinken zur richtigen Zeit, wie zum Beispiel „kein Wein am Morgen, kein Tee am Abend". Es gibt auch neue Anforderungen in der modernen Gesellschaft, wie z. B. das Verbot des Führens von Fahrzeugen unter Alkoholeinfluss und das Verbot des Alkoholkonsums während des Dienstes für Beamte. Was die richtige Zeit für das Trinken betrifft, so haben unsere Vorfahren bereits klargestellt, dass es am vorteilhaftesten für die Gesundheit ist, zum 10. der 12 Erdzweige [zur You-Stunde], d. h. von 17–19 Uhr, Alkohol zu trinken.

4. Man soll nicht versuchen, seine Sorgen mit Alkohol zu vertreiben. Sorgen in Alkohol zu ertränken ist tabu. „Zieh ein Messer und schneide das Wasser durch, aber das Wasser wird trotzdem fließen. Erhebe ein Glas, um den Kummer zu vertreiben, doch Kummer folgt auf Kummer." (Bai Li, *Bei einem Abschiedsbankett für Shu Yun, dem offiziellen Schulmeister im Xietiao-Turm, Xuanzhou*). „Glaubt nicht, dass Alkohol Wasser ist, das eure Sorgen auslöschen könnte. Er ist eher das Öl, das in das Feuer gegossen wird, das die Weisen weiser und die Dummen dümmer machen wird." (Ai Qing *Der Jiu*).

5. Der Genuss von Alkohol im Land sollte gefördert werden. Baijiu und Huangjiu sind die Nationalalkohole, die Chinesen seit Tausenden von

Jahren trinken. Sie sind die Essenz aus den 5 Getriedearten und reich an gesundheitsfördernden Inhaltsstoffen, den „Gesundheitsfaktoren". Dadurch sind sie mit anderen alkoholieshen Getränken nicht vergleichbar.

Unter den genannten 5 Aspekten des gesunden Akoholkonsums ist die Kontrolle der Menge der Schlüssel. Die verschiedenen Zustände beim Alkoholtrinken lassen sich wie folgt zusammenfassen: „diskretes Gespräch", „süße Worte", „unsinniges Gerede", „Stillschweigen". Wurde das Niveau der „süßen Worte" erreicht, hat man es bereits zu weit getrieben.

9
Berühmte Persönlichkeiten und Alkohol

9.1 Konfuzius und Alkohol

Konfuzius (28. 9. 551 v. Chr. bis 11. 4479 v. Chr.) war einer Weiser, aber auch ein erstaunlicher Trinker, ein großer Denker und Erzieher, der als vorbildlicher Lehrer und Mentor durch alle Epochen der Geschichte respektiert wurde und wird.

Ein erstaunlicher Trinker liebt den Alkohol und hat seine Kriterien dafür. Konfuzius trank nur hausgemachten Alkohol, der aber nicht unbedingt von seiner eigenen Familie hergestellt wurde, und kaufte keinen Alkohol auf dem Markt. Ein Spruch aus den *Analekten* (siehe Abb. 9.1) heißt: „Vom Markt gekauftes Fleisch sollte nicht gegessen und dort gekaufter Alkohol sollte nicht getrunken werden." Der Grund liegt darin, dass Konfuzius vor 2500 Jahren zur Zeit der Frühlings- und Herbstannalen lebte, als Alkohol, der auf dem Markt verkauft wurde, möglicherweise Qualitätseinschränkungen hatte. Daher trank Konfuzius keine kommerziellen alkoholischen Getränke.

Konfuzius war Feinschmecker, der unter den folgenden 8 Umständen nicht aß: „keine verdorbenen Speisen, keine Lebensmittel mit unangenehmer Farbe; keine Lebensmittel mit unangenehmem Geruch; nur durchgegarte Speisen; nur saisonales Essen; nur richtig zugeschnitte Lebensmittel; keine Speisen, die nicht richtig gewürzt sind, und nur hausgemachtes Essen." Er bevorzugte gut zubereitetes feines Essen, Speisen mit Ingwer und kein Sich-Überessen, und er glaubte an den Verzehr einer angemessenen, aber verglichen mit der Menge an Grundnahrungsmitteln nicht zu großen Menge an Fleisch. Konfuzius machte allerdings keine Einschränkungen beim Trinken und unterhielt mo-

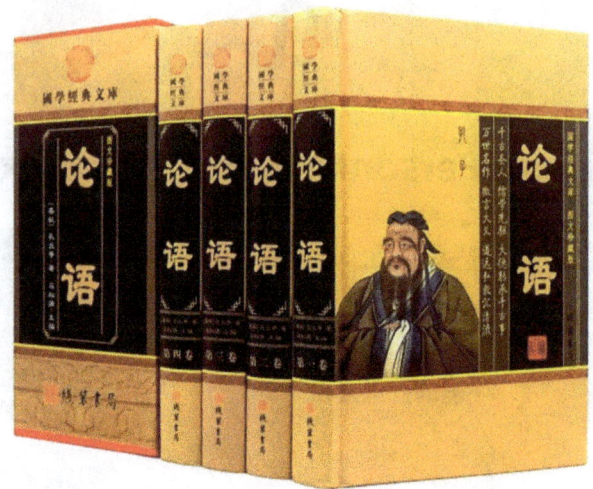

Abb. 9.1 Die *Analekten des Konfuzius*

derate Trinkgewohnheiten bei starker Selbstbeherrschung. Ein weiterer Spruch aus den *Analekten* lautet: „Der Verzehr von Alkohol ist nicht begrenzt, aber übermäßiges Trinken und unzeimliches Verhalten nach dem Trinken sind verboten."

Löblich ist, dass Konfuzius „nie durch Alkohol gequält oder verwirrt wurde" (*Analekten des Konfuzius*), das bedeutet, „niemals verdutzt, verwirrt oder gefesselt durch Alkohol" zu sein und beinhaltet 2 Aspekte. Zum einen ist es nicht notwendig, etwas trinken zu gehen, wenn man eingeladen wird. Wenn es nicht die richtige Person ist, die einlädt oder es sich um eine Party handelt, die nicht den eigenen Prinzipien entspricht, muss man nicht teilnehmen. Zum anderen muss man nicht trinken, wenn jemand einen Toast ausbringt. Kann man nicht trinken, lehnt man einfach ab. Die Aussage, dass „eine entferntere Beziehung einen Schluck verdient und eine enge Beziehung ein Schlückchen", ist falsch.

Die Auffassung von Konfuzius zum Thema Essen und Trinken möge von den folgenden Generationen geteilt und berücksichtigt werden.

9.2 Cao Cao und Alkohol

Der allgemeine Eindruck, den Cao Cao auf der Welt hinterlässt, ist der eines betrügerischen Ministers, der der chinesischen Oper und in Erzählungen und Romanen der Drei Königreiche dargestellt wird. Tatsächlich war Cao Cao während der Zeit der Drei Reiche nicht nur ein herausragender Politiker und Militärstratege, sondern auch ein versierter Dichter, der bekannte Zeilen verfasste wie „beim Genießen von Baijiu singen, wenn man noch kann" und „nur Dukang kann meine Sorgen lindern". Cao Cao liebte, genoss und produzierte Baijiu. Er war eng mit Baijiu verbunden und wurde von den Menschen in seiner Heimatstadt Bozhou als Gott des Alkohols in Gujing geachtet.

Laut *Qi Min Yao Shu* (dem bekannten Buch *Die wichtigsten Techniken für die allgemeine Wohlfahrt des Volkes*) stellte Cao Cao im 1. Jahr von Jian'an in der Westlichen Han-Dynastie (196 n. Chr.) Xie Liu, dem Kaiser Xian der Han-Dynastie, das in seiner Heimatstadt (Bozhou) hergestellte „Jiuyunchunjiu" (einem Jiu) und dessen Herstellungsmethode vor. Cao Cao schrieb in seinem Werk *Methoden zur Herstellung von Jiutanjiu*: „Zhi Guo, der ehemalige Bezirksrichter von Nanyang, hat Jiuyunchunjiu. Verwendet wurden 10 kg Qu und 5 Dan [1 Dan entspricht 50 kg] Wasser. Der Qu wurde am 2. Tag des 12. Monats des Mondjahres eingeweicht. Wenn das Eis im 1. Monat des Mondjahres schmolz, wurde nach dem Herausfiltern des Bodensatzes der Qualitäts-Reis zum Brauen ausgewählt. Alle 3 Tage wurde Reis hinzugegeben, und das insgesamt 9-mal. Ich habe diese Methode erlernt, und sie funktioniert immer. Die Flüssigkeit ist klar und der Bodensatz ist trinkbar. Wenn der Alkohol nach der 9-maligen Zugabe von Reis immer noch bitter schmeckt, könnte durch eine 10. Reiszugabe der Geschmack verbessert werden. Es ist mir eine große Ehre, Ihnen das darzubieten." Dies ist der dokumentarische Beweis für den „Jiuyunchunjiu" als Tribut und den Ursprung des Gujinggong-Baijiu in der Stadt Bozhou.

In seinem Werk *Die Methoden zur Herstellung von Jiutanjiu* fasste Cao Cao nicht nur die Herstellungstechnik von „Jiuyunchunjiu" zusammen, sondern er verbesserte auch die Methode, um den Alkohol reiner und stärker zu machen. Diese Übersicht über die Baijiu-Braukunst in Bozhou ähnelt der heutigen Methode der kontinuierlichen Zugabe von Stoffen. Daher sind einige Wissenschaftler der Ausffassung, dass nach der Wei-Periode die Baijiu-Brauweise mit kontinuierlicher Zugabe von Stoffen, die von den Herstellern übernommen wurde, von der von Cao Cao berichteten Methode abstammt. Cao Cao protokollierte die Baijiu-Braukunst nicht nur, sondern verbesserte sie auch und stellte selbst Baijiu her. Er war Brauer und Forscher im Bereich des Baijiu-Brauens. Cao Cao trank sicherlich am liebsten Baijiu und schrieb viele Gedichte und Geschichten über Alkohol, wie z. B. „einen Helden durch Alkoholkonsum definieren", „beim Genießen der Flusslandschaft Alkohol trinken" und „den Speer halten und ein Gedicht verfassen".

Cao Cao, der Alkohol liebte, verbot den Baijiu mitunter auch. Im 12. Jahr von Jian'an in der östlichen Han-Dynastie (207 n. Chr.) führte die anhaltende

Hungersnot zu einem Bauernaufstand. „Die Hungersnot führte zu einem Aufstand. Cao Cao schlug vor, Baijiu zu verbieten. Rong Kong stimmte dem nicht zu und stritt mit ihm mit beleidigenden Worten." Obwohl Cao Cao gerne Baijiu trank, bestand er auf dem Baijiu-Verbot, um die nationale Wirtschaft und den Lebensunterhalt des Volkes zu sichern. Als sich die Hungersnot ausbreitete, sollte diese Maßnahme Getreide einsparen und die Landwirtschaft und die Bauern schützen. Xun Lu erläuterte in seinem Werk *Die Beziehungen zwischen dem Benehmen und den Paragraphen der Wei- und Jin-Dynastie sowie Medizin und Alkohol*, dass Cao Cao gerne Baijiu trank, was seine Zeilen „nur Dukang kann meine Sorgen lindern" beweisen. Warum stand sein Verhalten im Widerspruch zu seinen Ansichten? Weil er ein verantwortungsvoller Mann war und das tun musste.

Um Cao Caos Beitrag zum Thema Baijiu zu würdigen, halten die Einwohner von Gujing jedes Jahr am 19. September eine Zeremonie ab, um Cao Cao anlässlich des Baijiu-Braufestes für Gujinggong-Baijiu im Herbst als Gott des Alkohols verehren. Der Platz des Baijiu-Gottes in Gujing (siehe Abb. 9.2) wurde 2015 in Bozhou angelegt und darauf eine 19,6 m hohe Statue von Cao Cao errichtet, der einen Baijiu-Becher in der Hand hält und singt.

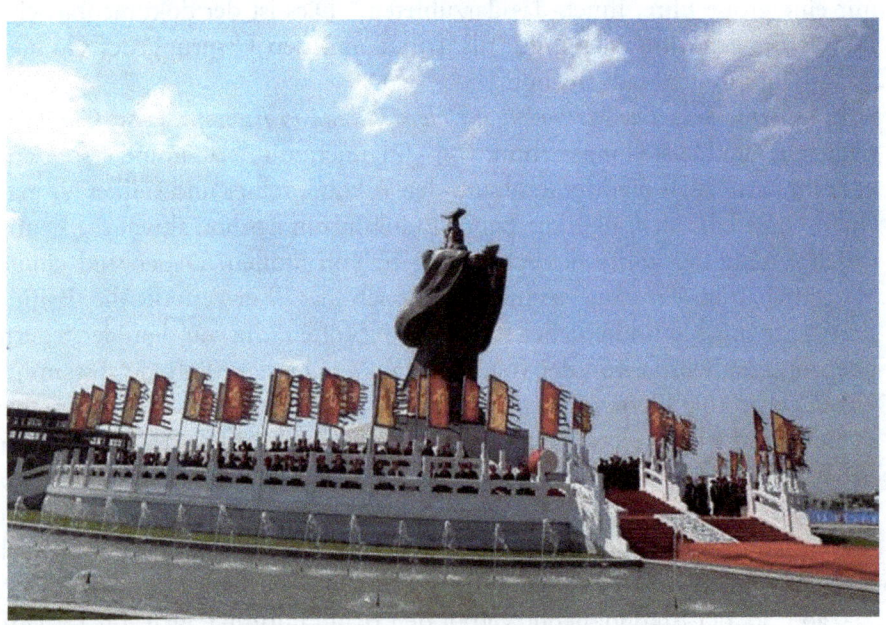

Abb. 9.2 Platz des Baijiu-Gottes in der Stadt Gujing, Provinz Anhui

9.3 Bai Li und Alkohol

Bai Li (701–762 n. Chr.) ist ein unsterblicher Dichter und ein denkwürdiger Trinker, der mehr als 1000 populäre Gedichte schrieb (siehe Abb. 9.3). „Mond" und „Alkohol" sind in seinen Gedichten die häufigsten Wörter, und sie kommen sogar oft zusammen in einem Gedicht vor, z. B. in „Mit einem Krug Jiu inmitten der Blumen trinke ich allein und ohne Gesellschaft. Zum Mond in der Höhe erhebe ich meinen Becher, um mit meinem Schatten eine Dreiergruppe zu bilden" (*Allein unter dem Mond trinken*); „schimmerndes Mondlicht vom Dongting-See, ich feiere die schöne Szene mit Baiyunbian" (*Reise zum Dongting-See*); „Ich möchte, wenn wir singen und unser Getränk halten, den Mond seine Strahlen auf unsere Becher fallen lassen" (*Das Getränk halten, um den Mond zu fragen*).

Bai Li liebte und genoss es, Alkohol zu trinken, wann immer er ihn hatte, und er trank zumeinst übermäßig viel. „Es gibt 36.000 Tage in 100 Jahren und 300 Tassen Alkohol sollten jeden Tag getrunken werden." (*Lied von Xiangyang*) und „Lasst Hammel- und Rindfleisch braten, um fröhlich zu werden, wir sollten auf einem Gelage 300 Becher trinken" (*Ein Trinkgelage, bitte*) sind repräsentative Darstellungen von Bai Lis Trinkverhalten.

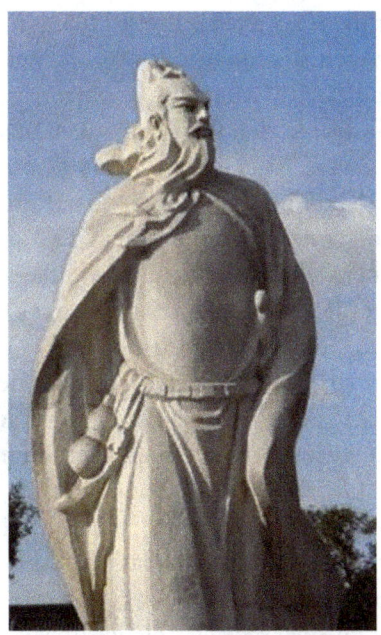

Abb. 9.3 Skulptur von Bai Li

Bai Li lebte in der blühenden Zeit der Tang-Dynastie mit regen Außenkontakten, als die Alkoholindustrie gut entwickelt war und Baijiu, Huangjiu und Traubenwein hergestellt und im Handel angeboten wurden. Wohin auch immer er ging, erfreute sich Bai Li sehr gerne an den verschiedenen Alkoholsorten.

Die Geschichte des chinesischen Baijiu geht auf die westliche Han-Dynastie zurück. Es ist bekannt, dass Baijiu bereits in der Tang-Dynastie erhältlich war. Bai Li hatte Baijiu getrunken, wie aus seinem Gedicht „Baijiu wurde gemacht, nachdem ich aus den Bergen zurückgekehrt war; das Huhn wuchs auf während der Zeit der Getreideernte heran; ich bat einen Helfer, das Huhn zu kochen und Baijiu zuzubereiten; in der Nähe lächelten Kinder" (*Abschied von Kindern in Nanling und auf dem Weg in die Hauptstadt*) hervorgeht. Der Grund, warum Bai Li schrieb „koche ein Huhn und bereite Baijiu zu", könnte mit der traditionellen chinesischen Kultur zusammenhängen. Bekanntermaßen bedeutet „酉 (You, Alkohol)" Baijiu. „酉" in den 12 irdischen Zweigen des alten chinesischen Kalenders entspricht dem Hahn bei den 12 Tieren des chinesischen Tierkreises. Dies könnte Zufall oder auch Absicht sein. Bis heute gibt es viele Gerichte, die mit Huhn zubereitet und mit Alkohol serviert werden, wie „Bettlerhähnchen", „gekochte Hähnchenscheiben", „geschmortes Huhn nach Dezhou-Art" und „rotgegartes Huhn nach Daokou-Art".

Huangjiu war in der Tang-Dynastie sehr populär. Bai Li reiste durch das Land und was er zu trinken hatte, war meist Huangjiu. Er pflegte sich zu betrinken und vergaß, wo seine Heimatstadt war. „Feiner Huangjiu von Lanling mit dem Duft der Tulpe wird gebracht, er glitzert wie Bernstein in einem Jadetopf. Wenn der Gastgeber den Gast betrunken machen kann, würde dieser nicht mehr wissen, wo er zu Hause ist." (*Ein Gastlied*).

Han Wang (687–726 n. Chr.), ein Dichter der Tang-Dynastie, lebte in der Zeit vor Bai Li. Die folgenden Sätze in seinem *Lied von Liangzhou* beweisen die Existenz von Traubenwein in der Tang-Dynastie, auch wenn dieser möglicherweise aus den westlichen Regionen stammte: „Feiner Traubenwein in leuchtenden Bechern aus Jade: ich will trinken, aber die beschwörende Pipa [traditionelles Musikinstrument in China] wird auf dem Rücken eines Pferdes gespielt. Lache nicht, mein lieber Freund, wenn ich betrunken auf dem Schlachtfeld liege. Wie viele sind jemals aus Schlachten zurückgekehrt." Bai Li beschreibt in seinen Gedichten auch Traubenwein: „Entenköpfe grün über Han-Wasser aus der Ferne, als ob der grüne Traubenwein frisch aus dem Braugefäß käme" (*Lied von Xiangyang*) zeigt, dass Bai Li den Herstellungsprozess für Traubenwein gekannt hatte.

Obwohl Bai Li ganz rational schrieb „Ziehe ein Messer und schneide durch das Wasser, das Wasser würde trotzdem weiter fließen. Hebe einen Becher, um dein Leid zu vertreiben, es kommt ein Leid nach dem anderen" (*Bei einem Abschiedsbankett für Shu Yun, dem offiziellen Schulmeister im Xietiao-Turm, Xuanzhou*), ertränkte er seine Sorgen noch immer mit Alkohol: „Mein gesprenkeltes Ross und das pelzgefütterte Gewand von tausend Kronen. Lasst meinen Burschen herbeiführen und holen und göttliche Getränke tauschen, um mit euch unser beider Kummer zu bannen" (*Ein Trinkgelage, bitte*) und „endlose Sorgen und Bedrückung, 300 Tassen Schnaps in der Hand; zu viel Traurigkeit für wenig Schnaps, der Schnaps ist leer, die Traurigkeit verschwunden." (*Allein unter dem Mond trinken*) belegen dies.

Einige Abgründe des Feudalismus finden sich auch in den Gedichten von Bai Li, von denen negative Ansichten einen wesentlichen Teil ausmachen, z. B., dass das Leben ein Traum sei und wir das Vergnügen genießen sollten, bevor es zu spät ist, und also nach Belieben Alkohol trinken sollten. Es folgt ein weiteres Beispiel: „Ergreife die Momente der Zufriedenheit im Leben und genieße sie in vollen Zügen, lass deine goldenen Becher nicht leer bleiben, um den Mond anzustrahlen" (*Ein Trinkgelage, bitte*). Bai Li, der seine Sorgen in Alkohol ertränkte, war ein Opfer von übermäßigem Alkoholkonsum. Er soll ertrunken sein, nachdem betrunken war und den sich im See spiegelnden Mondschatten einfangen wollte. Das ist eine Lektion, die Trinker lernen sollten.

9.4 Du Fu und Alkohol

Du Fu (712–770 n. Chr.) wurde „Poetischer Weiser" genannt und seine Dichtung hieß *Die Geschichte der Gedichte*. Fu Du, ein großer realistischer Dichter der Tang-Dynastie, war 11 Jahre jünger als Bai Li. Zusammen wurden sie „Li und Du" genannt. Die „Poesie von Li und Du" wurde als eines der „100 Ereignisse, die die chinesische Geschichte beeinflusst haben" angesehen und nahm einen wichtigen Platz in der chinesischen Literatur und sogar der chinesischen Geschichte ein.

Du Fu war auch ein „Weiser des Alkohols", der feststellte: „Ich bin ein aufrechter Mensch, der gerne Alkohol trinkt und die Sünde verabscheut" (*Reise mit Ehrgeiz*) (Abb. 9.4). „Bai Li schüttet hundert Gedichte nach einem Dou (Hohlmaß) Alkohol aus." (*Lied über die acht Feen beim Trinken*), ist Fu Dus Beschreibung von Bai Li und auch ein wahres Porträt seiner selbst. „Ich fühle mich wie ein Gast, wenn ich betrunken bin und Gedichte rezitiere, als ob ich Hilfe von einem Gott bekäme" (*Gedichte schreiben, während ich allein trinke*). Derzeit gibt es noch über 1400 Gedichte von Du auf der Welt, von denen mehr als 300 mit Alkohol zu tun haben.

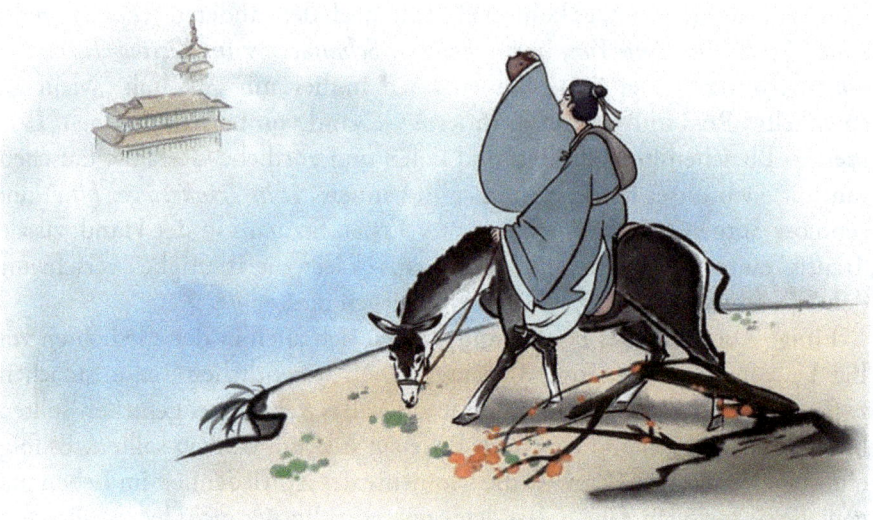

Abb. 9.4 Die handgezeichnete Geschichte *Reise mit Ehrgeiz* von Du Fu. (Mit freundlicher Genehmigung von Song Zhang, BTBU)

Die Gedichte von Du Fu sind die Erklärungen seiner Seele und voll von seiner Liebe zum Land und seiner Sorge um die Existenzen der Menschen. „Das Land ist zerbrochen, aber seine Berge und Bäche bleiben" (*Frühlingsausblicke*) und „Wie konnte es Massen von Herrenhäusern geben, die Gelehrte überall beherbergen und aufheitern" (*Lied über mein Haus, das von herbstlichen Stürmen zerbrochen wurde*) belegen dies eindeutig. Selbst in den Gedichten über Alkohol geht es um die Sorge um Land und Leute: „Die Herrenhäuser platzen vor Alkohol und Fleisch, die Armen erfrieren auf der Straße" (*Auf dem Weg von der Hauptstadt nach Fengxian*) und „Die Adligen auf den Pferden sind gelangweilt von Fleisch und Alkohol, doch die Armen sind ihrer Webstühle und strohgedeckten Häuschen beraubt" (*Reise am Ende des Jahres*).

Fu Du und Bai Li waren sowohl Freunde der Poesie als auch des Alkohols. Einst „schliefen sie einmal in einer Steppdecke, nachdem sie sich im Herbst betrunken hatten, und spielten tagsüber Hand in Hand." (*Die Suche nach dem geheimen Wohnsitz von Shi Fan mit Bai Li*). Fu Du schrieb auch Gedichte über die Sehnsucht nach Bai Li, z. B. „Wann können wir wieder Alkohol trinken und über Poesie sprechen?" (*Erinnerung an Bai Li im Frühling*).

Auch Fu Du hatte seinen Kummer im Alkohol ertränkt. „Mach dir keine Gedanken über Kleinigkeiten, trink einfach alle Becher mit Alkohol, die vor dir stehen, aus." (Ohne Titel). Er pflegte seine Kleidung zu verpfänden, um Alkohol zu kaufen. Seine Zeilen „Wenn ich von der kaiserlichen Gerichtssitzung zurückkomme, werde ich meine Kleidung verpfänden und Alkohol kaufen, und nachdem ich mich am Fluss betrunken habe, kehrte ich zurück." (*Zwei Gedichte von Qujiang*) ähneln denen von Bai Li: „Mein gesprenkeltes Ross und das pelzgefütterte Gewand von tausend Kronen. Lasst meinen Burschen herbeiführen und holen und göttliche Getränke tauschen, um mit euch unser beider Kummer zu bannen." (*Ein Trinkgelage, bitte*). Fu Du starb im Ausland. Sein Tod soll mit dem Alkohol zu tun gehabt haben – ein weiteres Warnzeichen.

9.5 Mu Du und Alkohol

„Nieselregen fällt zum Totenfest [Qingming-Fest]. Auf den ländlichen Wegen verfallen die Fußgänger in Trübsinn und schmachten. Auf die Frage, wo es hier ein Wirtshaus zum Ausruhen gibt, zeigt der Schäferjunge auf das Bergdorf Xinghua" (*Das Totenfest*). Dies ist ein sehr bekanntes Gedicht (siehe Abb. 9.5) von Mu Du (803–852 n. Chr.) aus der Tang-Dynastie. Mu Du ist

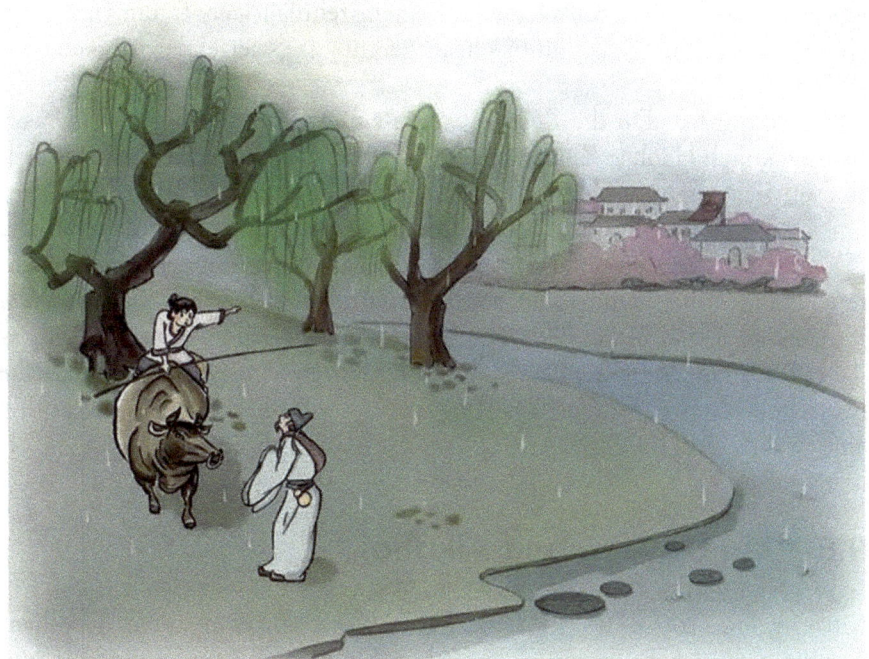

Abb. 9.5 Die handgezeichnete Geschichte von „Totenfest". (Mit freundlicher Genehmigung von Song Zhang, BTBU)

ein bedeutender Dichter, Publizist und Kalligraph der Tang-Dynastie, der zusammen mit Shangyin Li „der kleine Li und der kleine Du" genannt wurde.

Mu Du, Enkel von You Du, dem Premierminister, war ein erfolgreicher Kandidat bei der höchsten kaiserlichen Prüfung. Er war jung und vielversprechend und entstammte einer angesehenen Familie. Mu Dus Sorge um Land und Leute zeigte sich in seinem Werk *Angelegt am Fluss Qinhuai*, in dem er feststellte: „Kaltes Wasser und in nebliges Mondlicht gehüllte Sandbänke, so lege ich nachts am Fluss Qinhuai in der Nähe von Weinläden an. Die Sängerin kennt nicht den Kummer des gefangenen Königs, am Flussufer singt sie das Lied vom scheidenden Frühling."

Mu Du konnte gut militärische Angelegenheiten erörtern, er kümmerte sich um diese und wollte etwas erreichen, was sich in seiner *Inschrift am Wujiang-Pavillon* zeigt: „Sieg oder Niederlage in Kriegen ist kaum vorhersehbar; ein echter Mann nimmt die Beleidigungen hin und steht fest; in Jiangdong gibt es viele Talente; eine Rückkehr könnte gelingen". Seine offizielle Karriere verlief jedoch nicht zufriedenstellend. Er wurde Alkoholiker, ertränkte seine Sorgen in Alkohol und führte ein ausschweifendes Leben, wie in seinem eigenen Gedicht beschrieben: „10 Jahre lang zügellos weg von zu Hause sein; verweilen, um einen Becher zu bekommen" (*Von Xuancheng in die Hauptstadt zur Amtseinführung*). „Aufwachen aus einem zehnjährigen Traum von Yangzhou; bekannt für Wankelmütigkeit in Vergnügungsvierteln" (*Ausdruck meines Herzens*).

Wenn von Mu Du die Rede ist, muss eine weitere Person erwähnt werden, nämlich Haohao Zhang, eine in offiziellen Bordellen arbeitende Prostituierte, die Mu Du in Hongzhou (heute Nanchang, Provinz Jiangxi) kennenlernte. Sie waren ein perfektes Paar und verliebten sich auf den ersten Blick. „Den Herbstwellen in Longsha zusehen, im Mondlicht um den Zhu-See fahren; einander oft sehen, zu lang, sogar einmal alle drei Tage" (*Gedicht für Haohao Zhang*). Obwohl der begabte Gelehrte und die schöne Frau kein glückliches Ende fanden, schrieb Mu Du zu ihren Ehren seine einzige kalligrafische Schriftrolle *Gedicht für Haohao Zhang* nieder, die im Palastmuseum in Peking aufbewahrt wird.

9.6 Xiu Ouyang und Alkohol

Xiu Ouyang (1007–1072 n. Chr.) [Ouyang ist ein chinesischer Familienname aus zwei Schriftzeichen], mit dem Höflichkeitsnamen Yongshu und dem literarischen Namen Zuiweng (alter Trunkenbold), war ein berühmter

Schriftsteller, Historiker, Politiker und einer der Acht Großen Literaten der Tang- und der Song-Dynastie.

Chuzhou in der Provinz Anhui hat eine malerische Landschaft. Der Berg Langya liegt 5 km vom Südwesten der alten Stadt Chuzhou entfernt und ist ein historischer Aussichtspunkt im Osten von Anhui sowie ein nationales Landschaftsgebiet und berühmt für den Zuiweng-Pavillon. Der höchste Gipfel des Langya erhebt sich 317 m über dem Meeresspiegel. Die Niang-Quelle entspringt zwischen zwei Gipfeln. Der Zuiweng-Pavillon steht über der Niang-Quelle wie ein Vogel, der seine Flügel ausbreitet. Xiu Ouyang reiste oft mit seinen Freunden und Kollegen zum Langya, er trank im Zuiweng-Pavillon Alkohol, schrieb Gedichte und erledigte dort sogar offizielle Angelegenheiten (siehe Abb. 9.6). *Die Geschichte über den Zuiweng-Pavillon* wurde verfasst und die bekannten Worte „Ein Trinker kümmert sich nicht um den Becher, sondern verweilt in der Natur" entstanden, nachdem Xiu Ouyang Alkohol getrunken hatte. Diese Zeile ist zu einer gängigen Redewendung geworden. Wegen Xiu Ouyang sind die Menschen aus Chuzhou heute bekannt für ihre

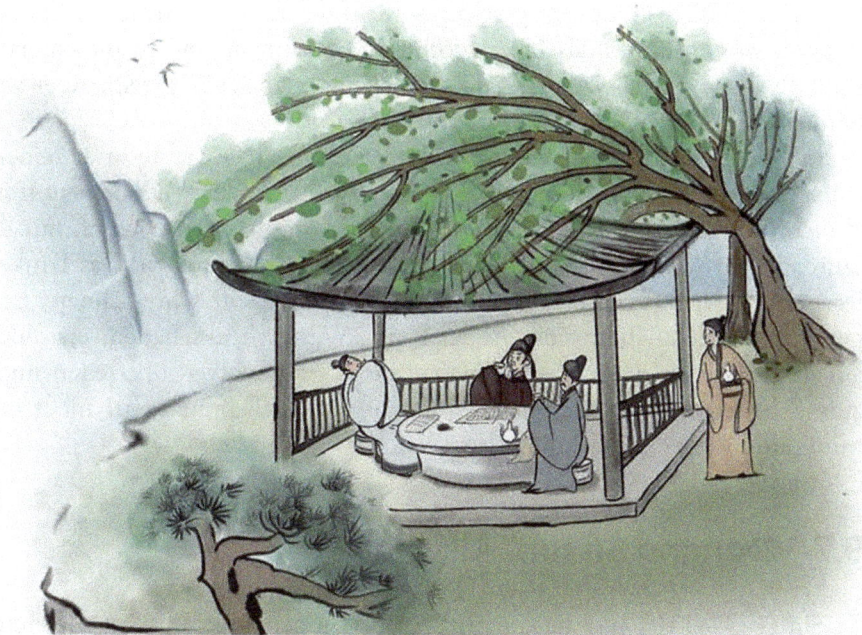

Abb. 9.6 Handgezeichnete Geschichte von Ouyang Xiu, wie er mit Freunden im Zuiweng-Pavillon Alkohol trinkt und Gedichte schreibt. (Mit freundlicher Genehmigung von Song Zhang, BTBU)

Trinkfestigkeit. Die Zeile „Sogar ein Spatz kann 150 ml Alkohol trinken" bezieht sich auf Chuzhou und spiegelt dies wider.

Xiu Ouyangs Leben war eng mit dem Alkohol verbunden. In 230 seiner Gedichte kommen Beschreibungen von Alkohol 262-mal vor. Die folgenden Zeilen spiegeln die Szene des Lebens beim Drachenbootfest und die gemächliche Stimmung des Autors bei diesem Fest wider: „Granatapfelbäume blühen in prächtigem Rot im Mai, nassgrüne Pappeln hängen im Nieselregen herunter. Buntes Garn umwickelt die polygonalen Zongzi [eine traditionelle Spiese aus süßem Reis, die besonders zum Drachenbootfest gegessen wird], die auf einem goldenen Tablett mit Seidenbedeckung für die Mädchen des Hauses serviert werden. Man träumt vom Drachenbootfest und trägt nach dem Bad saubere Kleidung. Sie erheben ihre Becher mit Realgar-Jiu, um giftige Kreaturen abzuwehren. Goldamseln singen in den Blättern der Bäume, durchbrechen die Stille und dämpfen die träumenden Mädchen in den Boudoirs." Mit den folgenden Zeilen wurde das Gefühl des Zusammenkommens und Auseinandergehens von Freunden und geliebten Menschen im Leben ausgedrückt: „Mit dem Weinbecher in der Hand, trinke ich auf die östliche Brise; Lasst uns mit Leichtigkeit genießen! Auf den violetten, weidengrünen Pfaden nach Osten zur Hauptstadt. Hand in Hand sind wir in vergangenen Zeiten vorbei an Blumensträuchern geschlendert. In der Eile sich zu treffen und zu trennen würde immer das Herz brechen. Die Blumen sind in diesem Jahr röter als im vorigen. Nächstes Jahr werden sie noch schöner sein. Aber wer wird sie mit mir genießen?" (*Sandsiebende Wellen*).

Xiu Ouyang liebte es zu trinken und pflegte danach Gedichte zu schreiben. Auch er ertränkte seine Sorgen in Alkohol, was in seinem Werk *Schreiben im Zuiweng-Pavillon in Chuzhou* zum Ausdruck kommt: „Der Mensch mit 40 Jahren ist bei Weitem nicht alt, mag der Trunkenbold schreiben. Das Trinken leert alle Gedanken, keine Idee von meinem Alter, oft wird Schnaps hergebracht, Wellen nähern sich aus der Ferne. Wilde Vögel schauen verstohlen auf mein Eintauchen in den Schnaps, Strom und Wolken überreden mich zum Schlafen vor Ort. Bergblumen mögen riechen, können aber nicht mit mir kommunizieren. Nur die Felsenbrise weht mich wach".

9.7 Dongpo Su und Alkohol

Su Shi (1037–1101 n. Chr.), auch Dongpo Su genannt, war ein gefeierteter Schriftsteller, Kalligraph und Maler in der Nördlichen Song-Dynastie. Er erbrachte große Leistungen in den Bereichen Poesie, Ci [eine chinesische Lyrik-Gattung, die in der Song-Dynastie ihren Höhepunkt erreichte], Prosa, Kalli-

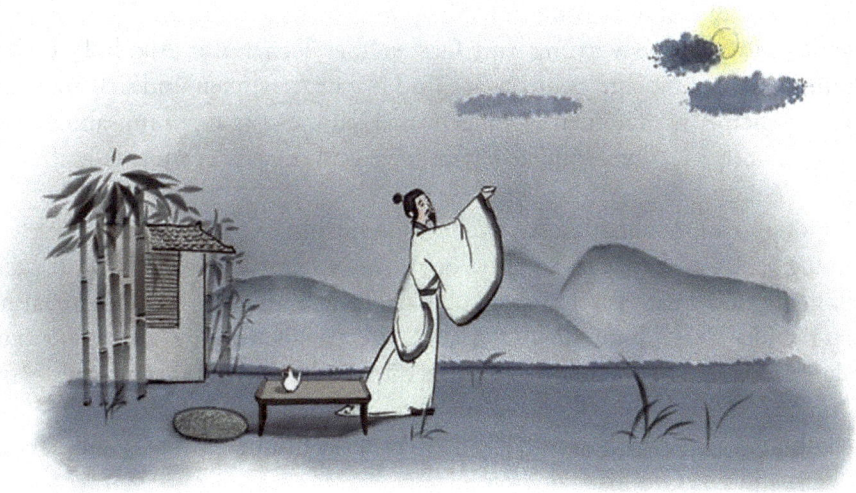

Abb. 9.7 Handgezeichnete Szene aus *Präludium zur Wassermelodie*. (Mit freundlicher Genehmigung von Song Zhang, BTBU)

graphie und Malerei. Shi Su, einer der Acht Großen Literaten in der Tang- und der Song-Dynastie, wurde zusammen mit Xiu Ouyang „Ou-Su" genannt. Die folgenden Zeilen stammen aus dem *Präludium zur Wassermelodie* (siehe Abb. 9.7), das er nach dem Genuss von Alkohol schrieb: „Wie lange wird der Vollmond scheinen? Mit einem Becher Alkohol in der Hand frage ich den Himmel. Ich weiß nicht, welche Jahreszeit es heute Nacht im Palast hoch oben sein wird. Auf dem Wind reitend, würde ich dorthin fliegen. Doch ich fürchte, der kristalline Palast wäre zu hoch und zu kalt für mich" und „Menschen haben Kummer und Freude, sie trennen sich oder treffen sich wieder. Der Mond ist hell oder dunkel, er kann zu- oder abnehmen. Es gibt nichts Vollkommenes mehr seit den alten Tagen".

Dongpo Su war gastfreundlich und bewirtete seine Gäste gerne mit Alkohol. Er konnte nicht viel trinken, hatte aber vorbildliche Trinkmanieren. Seine Gedichte, die er verfasste, während er trank, waren voller Optimismus und in Erwartung eines wunderbaren Lebens, was durch die folgenden Zeilen im Werk *Die schöne Dame Yu* belegt wird: „Die Tassen halten, um den Mond zu überzeugen, bitte voll und nicht abnehmend zu sein. Die Tassen halten, um die Zweige zu überzeugen, bitte zu blühen, nicht abzufallen, die Hügel nicht zu verlassen. Vor Blumen in eine Tasse fallen, kein Auf und Ab infrage stellen. Wie viele Menschen haben diese Freude gehabt? Wann würde man trinken, wenn nicht zur Zeit der Blüte?"

Dongpo Su liebte es zwar, zu trinken, frönte dem aber nicht. Er freute sich, wenn er bei der Bewirtung von Gästen die Becher mit Alkohol erheben konnte, aber er mochte es nicht, Tag und Nacht zu trinken und sich an gesellschaftlichen Aktivitäten zu beteiligen. Er hielt dies für eine mühsame Arbeit und nannte es „die Hölle des Trinkens und Essens". So entstand diese Redewendung.

Dongpo Su mochte den Alkohol und stellte ihn selbst her. Einst machte er Honigwein und Longan-Alkohol. Sein *Jiu-buch von Dongpo* war kurz, aber prägnant und ein klassisches Buch über die Herstellung von Alkohol in China, das die Qu-Herstellung, die Materialien, die Zugabe von Qu, die Zugabe von Materialien, die Fermentationszeit und die Alkoholausbeute zum Inhalt hatte. Dongpo Su gab dem Alkohol auch gerne Namen und belegte verschiedene Alkoholika mit eleganten und idyllischen Bezeichnungen wie „Wanhuchun", „Luofuchun", „Guijiu", „Ziluoyijiu".

Wenn von Dongpo Su die Rede ist, muss auch die Dongpo-Schweinshaxe, ein traditionelles Gericht aus Sichuan, erwähnt werden. Sie ist zwar fettreich, aber nicht fettig, weich, aber nicht zerdrückt, sie hat eine schöne Farbe, ein gutes Aroma, einen guten Geschmack und sieht gut aus. Fu Wang, die Frau von Dongpo Su, soll die Schweinshaxe unvorsichtigerweise verbrannt haben, sodass sie verschiedene Gewürze hinzufügte, um den verbrannten Geruch zu überdecken. Überraschenderweise verbesserte sich der Geschmack der Haxe. Dongpo Su war so glücklich, dass er das seinen Freunden empfahl. Hier liegt der Ursprung des Gerichts „Dongpo-Schweinshaxe".

9.8 Shizhen Li und Alkohol

Shizhen Li (1518–1593 n. Chr.) ist ein berühmter chinesischer Wissenschaftler der Ming-Dynastie in den Bereichen Medizin und Pharmazie. Er vollendete in fast 30 Jahren das 1.920.000 Wörter umfassende Meisterwerk *Kompendium der Materia Medica*, das sich auf den Errungenschaften der chinesischen Pharmazie vor dem 16. Jahrhundert konzentriert. Das Buch ist ein weit reichendes Werk der Medizin und Naturkunde und wird als die Enzyklopädie Chinas bezeichnet. Das Buch (siehe Abb. 9.8) wurde übersetzt und in englischen, französischen, deutschen und japanischen Ausgaben veröffentlicht.

Im *Kompendium der Materia Medica* ging Shizhen Li ausführlich auf die Geschichte des chinesischen Alkohols und die Wirksamkeit verschiedener Alkohole ein. Es wird betont: „Alkohole wurden nicht zu Zeiten von Di Yi, sondern zu Beginn der Ära des Gelben Kaisers hergestellt". Unter diesem Gesichtspunkt wurde die Geschichte des chinesischen Alkohols etwa 400 Jahre

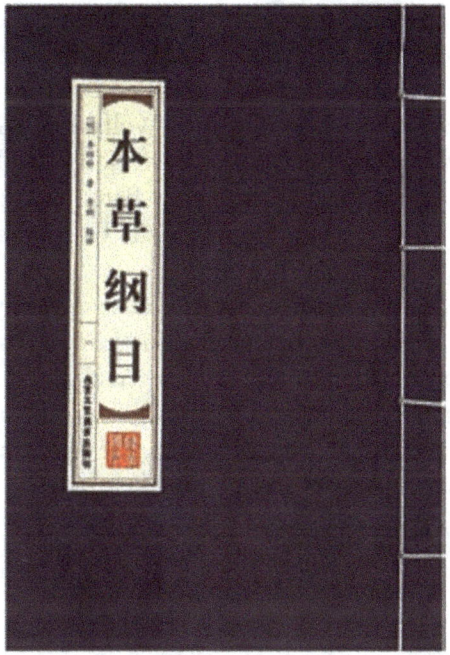

Abb. 9.8 Einband des Buches *Kompendium der Materia Medica*

früher als zur Zeit der „Di Yi-Alkoholherstellung" datiert. Obwohl die 9000-jährige Geschichte heute immer noch lückenhaft ist, erwies sie sich im 16. Jahrhundert sehr nützlich.

Shizhen Li vertrat die Auffassung, dass Reisalkohol gegen viele gesundheitsschädliche Risikofaktoren wirksam sein könne. Der gereifte Alkohol könne das Blut regulieren und das Qi nähren, den Magen erwärmen, um vor Erkältungen zu schützen, und das Atmungssystem unterstützen. Im Frühjahr hergestellter Alkohol könne zu einer Gewichtszunahme führen und die Haut weiß erscheinen lassen.

Shizhen Lis Darstellung von Baijiu (destillierten Alkohol) ist ebenfalls sehr prägnant. Er glaubte, dass Baijiu Kälte beseitigen, Feuchtigkeit und Schleim vertreiben, eine Person aus der Melancholie herausführen, Durchfall stoppen, Cholera, Malaria und Dysphagie behandeln, Kälte und Schmerzen in Herz und Bauch heilen, Vergiftungen lindern, Mikroorganismen abtöten, die Urinausscheidung erhöhen, den Stuhl verfestigen und Schwellungen und Schmerzen der Augen beseitigen könne. Übermäßiges Trinken jedoch schädige Magen und Leber und sei der Herzfunktion nicht zuträglich, was die Lebenserwartung verringern könne.

Im *Kompendium der Materia Medica* werden die Wirksamkeit und die Herstellungsmethoden von 69 medizinischen Alkoholen vorgestellt, die u. a. aus den Rohmaterialien *Rehmannia glutinosa* [Klebriger Chinafingerhut], *Achyranthes bidentata* [Spreublume], Engelwurz, Wolfsbeere [Gojibeere], Ginseng, Poria Cocos [Kiefernschwamm], Chrysantheme, gelbe Essenz, Maulbeere, Ingwer, Fenchel, *Artemisia* [Beifuß], Seetang, Bambusblätter, bunte Schlange, schwarze Schlange, Viper, Schildkrötenfleisch, Tigerknochen, Hirschgeweih hergestellt werden.

Im *Kompendium der Materia Medica* wird auch erwähnt, dass Traubenwein gut dafür sei, „Bauch und Nieren zu erwärmen, das Aussehen des Gesichts jung zu erhalten sowie widerstandsfähiger gegen Kälte zu machen".

Die Ausführungen von Shizhen Li über die positiven und negativen Auswirkungen von Alkohol sind objektiv, was für die Anleitung späterer Generationen zu gesunden Trinkgewohnheiten nützlich ist.

9.9 Xueqin Cao und Alkohol

Wenn von Xueqin Cao (1715–1763 n. Chr.) die Rede ist, muss sein Werk *Der Traum der Roten Kammer*, das beste der 4 großen Meisterwerke in der chinesischen Geschichte, genannt werden. Darin beschrieb er viele Feste mit Alkoholkonsum, einige Alkoholkulturen und lieferte sogar lebhafte Darstellungen von betrunkenen Personen. Sein reiches Wissen über Alkohol entstammt seinem luxuriösen Leben in seiner Jugend und seiner Vorliebe für Alkohol. Xueqin Cao wurde in der Qing-Dynastie in einer Elitenfamilie geboren. Er führte in seiner Kindheit in Nanjing ein wohlhabendes Leben und zog im Alter von 13 Jahren mit seiner Familie nach Peking um, da der Besitz seiner Familie aufgrund einer strafrechtlichen Anklage beschlagnahmt worden war. Seinen Lebensunterhalt bestritt er mit dem Verkauf von Gemälden und Kalligraphien sowie mit der Hilfe von Freunden. Im Alter aß seine Familie sogar Getreidegrütze und kaufte Alkohol auf Kredit. Bis zu seinem Tod blieb Alkohol ein unverzichtbarer Bestandteil seines Lebens.

Im Werk *Der Traum Roten Kammer* gründeten die Figuren einen Dichterclub, lasen Gedichte und tranken Alkohol. Im echten Leben war Xueqin Cao sehr gesprächig und schrieb Gedichte, während er mit seinen Freunden trank. Die Brüder Cheng Guo und Min Guo, zwei seiner Dichterfreunde, waren berühmt. *Die Sammlung von Sisongtang* von Cheng Guo enthielt ein langes Gedicht mit dem Titel *Lied vom Verpfänden des Säbels für Alkohol*. Im Vorwort wird eine interessante Geschichte erzählt (siehe Abb. 9.9). Cheng Guo begegnete Xueqin Cao auf seinem Weg zu Min Guo. Es war so früh, dass Min

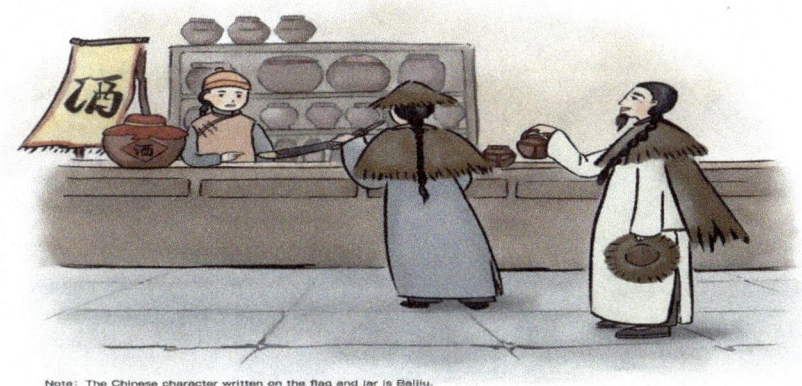

Abb. 9.9 Handgezeichnete Geschichte von Cheng Guo, der seinen Säbel gegen Alkohol für Xueqin Cao eintauscht. (Mit freundlicher Genehmigung von Song Zhang, BTBU)

Guo noch nicht aufgestanden war. Die beiden beschlossen, etwas trinken zu gehen, aber beide nahmen kein Geld mit. Cheng Guo tauschte seinen Säbel, der seine Identität repräsentierte, gegen den Alkohol ein. Xueqin Cao dichtete aus Dankbarkeit ein Lied, und Cheng Guo antwortete darauf mit diesem langen Gedicht. Auch Yiquan Zhang, ein weiterer Freund, erwähnte in seiner *Gedichtsschrift von Chunliutang*, dass Xueqin Cao offenherzig war und gerne Alkohol trank. Durch diese Gedichte ließ sich etwas über Xueqin Cao erfahren, der energisch und hemmungslos war und der Poesie und dem Alkohol frönte.

Xueqin Cao ertränkte seine Sorgen nicht einfach in Alkohol, sondern er war trunksüchtig. Ein Gedicht von Min Guo berichtet, dass Alkohol Cao beim Malen half. Obwohl das, was er beschrieb, Caos Malerei auf Steinen war, galt das auch für das Schreiben von Romanen. Xueqin Cao erlebte die Wankelmütigkeit der menschlichen Natur, drückte seine Gefühle mit Alkohol aus, vermittelte sein Verständnis für die Veränderungen seines Lebens in seinen Werken und vollendete schließlich das Werk *Der Traum der Roten Kammer* mit Talent und Ausdauer. Nach 100 Jahren erfreut sein Buch, wie ein Krug großartiger Alkohol, noch immer unzähliger Leser.

9.10 Jin Qiu und Alkohol

Jin Qiu (1875–1907 n. Chr.), mit dem Höflichkeitsnamen „Jingxiong" und dem literarischen Namen „Kriegerin Jianhu", war vor nicht allzu langer Zeit eine bürgerliche Revolutionärin aus Shaoxing, Zhejiang. Sie hatte eine be-

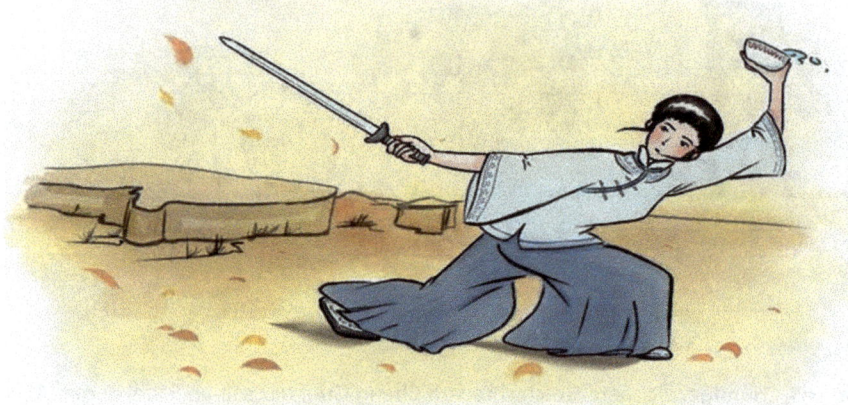

Abb. 9.10 Handgezeichnete Geschichte aus *Lied vom Schwert*. (Mit freundlicher Genehmigung von Song Zhang, BTBU)

sondere Vorliebe für Shaoxing-Huangjiu und hinterließ in ihrem kurzen, aber herioschen Leben viele Gedichte und Geschichten über Huangjiu. Es gibt in ihren überlieferten Werken 16 Gedichte, 5 Ci und mehrere Lieder über Huangjiu. In ihrem *Lied vom Schwert* (siehe Abb. 9.10) zeigen die folgenden Zeilen eine organische Einheit von Gedicht, Alkohol und Schwert sowie die heroische Haltung und das Temperament einer Kriegerin: „Wenn ich verhaftet würde, würde ich das Schwert in der rechten Hand und Wein in der linken Hand halten. Wenn ich betrunken wäre und zu tanzen anfinge, würde ich mich wie ein Drache oder eine Schlange bewegen". Das heroische Gefühl aus den Zeilen im Werk (*Ein Trinkgelage, bitte*) von Bai Li „Mein gesprenkeltes Ross und das pelzgefütterte Gewand von tausend Kronen. Lasst meinen Burschen herbeiführen und holen und göttliche Getränke tauschen, um mit euch unser beider Kummer zu bannen", findet sich auch in Jin Qius *Gedicht, beim Trinken entstanden*: „Ich werde Tausende von Goldmünzen ausgeben, um eine kostbare Klinge zu kaufen und meinen Nerzmantel gegen Alkohol eintauschen. Wir sollten unser Leben schätzen und uns unserer glorreichen Sache widmen".

Jin Qiu schrieb einmal folgende Zeilen in *Ein japanischer Freund bittet um ein Gedicht in einem Boot auf dem Gelben Meer und sieht die Karte des Russisch-Japanischen Krieges an*: „Alkohol kann die Tränen der Trauer um mein Land nicht vertreiben; das bedrohte Land wäre zu retten, wenn es viele herausragende fähige Einzelpersonen gäbe; auch wenn es 100.000 Köpfe kostete, unser Land muss gerettet werden". Alkohol begleitet von Blut und Tränen und ermutigende Zeilen machten Jin Qiu zu einer weichherzigen Frau mit einem starken Geist, die sich von Poesie und Jiu nähren ließ, aber auch großzügig mit dem Schwert umging und ihrem Ruf als heldenhafte Frau gerecht wurde. Ihr patriotischer Geist der Rechtschaffenheit und Leidenschaft, ihr Leben für die Unabhängigkeit und Stärke ihres Landes zu opfern, wird immer strahlen.

9.11 Hanzhang Qin und Alkohol

Der im Jahr 1908 geborene Hanzhang Qin war ein berühmter Experte auf dem Gebiet der Lebensmittel- und Fermentationswissenschaft. Selbst im Alter von 111 Jahren liebte er den Alkoholgenuss und erforschte Alkohole sein ganzes Leben lang. Er wurde respektvoll als „Großer Meister der Alkohole" bezeichnet. In seiner Jugend studierte er an der landwirtschaftlichen Hochschule Saint Bruno in Belgien und an der Universität Berlin in Deutschland. 1936 kehrte er nach China zurück und war Professor an der Fudan-Universität, der Pädagogischen Hochschule der Provinz Sichuan, der Zentraluniversität und der Jiangnan-Universität. Nach Gründung der Volksrepublik China arbeitete er als Berater des Ministeriums für Lebensmittelindustrie und des Ministeriums für Leichtindustrie, als Direktor des Forschungsinstituts für Lebensmittelfermentationsindustrie des Ministeriums für Leichtindustrie und im Ministerium für Leichtindustrie, als ständiges Mitglied des Verbands der Leichtindustrie Chinas und des Verbands der Lebensmittelindustrie Chinas sowie als Abgeordneter der des 3., 5. und 6. Nationalen Volkskongresses. Außerdem war er Ehrenpräsident des Baijiu-Verbandes der Chinesischen Vereinigung der Lebensmittelindustrie und erhielt eine Sonderzuwendung des Staatsrats.

Hanzhang Qin leitete die experimentelle Arbeit für Fen-Baijiu, was in den 1960er-Jahren einen Meilenstein für die Baijiu-Industrie darstellte. Damals lag die chinesische Wirtschaft in Trümmern und war bereit für einen Neuanfang. Gemeinsam mit anderen Forschern untersuchte Qin umfassend alle Aspekte der Fen-Baijiu-Produktion mit wissenschaftlichen Methodiken, entwickelte eine Reihe chemischer Testverfahren und identifizierte einige wichtige Stämme von Mikroorganismen, die die Produktion und Qualität der alkoholischen Produkte erheblich verbesserten. Erstmals untersuchten Forscher die von den Vorfahren überlieferten Erfahrungen aus der Baijiu-Herstellung theoretisch und systematisch und fassten diese zusammen. Es war auch das erste Mal, dass angewandte Forschung und Technologie die traditionellen

Verfahren verbesserten. Darüber hinaus leistete Qin einen großartigen Beitrag zur Verbesserung und Erweiterung der Produktionsmethoden für Huangjiu und Bier.

Auch in seinem Ruhestand nahm Qin im Alter von 82 Jahren noch aktiv an Seminaren und Konferenzen im Zusammenhang mit der Alkoholindustrie teil. Außerdem übte er sich in Kalligraphie und schrieb Gedichte. Er verfasste viele Gedichte mit 7 Zeichen pro Zeile über die Alkoholkultur und ein gesundes Leben, die die traditionelle Alkoholkultur weiterentwickelten und ausbauten. Inzwischen verbrachte er mehr Zeit mit dem Schreiben und übertrug das, was er gelernt und gedacht hatte, in Worte an spätere Generationen. Laut Statistik verfasste er über 40 Monographien über die Herstellungstechnik von Baijiu, die wissenschaftliche Technologie von Baijiu und die Alkoholkultur, die die Entwicklung der Alkoholindustrie in China erheblich vorangebracht haben.

Literatur

Administration for Marked Regulation of Guizhou Province. DB52/T 550- 2013 Dong-flavor type Baijiu (in Chinese).

Awareness Qin. Xueqin Cao and Liquor. *A Dream of Red Mansions*, 1991, (01): 42–43 (in Chinese).

Chai, C. Langyatai Baijiu, the first brand of Chinese 'he' culture. *Business Weekly*, 2014, (14): 62–63 (in Chinese).

Chen, B. History of Yubing Shao Baijiu in Shiwan distillery. *Liquor Making*, 1984, (02): 65–57 (in Chinese).

Chen, L., Yang, C., Huang, W., et al. Advances on applications and develop-ment of the steaming bucket distillation in liquor production. *The Food Industry*, 2016, 37(08): 222–225 (in Chinese).

Chen, T. On the characteristics and inheritance of aged fragrant from Fen and Huanghelou Baijiu. *Chian Wine News*, 2017-6-27 (A15) (in Chinese).

Chen, X., Wang, Y. Characteristic techniques & environmental factors of "Yanghe Blue Classic" liquor & the relations of its microconstitu-ents and people's health. *Liquor-Making Science & Technology*, 2007, (8): 161–164 (in Chinese).

Cheng, G. Research on brand innovation strategy of Xinghuacun Fen Baijiu, the China time honored brand. *Beijing: Capital University of Economics and Business*, 2011 (in Chinese).

Chu, J. The culture and literature writing of Baofeng Baijiu. *Science and Technology*, 2016, 26(28): 255–257 (in Chinese).

Cui, L. Biosynthetic Pathways and Steps of Pyrazine Compounds in Maotai-flavor Liquor. *Liquor Making*, 2007, (05): 39–40 (in Chinese).

Cui, L. Nutrition component of Chinese liquor and its benefit to human health. *Liquor Making*, 2008, 35, 15–18 (in Chinese).

Dai, J., Chen, S., Xie, G., *et al.* Isolation and sequence analysis of angioten-sin converting enzyme inhibitory peptides in chinese rice wine. *Journal of Instrumental Analysis*, 2006, (04): 74–77 (in Chinese).

Dong, S. Ancient Chinese alcohols culture. *Beijing: China Bookstore press*, 2012: 178–179 (in Chinese).

Editorial Committee of Encyclopedia of China. Encyclopedia of China. Beijing: Encyclopedia of China Publishing House, 2002: 840 (in Chinese).

Fan, H., Fan, W., Xu, Y. Characterization of key odorants in Chinese chixiang aroma-type liquor by gas chromatography- olfactometry, quantitative measurements, aroma recombination, and omission stud-ies. *Journal of Agricultural and Food Chemistry*, 2015, 63: 3660–3668.

Fan, W., Qian, M. Characterization of aroma compounds of Chinese "Wuliangye" and "Jiannanchun" liquors by aroma extract dilution analysis. *Journal of Agricultural and Food Chemistry*, 2006, 54(7): 2695–2704.

Fan, W., Xu, Y. Identification of volatile components of Fenjiu and Langjiu by Liquid-Liquid Extraction and normal phase chromatogra-phy (Part 2). *Liquor-Making Science & Technology*, 2013, (3):17–27 (in Chinese).

Fan, W., Xu, Y. Review of functional factors and quality safety factors of baijiu (Chinese Liquor). *Liquor-Making Science & Technology*, 2012, (3): 17–22 (in Chinese).

Fan, W., Xu, Y. Scientifically understand the biological active ingredients in Chinese liquor. *Liquor-Making Science & Technology*, 2013, (9): 1–6 (in Chinese).

Fan, W., Hu, G., Xu, Y. Analysis of aroma components in Chinese her-baceous aroma type liquor. Journal of Food Science and Biotechnology, 2012, 31(08): 810–819 (in Chinese).

Fan, W., Xu, Y., Yang, T., *et al.* Volatile compounds of supple and mellow flavor type in yanghe's lansejidian liquors detected by liquid-liquid extraction coupled with fractionation. *Liquor Making*, 2012, (1): 21–29 (in Chinese).

Fu, G. Realistic and innovative research on xifeng liquor making technology. *Niang Jiu*, 2016, 43(04): 9–14 (in Chinese).

General Administration of Quality Supervision, Inspection and Quarantine of the People's Republic of China. GB/T 10781.2-2006 Mild-flavour Chinese Spirits (in Chinese).

General Administration of Quality Supervision, Inspection and Quarantine of the People's Republic of China. GB/T 10781.3-2006 Rice-flavour Chinese Spirits (in Chinese).

General Administration of Quality Supervision, Inspection and Quarantine of the People's Republic of China. GB/T 14867-2007 Feng-flavour Chinese Spirits (in Chinese).

General Administration of Quality Supervision, Inspection and Quarantine of the People's Republic of China. GB/T 16289-2018 Chi Xiang Xing Baijiu (in Chinese).

General Administration of Quality Supervision, Inspection and Quarantine of the People's Republic of China. GB/T 20823-2017 Te Xiang Xing Baijiu (in Chinese).

General Administration of Quality Supervision, Inspection and Quarantine of the People's Republic of China. GB/T 20824-2007 Zhima-flavour Chinese Spirits (in Chinese).

General Administration of Quality Supervision, Inspection and Quarantine of the People's Republic of China. GB/T 20825-2007 Laobaigan-flavour Chinese Spirits (in Chinese).

General Administration of Quality Supervision, Inspection and Quarantine of the People's Republic of China. GB/T 22736-2008 Product of geographical indication-Jiugui liquor (in Chinese).

General Administration of Quality Supervision, Inspection and Quarantine of the People's Republic of China. GB/T 23547-2009 Nong Jiang- flavour Chinese Spirits (in Chinese).

General Administration of Quality Supervision, Inspection and Quarantine of the People's Republic of China. GB/T 26760-2011 Jiang-flavour Chinese Spirits (in Chinese).

General Administration of Quality Supervision, Inspection and Quarantine of the People's Republic of China. GB/T 10781.1-2006 Strong-flavour Chinese Spirits (in Chinese).

Gou, M., Wang, H., Yuan, H., et al. Characterization of the microbial community in three types of fermentation starters used for Chinese liquor production. *Journal of the Institute of Brewing*, 2016, 37, 94–98.

Guang, J., Gao, L. Study on the production techniques of luzhou-flavor yingjia gongjiu. *Liquor-Making Science & Technology*, 2009, (04): 76–78 (in Chinese).

Guo, G., He, M., Zou, J., et al. Extraction and Isolation of Tartary Buckwheat Flavonoids and its Antioxidant Activity. *Journal of Food Science and Technology*, 2008, 29(12): 373–376 (in Chinese).

Guo, X. Tartary Buckwheat Polyphenols and its Improvement in Endothelial Insulin Resistance. Yang Ling: Northwest A & F University, 2013.

Guo, X. The research of alcohol industry development and social cultural changes in modern china. Wu Xi: Jiang Nan University, 2015 (in Chinese).

Han, F., Xu, Y. Identification of low molecular weight peptides in chi-nese rice wine (Huang Jiu) by UPLC-ESI-MS/MS. *Journal of the Institute of Brewing*, 2011, 117(2): 238–250.

Han, Q., Shi, J., Zhu, J., et al. Enzymes extracted from apple peels have activity in reducing higher alcohols in Chinese liquors. *Journal of Agricultural and Food Chemistry*, 2014, 62, 9529–9538.

Happy news: Xifeng Baijiu is regarded as a cultural relic[EB/OL]. 2017-09- 019 [2018-09-15]. http://spirit.tjkx.com/detail/1042667.html (in Chinese).

He, Z. To View All the Flowers of Chang'an in One Day: Tang Poems in Original Phyme. Beijing: CITIC Press, 2017.

Hou, G. Study on the construction of the brand of the Liquor New Lang. Cheng Du: University of Electronic Science and Technology of China, 2015 (in Chinese).

Hu, J., Cai, G., Liu, Y. Investigation on Jiuhai (Liquor Storage Container Weaved by Twigs of the Chaste Tree). *Liquor-Making Science & Technology*, 2008, (09): 118–119 (in Chinese).

Hu, Y., Xu, X. Research progress of ferulic acid in chemistry and phar-macology. *Chinese Patent Medicine*, 2006, 28(2): 253–255.

Huang, P. Leading scholar in chinese wine industry – QIN Han-zhang. *Liquor-Making Science & Technology*, 2007, (04): 19–26 (in Chinese).

Huang, P., Jiang, Y., Zhang, X., et al. Celebration for Mr. QIN Hanzhang's 109th Birthday. *Liquor-Making Science & Technology*, 2017, (02): 17–22 (in Chinese).

Huang, W. Extraction, spearation, compsition and antioxidant activity of polysaccharides from hakka rice wine. Guang Zhou: Zhongkai University of Agriculture and Engineering, 2017 (in Chinese).

Javier, B. Solid-state fermentation: Physiology of solid medium, its molecular basis and applications. *Process Biochemistry*, 2012, 47, 175–185.

Ji, L. Product of geographical indication: Niulanshan Erguotou Baijiu. *China Standardization*, 2008, (08): 72–73 (in Chinese).

Jia, L., Wei, L. Pharmacological characteristics and clinical application of lovastatin. *Chinese Journal of Clinical Rational Drug Use*, 2015, 8(15): 14–15 (in Chinese).

Jia, Q. A report on the establishment of "Dong-flavour" liquor. *Liquor- Making Science & Technology*, 1999, (05): 75–79 (in Chinese).

Jiang, F. Study on Extraction and Activity of Active Components in Lees. Changchun: Jilin University, 2009 (in Chinese).

Jiang, X., Chai, C. Langyatai Baijiu: 'difference ahead'. *Business Weekly*, 2010, (05): 64–66 (in Chinese).

Jin, G., Zhu, Y., Xu, Y. Mystery behind Chinese liquor fermentation. *Trends in Food Science & Technology*, 2017, 63, 18–28.

Jin, Y., Xu, H. Suffering and glory: Where does the power of the Communist Party of China come from?. Fuzhou: The Straits Publishing, 2013: 230–232 (in Chinese).

Ke, Y. Study on the Aromatic Compounds in Kinmen Sorghum Liquor. Xia Men: Jimei University, 2016 (in Chinese).

Lai, A., Zhao, D., Cao, J. History, status and development trend of zhima-flavor chinese Spirits. *Liquor Making*, 2009, 36(01): 91–93 (in Chinese).

Li, A., Xu, X., Tang, Y., et al. Research on health functional components of Gujing Gongjiu based on full two-dimensional gas chromatography- time-of-flight mass spectrometry analysis. *Liquor-Making Science & Technology*, 2016, (1): 50–52 (in Chinese).

Li, C. Jingzhiguniang Baijiu drunk world long. *China Drinks*, 2002, (04): 56–57 (in Chinese).

Li, C., Zhang, H., Zhao X., et al. Analysis of Wuling wine production process innovation. *Liquor-Making Science & Technology*, 2009 (in Chinese).

Li, D. Relationship between koji, cellar, process and production and quality of luzhou-flavor liquor. *Liquor Making*, 2008, (04): 3–9 (in Chinese).

Li, D. Training course of Baijiu brewing (for distiller, baijiumaker and taster). Beijing: China Light Industry Press, 2013 (in Chinese).

Li, F. Research on the breakthrough growth of Baijiu sales in Sichuan tuo-paiqu Liquor Co., Ltd. Chengdu: Southwestern University of Finance and Economics, 2009 (in Chinese).

Li, G., Li, D. Historical changes of shanxi brewing industry. *Journal of Northwest University: Nature Scientific Edition*, 2010, 40 (05): 929– 933 (in Chinese).

Li, H., Hu, X., Li, A. et al. Headspace solid phase microextraction and stir bar adsorption Analysis of Aroma Components in Gujing Distillery by Extraction Technology. *Food Science*, 2017, 38(04): 155–164 (in Chinese).

Li, H., Liu, J., Liang, J., et al. Study on volatile components in 2 Gujinggong Liquors. *Journal of Food Science and Technology*, 2016, 34(1): 55–65 (in Chinese).

Li, S. Compendium of Materia Medica (Volume II). Beijing: Huaxia Press, 2002: 1045–1052 (in Chinese).

Li, S. Discussion on the characteristics of songhe grain and liquid style. *Liquor Making*, 2008, (02): 30–34 (in Chinese).

Li, X. Discussion on songhe liquor production process and its style charac-teristics. *Liquor Making*, 2014, 41(04): 70–74 (in Chinese).

Li, Y. Niulanshan Erguotou: Leaving a strong color for Chinese liquor cul-ture. China Business News, 2012-10-19(016) (in Chinese).

Li, Y. Study on the fingerprints of the flavor substances of Fuyuxiang Jiugui Liquor. Changsha: Hunan University, 2011 (in Chinese).

Liang, H. The story behind the wine and the World Expo. *Shanxi Archives*, 2010, (03): 51–54 (in Chinese).

Liao, S., Kao, T., Chen, W., et al. Tetramethylpyrazine reduces ischemic brain injury in rats. *Neuroscience Letters*, 2004, 372: 40–45.

Liu, C., Lin, C., Ng, L., et al. Protection by tetramethylpyrazine in acute absolute ethanol-induced gastric lesions. *Journal of Biomedical Science*, 2002, 9: 395–400.

Liu, D., Zhao, Z., Yi, R., et al. Application of wine in medicine. *Chinese Wine*, 2002, (5): 32–33 (in Chinese).

Liu, H., Sun, B. Effect of fermentation processing on the flavor of baijiu. *Journal of Agricultural and Food Chemistry*, 2018, 66(22): 5425–5432.

Liu, J. Research on the construction of four special wine brands. Nanchang: Nanchang University, 2013, 231 (in Chinese).

Liu, M. Study on the development of liquor industry cluster in Hubei Province from the perspective of scientific development. Wuhan: Wuhan Institute of Technology, 2011 (in Chinese).

Liu, M., Tang, Y., Guo, X., et al. Deep sequencing reveals high bacterial diversity and phylogenetic novelty in pit mud from Luzhou Laojiao cellars for Chinese strong-flavor Baijiu. *Food Research International*, 2017, 102, 68–76.

Liu, M., Tang, Y., Zhao, K., et al. Determination of the fungal community of pit mud in fermentation cellars for Chinese strongflavor liquor, using DGGE and Illumina MiSeq sequencing. *Food Research International*, 2017, 91, 80–87.

Liu, M., Wang, J., Sun, P., et al. Application of bran in the production of sesame-flavor liquor. *Liquor-Making Science & Technology*, 2013, (03): 69–70, 74 (in Chinese).

Liu, X., Liu, H., Zeng, R., et al. Research progress on the aroma character-istics of Dong wine flavor. *Liquor-Making Science & Technology*, 2016, (12): 91–93 (in Chinese).

Lu, Y., Li, Y., Huang, J., et al. Classification, production process and nutri-tional value of chinese liquor. *Agricultural Engineering Technology (Agricultural Product Processing)*, 2007, 1, 21–24.

Luo, T., Fan, W., Xu, Y. Characterization of volatile and semi- volatile compounds in Chinese rice wines by headspace solid phase microextraction followed by gas chromatography-mass spectrometry. *Journal of the Institute of Brewing*, 2008, 114(2): 172–179.

Luo, Z., Zeng, M., Chen, D., et al. The excavation briefing of the Mianzhu Jiannan-chun Winery Site in 2004. *Sichuan Cultural Relics*, 2007, (02): 3–12, 97–98 (in Chinese).

McGovern, P., Zhang, J., Tang, J., et al. Fermented Beverages of Pre- and Proto-historic China. *Proceedings of the National Academy of Sciences of the United States of America*, 2004, 101(51): 17593–17598.

Mo, X., Xu, Y., Fan, W. 4-vinyl guaiacol and vanilla during storage Changes in alde-hydes and influencing factors. *Food and Fermentation Tech*. 2016, 42(02): 29–34 (in Chinese).

Ou, S., Bao, H., Lan, Z. Research progress of pharmacological effects of ferulic acid and its derivatives. *Chinese Herbal Medicine*, 2001, 24(3): 220–221.

Ou, S. Function and application of ferulic acid. *Modern Food Technology*, 2002, 18(4): 50–53 (in Chinese).

Peng, J., Mao, J., Huang, G., et al. Anti-oxidation activities of rice wine poly-saccharides in vitro. *Science and Technology of Food Industry*, 2012, 33(20): 94–97 (in Chinese).

Shen, C. The separation and extraction, biological activities of polysaccha-rides from Shaoxing rice wine and their effects on intestinal microflora. Wuxi: Jiangnan University, 2014 (in Chinese).

Shen, M., Zhang, C., Wang, Y. Research progress on microbial micro- biology of li-quor. *China Brewing*, 2016, 35(05): 1–5 (in Chinese).

Shen, Y. Baiqing Production Technology Book. Beijing: China Light Industry Press, 2015 (in Chinese).

Shen, Y. Liquor Production Technology Book. Beijing: China Light Industry Press, 2013 (in Chinese).

Shen, Y. The distillation of liquor in the barrel. *Liquor Making*, 1995, (05): 7–18 (in Chinese).

Shen, Z. Shuze mengde cao. *China Drinks*, 2017, (08): 58 (in Chinese).

Shi, Z. The Long March. Beijing: The Communist Party History Press, 2016: 126–127 (in Chinese).

Su, L. The wine complex in ouyang Xiu's Poetry. *Journal of Chuzhou University*, 2012, (06): 1–5 (in Chinese).

Sun, B., Li, H., Hu, X., *et al.* The development trend of healthy Baijiu. *Journal of Chinese Institute of Food Science and Technology*, 2016, 8, 1–8 (in Chinese).

Sun, B., Wu, J., Huang, M., *et al.* Research progress of liquor flavor chem-istry. *Journal of Chinese Institute of Food Science and Technology*, 2015, 15(9): 1–8 (in Chinese).

Sun, D. An Anthology of Ancient Chinese Poetry and Prose. Shanghai: Shanghai Joint Publishing Press, 2019.

Sun, J., Ma, L. Marley History and Wine Culture Research. Beijing: Social Sciences Academic Press, 2012: 8–9, 54–154, 180–184 (in Chinese).

Sun, T. The 100 events affecting Chinese history. Beijing: Line Pack Book Office, 2003: 184–189 (in Chinese).

Sun, X., Wang, X., Liu, M., *et al.* Determination of tetramethylpyrazine, 4-methylguaiacol and 4-ethylguaiacol in 67 kinds of liquors by vortex- assisted liquid-liquid microextraction combined with GC-MS. *Food Technolgy*, 2017, (18): 73–79 (in Chinese).

Sun, X., Zhang, F., Dong, W., *et al.* GC-FPD analysis of 3-methylthiopro-panol in sesame-flavor liquor. *Journal of Food Science and Technology*, 2014, 32(5): 27–34 (in Chinese).

Travel notes of Baijiu. Magnificent Jingzhi likes a poem-tell you about travel notes of Jingzhi in my eyes[EB/OL]. 2017-09-07 [2018-09-15]. http://www.jianiang/cn/jiuwebhua/jiulv/0zm91512017. html. (in Chinese).

Wang, B., Wang, H. Study on the technology of producing bran and sauce-flavored liquor with soy sauce. *Liquor Making*, 2016, 43(03): 89–93 (in Chinese).

Wang, B., Li, H., Zhang, F., *et al.* Analysis of nitrogen-containing com-pounds of Guojing Sesame-flavour liquor by liquid-liquid extraction coupled with GC-MS and GC-NPD. *Food Science*, 2014, 35(10): 126–131 (in Chinese).

Wang, B., Xin, C., Han, J., *et al.* Analysis of nitrogen compounds in sesame- flavor liquor by headspace solid-phase microextraction combined with GC/NPD technology. *Journal of Chinese Institute of Food Science and Technology*, 2015, 15(4): 247–253 (in Chinese).

Wang, C., Dong, J., Guo, L. Microorganisms in Daqu: A starter culture of Chinese maotai-flavor liquor. *World Journal of Microbiology & Biotechnology*, 2008, 24(10), 2183–2190.

Wang, C., Shi, D., and Gong, G. Microorganisms in Daqu: A starter culture of Chinese maotai-flavor liquor. *World Journal of Microbiology & Biotechnology*, 2008, 24, 2183–2190.

Wang, F. On Ruan Ji's and Cao Xue qing's "drunken Life". *Journal of Xinyu College*, 2009, 14 (03): 49–51 (in Chinese).

Wang, J. Gujing Distillery: A Historic Wine. *Decision-making Exploration*, 2011, (12): 91 (in Chinese).

Wang, J. Study on the productive protection of traditional brewing technol-ogy of Shuijingfang Baijiu. Chengdu: Sichuan Academy of Social Sciences, 2014 (in Chinese).

Wang, J., Liu, L., Ball, T., et al. Revealing A 5,000-y-old beer recipe in China. *Proceedings of the National Academy of Sciences of the United States of America*, 2016, 113(23): 6444–6448.

Wang, K. Inheritance & Development of Time-honored Brand Shuang' gou Liquor. *Liquor-Making Science & Technology*, 2011, 05: 125–126 (in Chinese).

Wang, R. Enjoy the Baijiu capital and find the ancient beauty in Yanghe River. The People's Daily, 2015-09-25(015) (in Chinese).

Wang, S., Wang, Q., Lu, L., et al. Research progress of the microbial diver-sity, enzyme system and formation of flavor compounds in chinese flavor liquor. *Journal of Agricultural Biotechnology*, 2017, 25(12): 2038–2051 (in Chinese).

Wang, X. Collection, arrangement and publication of local cultural docu-ments in the library. *Library World*, 2015, (04): 70–72 (in Chinese).

Wang, X., Fan, W., u, Y. Comparison on Aroma Compounds in Chinese Soy Sauce and Strong Aroma type Liquors by Gas Chromatography-Olfactometry, Chemical Quantitative and Odor Activity Values Analysis. *European Food Research and Technology*, 2014, 239(5): 813–825.

Wang, Y., Luo, H., Wang, C. Research progress in microbes for the production of xiaoqu. *Liquor-Making Science & Technology*, 2014, (04): 78–82 (in Chinese).

Wang, Y., Zhang, C., Li, H., et al. Multiple microbial systems of composite functional starter for soft-type Baijiu(Liquor) production. *Liquor- Making Science & Technology*, 2015, (04): 41–45 (in Chinese).

Wang, Z., Zhang, S., Zhao, J., et al. Headspace solid-phase micro extraction-gas chromatography-mass spectrometry analysis of volatile components of bamboo leaf green wine. *Journal of Food Science and Technology*, 2014, 35(8): 253–258 (in Chinese).

Wei, L. The way of good Baijiu: The contract between heaven and man. China Wine News, 2016-06-07 (A11) (in Chinese).

Wu, G. Design of Jingzhi Wine Annals Books and Their Derivatives. Shandong: Shandong University of Art and Design, Jinan, 2017 (in Chinese).

Wu, J., and Xu, Y. Comparison of pyrazine compounds in seven Chinese liquors using headspace solid-phase micro-extraction and GC-nitrogen phosphourus detection. *Food Science & Biotechnology*, 2013, 22(5): 1–6.

Wu, J. Study on functional composition in chinese liquor- tetramethylpyr-azine. *Liquor Making*, 2006, (06): 13–16 (in Chinese).

Wu, J., Huang, M., Sun, B., et al. Analysis of volatile compounds in Jingzhi Baigan Liquor by Liquid-liquid Extraction (LLE) and Gas Chromatography-Mass Spectrometry (GC-MS). *Journal of Chinese Institute of Food Science and Technology*, 2014, 35(8): 72–75 (in Chinese).

Wu, J., Huo, J., Huang, M., et al. Structural Characterization of a Tetrapeptide from Sesame Flavor-Type Baijiu and its Preventive Effects Against AAPH-Induced Oxidative Stress in HepG2 Cells. *Journal of Agricultural and Food Chemistry*, 2017, 65(48): 10495–10504.

Wu, J., Sun, B., Luo, X., *et al.* Cytoprotective Effects of a Tripeptide from Chinese Baijiu against AAPH-Induced Oxidative Stress in HepG2 Cells Via Nrf2 Signaling. *RSC Advances*, 2018, 8: 10898–10906.

Wu, J., Sun, B., Zhao, M., *et al.* Discovery of a bioactive peptide, an angio-tensin converting enzyme inhibitor in chinese baijiu. *Journal of Chinese Institute of Food Science and Technology*, 2016, 16(09): 14–20 (in Chinese).

Xi, B., Veeranki, S., Zhao, M., *et al.* Relationship of alcohol consumption to All-cause, cardiovascular, and cancer- related mortality in U.S. adults. *Journal of the American College of Cardiology*, 2017, 70(6): 913–922.

Xia, Y. Guilin Sanhua Baijiu. *Food and Fermentation Industries*, 1980, (04): 40 (in Chinese).

Xie, M., Wu, Y. Inheritance and innovation of the production tech-niques of soybean-flavor liquor. *Liquor-Making Science & Technology*, 2012, (08): 82–83 (in Chinese).

Xin, Z., Chen, J. Chinese Baijiu culture. Jinan: Shandong Education Press, 2009 (in Chinese).

Xing, M. Analysis of baofeng baijiu and light flavor type baijiu. *Liquor Making*, 1987, (06): 17–19 (in Chinese).

Xiong, X. Summary of the production techniques of maotai-luzhou-flavor baiyun-bian liquor. *Liquor-Making Science & Technology*, 2007, (09): 35–42 (in Chinese).

Xiong, Y. A Study on Brand Development Strategy of Luzhou Laojiao of Master Thesis. Sichuan: Chengdu University of Electronic Science and Technology of China, 2016 (in Chinese).

Xiong, Z. Development of Te-type Liquor--Record on the study of the approaches to Improve Si'te liquor quality. *Liquor-Making Science & Technology*, 2006, (01): 102–104 (in Chinese).

Xu, J. Developing a Rice Wine with high content of Monacolin K. NanJing: Nanjing Agricultural University, 2004 (in Chinese).

Xu, Y. 300 Song Lyrics. Beijing: China Intercontinental Press, 2018.

Xu, Y. 300 Tang Poems. Beijing: China Intercontinental Press, 2018.

Xu, Y. Book of Poetry. Beijing: China Intercontinental Press, 2011.

Xu, Y. Decoding of liquor culture in Yibin history archives. *Liquor-Making Science & Technology*, 2016, (08): 126–128 (in Chinese).

Xu, Y. Tang Poetry in Paintings. Beijing: China Translation & Publishing House, 2017.

Xu, Y., Zhang, R., Wu, Q., *et al.* Identification and function study of lipo-peptide compounds, A biologically active substance in liquor. *Liquor-Making Science & Technology*, 2014, (12): 1–4, 7 (in Chinese).

Xu, Z. The unique flavor features of jian' nanchun liquor & its classic pro-duction techniques. *Liquor-Making Science & Technology*, 2010, (11): 53–56 (in Chinese).

Xu, Z., Chen, Y., Zhou, Z., *et al.* Research on healthy functional ingredients in Chinese famous wine jiannanchun. *Liquor-Making Science & Technology*, 2008, (5): 41–44 (in Chinese).

Yang, D., Jiang, Y., and Deng, W. Technical improvement & innovation and quality control of safflower lang liquor. *Liquor-Making Science & Technology*, 2007, (03): 54–57 (in Chinese).

Yang, H., Yang, L., Chai, Y., et al. Comparison of antioxidant activity and the content of free and bound phenolics in common buckwheat and tartary buckwheat particles. *Science and Technology of Food Industry*, 2011, 32(5): 90–94 (in Chinese).

Yang, T., Li, G., Wu, L., et al. Research on Chinese baijiu health factors and their breeding strain selection and application in production (I) Research on Chinese Liquor Health Factors. *Liquor-Making Science & Technology*, 2010, (12): 65–69 (in Chinese).

Yang, Y. The Research of Brand Strategy for Kinmen Kaoliang Liquor in White Liquor Market of Mainland China. Xiamen: Xiamen University, 2009 (in Chinese).

Yang, Z., and Gong, X. Being the guider of chinese cultural liquor-the power displayed by jiugui liquor cultural management strategy. *Liquor- Making Science & Technology*, 2002, (01): 91–94 (in Chinese).

Yu, P. Setting-up of HACCP system group co ltd. of Henan Baofeng wine industry. Jinan: Shandong University, 2005 (in Chinese).

Yu, Q. Traditional Baijiu brewing technology. Beijing: China Light Industry Press, 2013: 3–6 (in Chinese).

Yu, Q. Traditional Baijiu brewing technology. Beijing: China Light Industry Press, 2015 (in Chinese).

Zeng, J., Luo, Z., and Zhang, J. Ligustrazine in treating 68 cases of diabetic nephropathy. *Guangdong Medical Journal*, 2005, 26(7): 1004–1005 (in Chinese).

Zhai, W. Chinese alcohols ceremony. Shanghai: Shanghai Popular Science Press, 2011 (in Chinese).

Zhang, C. Investigation of off-Flavor Compoundsin Chinese Liquor. Wu Xi: Jiangnan University, 2013 (in Chinese).

Zhang, C. The Relationship between Quality, Microorganisms and Flavour Components of Luzhou Laojiao Daqu. Wu Xi: Jiangnan University, 2012 (in Chinese).

Zhang, D., Wang, H. 100 influential people in Chinese history. Beijing: The Ethnic Publishing Press, 1999: 170–172 (in Chinese).

Zhang, E. Research on the characteristic aroma components of Luzhou- flavored Yanghe Sky Blue and Qingluo Erguotou Daqu. Wuxi: Jiangnan University, 2009 (in Chinese).

Zhang, F. The Caproic Acid Bacteria and Physical and Chemical Indicators of Shuanggou Luzhou-Flavor Liquor Difference in the New and Old Pits. NanJing: Nanjing Agricultural University, 2013 (in Chinese).

Zhang, J. Research on Brand Marketing Strategies of S Wine Company. Dalian: Dalian University of Technology, 2013 (in Chinese).

Zhang, J. The Analysis on the Wine Culture of the Wei Jin and Southern and Northern Dynasties Period. Jinan: Shandong Normal University, 2010 (in Chinese).

Zhang, J., Cui, C., Tong, Z., et al. Baijiu production process and technol- ogy. Beijing: Chemical Industry Press, 2014: 106–118, 148–168 (in Chinese).

Zhang, L., Shen, C. The Brewing Technique Pandect of Lu-Type Liquor. Beijing: China Light Industry Press, 2011: 464–482 (in Chinese).

Zhang, M. Analysis of the success of Jingzhi Liquor industry Co.Ltd. from the angle of culture. *Liquor-Making Science & Technology*, 2013, 08: 106–108 (in Chinese).

Zhang, R., Liu, R., Chen, R., et al. Isolation and identification of substances with angiotensin converting enayme inhibitory activity in fujian rice wine. *Journal of Fuzhou University (Natural Science Edition)*, 1996, (06): 114–118 (in Chinese).

Zhang, S., and Xu, D. The Brewing Technique Pandect of Lu-Type Liquor. Beijing: China Light Industry Press, 2011: 2–7 (in Chinese).

Zhang, S., Liu, Y., Zhu, B., et al. Determination of polysaccharide content in distillers grains by a-naphthol-sulfuric acid method. *Journal of Food Science and Technology*, 2013, 34(18): 245–248 (in Chinese).

Zhang, W. Research on the development of Quanxing Baijiu. Chengdu: Southwestern University of Finance and Economics, 2003 (in Chinese).

Zhang, Y. Review of the development process of full-bodied-flavor liquor. *Liquor-Making Science & Technology*, 2011, 10: 117–121 (in Chinese).

Zhang, Z., Fan, W., Xu, Y. Comparative analysis of free Amino Acids in different flavor liquors. *Science and Technology of Food Industry*, 2014, 35(17): 280–284 (in Chinese).

Zhao, D., Li, Y., and Xiang, S. Determination of aromatic aroma compo-nents in lees and liquor by gas chromatography-mass spectrometry. *Liquor-Making Science & Technology*, 2006, (10): 92–94 (in Chinese).

Zhao, F. Study on the sustainable development of Chinese Baijiu industry. Beijing: Chinese Academy of Social Sciences, 2014 (in Chinese).

Zhao, J., Han, X., Yang, H., et al. Preliminary research on fermentation mechanization of fen-flavor's ground-pot. *Food and Fermentation Industries*, 2013, 39(11): 81–84 (in Chinese).

Zheng, X., Han, B. Baijiu, Chinese liquor: History, classification and manufacture. *Journal of Ethnic Foods*, 2016, 3, 19–25.

Zheng, X., Yan, Z., Robert Nout, M., et al. Microbiota dynamics related to environmental conditions during the fermentative production of Fen- Daqu, a Chinese industrial fermentation starter. *International Journal of Food Microbiology*, 2014, 182–183, 57–62.

Zheng, Y., Sun, B., Zhao, M., et al. Characterization of the Key Odorants in Chinese Zhima Aroma-type Baijiu by Gas Chromatography- olfactometry, Quantitative Measurements. Aroma Recombination and Omission Studies. *Journal of Agricultural and Food Chemistry*, 2016, 64(26): 5367–5374.

Zhong, G., Zou, H., Zhou, R. Discussion on the modernization and internationalization of chinese liquor. *Liquor-Making Science & Technology*, 2012, (1): 82 (in Chinese).

Zhong, Y., Cui, R., Teng, K. Investigation on the Formation of "Soft" Quality of Yanghe Blue Classic Liquor (Part I). *Liquor-Making Science & Technology*, 2009, 04: 117–121, 126 (in Chinese).

Zhong, Y., Cui, R., Teng, K. Investigation on the Formation of "Soft" Quality of Yanghe Blue Classic Liquor (Part II). *Liquor-Making Science & Technology*, 2009, 05: 121, 126 (in Chinese).

Zhou, S. Famous Baijiu debate: From Maotai town to Xinghua Village. China Wine News, 2015-03-03 (B31) (in Chinese).

Zhou, X. Huanghelou: Brew the perfect state of 'harmony between man and nature'. China Wine News, 2013-10-15 (A23) (in Chinese).

Zhou, X., Chen, X., Li, L., *et al.* Study on the relationship between the flavor characteristics of yanghe soft liquor and human health. *Liquor-Making Science & Technology*, 2014, (11): 31–34 (in Chinese).

Zhou, X., Yang, Z., Liu, X., *et al.* Rapid analysis of the content of main components of lees by near infrared reflectance spectroscopy. *Journal of Agricultural Machinery*, 2012, 43(3): 103–107.

Zhu, H. Jiannanchun distillery site selected as one of the 'top ten archaeo-logical discoveries in China'. Science and Technology Daily, 2005-06-06 (in Chinese).

Zhu, S., Lu, X., Ji, K., *et al.* Characterization of flavor compounds in Chinese liquor Moutai by comprehensive two-dimensional gas chromatography/time-of-flight mass spectrometry. *Analytica Chimica Acta*, 2007, 597, 340–348.

Zhu, Z. Shuang'gou Daqu Quite Popular During the Period of Republic of China. *Liquor-Making Science & Technology*, 2012, (02): 116–117 (in Chinese).

Zhuang, M., Chen, H. Multi-Grain Rich Type-Chinese Famous Wine Jian Nanchun and Drinker Health. *Liquor-Making Science & Technology*, 2004, 31(4): 120–122 (in Chinese).

GPSR Compliance

The European Union's (EU) General Product Safety Regulation (GPSR) is a set of rules that requires consumer products to be safe and our obligations to ensure this.

If you have any concerns about our products, you can contact us on

ProductSafety@springernature.com

In case Publisher is established outside the EU, the EU authorized representative is:

Springer Nature Customer Service Center GmbH
Europaplatz 3
69115 Heidelberg, Germany

www.ingramcontent.com/pod-product-compliance
Lightning Source LLC
LaVergne TN
LVHW020328260326
834688LV00037B/927